普通高等教育案例版系列教材

供护理学类专业使用

案例版

精神科护理学

主　编　杨立群　王国宁

副主编　林　萍　杨　敏　陈　瑜

编　者（按姓氏笔画排序）

于丽荣（潍坊医学院）

王国宁（宁夏医科大学）

刘子龙（大连医科大学）

李红丽（中国医科大学）

李静芝（广东药科大学）

杨立群（齐齐哈尔医学院）

吴玉兰（大连市第七人民医院）

张海丽（齐齐哈尔医学院）

林　萍（佳木斯大学）

黄燕林（包头医学院）

才运江（哈尔滨医科大学）

边红艳（延边大学）

许　凯（辽宁何氏医学院）

李雪洁（广东医科大学）

杨　敏（中南大学）

肖宁宁（哈尔滨医科大学）

张丽娜（吉林医药学院）

陈　瑜（南方医科大学）

黄小帅（大连医科大学）

编写秘书　张海丽

科学出版社

北　京

图书在版编目（CIP）数据

精神科护理学 / 杨立群，王国宁主编. —北京：科学出版社，2020.1
普通高等教育案例版系列教材
ISBN 978-7-03-055662-2

Ⅰ. ①精… Ⅱ. ①杨… ②王… Ⅲ. ①精神病学–护理学–高等学校–教材 Ⅳ. ①R473.74

中国版本图书馆 CIP 数据核字（2017）第 292807 号

责任编辑：赵炜炜 / 责任校对：郭瑞芝
责任印制：李 彤 / 封面设计：陈 敬

科学出版社 出版
北京东黄城根北街 16 号
邮政编码：100717
http://www.sciencep.com
北京虎彩文化传播有限公司 印刷
科学出版社发行 各地新华书店经销
*
2020 年 1 月第 一 版 开本：787 × 1092 1/16
2022 年12月第三次印刷 印张：14 1/2
字数：418 000

定价：59.80 元

（如有印装质量问题，我社负责调换）

前　言

精神分析大师荣格说："一切的财富和成就，都源于杰出的智慧与健康的心理"。"十二五"开局以来，我国的精神医学和护理学得到了迅速的发展，精神科护理学也得到了相应的建设和发展，精神科护理学既是护理学的范畴之一，也是精神医学的一个重要组成部分。精神科护理学是以精神医学理论和护理学理论为基础，研究和处理人类现存和潜在的异常精神活动与行为问题，促进恢复健康或提高精神健康水平的一门科学。为了更好地培养精神科护理学专业人才，加强精神科护理学教材建设是一项重要的工作。

本教材为全国高等医药院校案例版规划教材，教材中增加案例或标准化案例，使本教材具有区别于其他教材的特点：案例为真实的、具有可操作性的例子，来源于工作实践，是理论知识的载体和引领者；案例描述后，根据案例情况，提出相关的问题，启发学生思维；同时作为教材，保留本学科教学大纲规定的全部理论知识内容，并结合理论知识对案例进行相应的分析和总结。本教材突出"三基、五性、三特定"原则，编写时，突出"三基"内容，知识点明确，学生好学，教师好教，使学生在尽可能短的时间内掌握所学课程的知识点。本教材采用创新性编写模式，在内容和格式上编出特色。用案例引导教学，丰富教学内容，提高学习效率。

本教材共分十四章，四大模块，第一大模块为精神医学基础理论和知识；第二大模块为精神科护理基本技能；第三大模块为精神障碍患者的护理；第四大模块为精神障碍的预防与社区护理。

在本教材的编写过程中得到了各方的支持和帮助，感谢各位编委的团结合作和努力。感谢科学出版社及各位参编院校领导、同仁的理解、帮助和支持。在此向大家表示感谢！

由于编者水平有限，疏漏之处在所难免，真诚希望各位读者和同行不吝指教。

主　编

2017年3月

目　　录

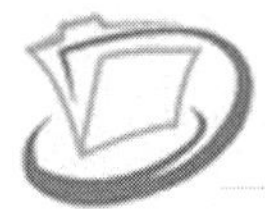

第一章　绪　　论

学习目标

掌握：描述下列名词：精神医学、精神病学、精神障碍、精神卫生、精神科护理学；精神科用药护理内容；特殊精神障碍患者的心理护理；精神障碍患者的安全护理。

熟悉：精神科护士素质要求；精神障碍患者不同时期、不同心理问题，应采取相应的措施；精神障碍患者的日常生活护理、康复护理及健康教育。

了解：精神医学、精神科护理学发展史；精神科护理中的伦理与法律问题。

第一节　概　　述

一、相 关 概 念

精神医学主要包括两个方面的任务：一是研究各类精神疾病的病因、发病机制、临床表现、治疗及预防；二是研究社会心理因素对人体健康和疾病作用的影响。所以，精神医学的概念已经远远超出了传统的精神病学所涵盖的范畴，研究对象和服务对象也有了拓展，随着医学模式和服务理念的转变，现代精神病学的服务模式也发生了变革，人们更加重视精神疾病的预防和康复。

（一）精神病学的概念

精神病学（psychiatry）是临床医学的分支，是研究各种精神疾病的病因、发病机制、临床表现、疾病发病规律、治疗、预防及康复的一门学科。

（二）精神障碍的概念

精神障碍（mental disorder）是指人在各种致病性因素的影响下，大脑的功能活动异常，导致认知、情感、行为等精神活动偏离正常范围，而出现不同程度的心理与行为的异常改变。

在国际精神与行为障碍分类第十版（ICD-10）中特别提出"障碍"这个医学术语。ICD-10 中精神障碍的定义："是一种有临床意义的行为或症状群或类型，其发生于当事人目前的痛苦烦恼（如令人痛苦的症状或功能不良，与一个或多个主要领域的功能损害相关）；或明显增加病死、引起痛苦、功能不良和丧失自有风险。同时这种综合征或类型是对于某一特殊事件的可预期反应。"精神障碍包括精神病、痴呆、精神活性物质所致精神和行为障碍、心境障碍、神经症性障碍、应激相关障碍、躯体形式障碍、人格障碍等。

（三）精神卫生的概念

精神卫生（mental health）又称心理卫生、心理健康、精神健康。狭义的精神卫生，是指研究精神疾病的预防、医疗和康复，即预防精神疾病的发生，早发现、早治疗，促进慢性精神病患者的康复，使其重返社会。广义的精神卫生，是指研究精神疾病的发生发展规律、防治，探讨维护和促进人类的心理健康，提高个体承受应激和社会适应的能力，以及减少心理和行为问题的发生。

精神卫生不仅仅是无精神障碍，其定义是指一种健康状态，在这种状态下，每个个体都能够认识到自己的潜能，能够应付正常的生活和工作压力，能够很好地生活，能够有成效地充实工作，并能够为社会做出贡献。

（四）精神科护理学的概念

精神科护理学（mental disorder nursing）既是护理学的范畴之一，也是精神医学的一个重要组成部分，是以精神医学理论和护理学理论为基础，研究和处理人类现存和潜在的异常精神活动与行为问题，促进恢复健康或提高精神健康水平的一门学科。

精神科疾病与其他科疾病不同，首先是以意识活动、思维活动异常，人格改变等为主要特征，在护理活动中有其特殊性。其次，精神障碍患者的症状表现复杂，目前对精神障碍的诊断缺乏实验室客观指标，需要护理的临床观察为诊断提供依据。精神科疾病的病因与发病机制非常复杂，主要是心理、生理、社会等因素的综合作用，所以，在治疗和护理过程中必须是多种方法的有机结合，如应用药物治疗、心理治疗、行为治疗、环境治疗、社交技能训练、康复指导等综合运用，才会收到预期效果。精神科患者大多有不同程度的意识障碍、思维障碍、行为异常及生活不能自理，针对这样一个护理群体，应用护理程序对患者进行系统化的全身心的整体护理是非常必要的。

二、精神医学与精神科护理学的发展简史

（一）精神医学的发展简史

1. 国外精神医学的发展简史 在古代欧洲，希腊是精神病学发展较快的国家。公元前 5 世纪起，古希腊医学家希波克拉底（Hippocrates，公元前 460—前 377）被称为“精神病学之父”，提出精神障碍的体液病理学说。他认为精神疾病是因构成人体内红、黑、黄、白四种基本体液（血液、黏液、黄疸汁和黑胆汁）失衡而致，首先划分出癫痫、狂躁症、精神炎、忧郁症、酒精中毒性谵妄、痴呆、产褥期精神病等疾病。在宗教与封建统治的中世纪时期，欧洲一些国家的著名医学家在精神病的病因、分类、治疗方面做出了一定的贡献，但出现了停滞不前的状态。主要是由于当时的欧洲、宗教政权的统治，受神学、迷信、巫术和占卜术等反科学势力的严重影响，精神障碍患者被视为“魔鬼附体”而被长期禁锢并受到严刑拷打，数以千计的精神障碍患者被折磨致死。

国外精神医学经历了四次革新运动。18 世纪法国大革命的到来，法国第一位精神病院的院长精神病学家比奈尔（Pinel，1745—1826）首次提出了用人道主义的态度对待精神病患者，去除了精神病患者身上的铁链，这被认为是精神医学的第一次革新运动，比奈尔也被称为“精神病患者的解放者”。从此精神病患者开始进入医院接受治疗和照顾。此外，比奈尔还建立了巡视患者和记录病情制度，并试图分析和归纳精神病的症状，对患者则实施人道主义治疗，在治疗方面比奈尔提出医师要掌握患者的感情，要组织患者参加医院内各项活动。法国埃斯奎罗尔（Esquirol ED，1772—1840）是比奈尔的得意门生，埃斯奎罗尔在 1837 年所写的教科书《精神病学》是一本著名的教科书。在 19 世纪，现代精神病学的许多大事件都发生在法国。

19 世纪末到 20 世纪初，德国精神病学的发展在欧洲起主导作用，取代了法国的地位。世界著名的德国精神病学家克雷丕林（Krae Pelin，1856—1926）依据前人的经验，并经过长期的临床观察，分析了数千例的病案，积累了大量的资料，认为精神障碍是一个有客观规律的生物学过程，将内科学、外科学对疾病的研究方法运用于精神疾病的分类，提出了精神障碍的分类原则，既提出了两种精神病的分类，一种为早期性痴呆（现称精神分裂症），另一种为躁狂忧郁性精神病（现称情感障碍），创立了“描述性精神医学”。他提出的精神病的分类系统，后来被许多国家的学者接受，成为现在世界精神疾病的分类基础，克雷丕林非常强调临床观察和随访研究，他认为对患者未明确的精神病，预后的研究对明确诊断有重要价值的观点沿用至今，因此，他被人们称为“现代精神病学之父”。这个时期精神医学得到了迅猛的发展，19 世纪末 20 世纪初的著名精神病学家瑞士的布鲁勒尔（Bleuler E，1857—1939），在 1911 年提出了“精神分裂症”的病名，取代了克雷丕林的“早发痴呆”，迄今已为世界精神病学界所接受。1913 年诺格契（Noguchi）提出了精神病器质性病因理论，他在进行性脑麻痹患者脑中发现了梅毒螺旋体。1917 年焦瑞克（Wagrer Gallregg）发现了高

热疗法。1933 年沙寇（Sakal）创立了胰岛素昏迷疗法。1935 年平梅德纳（von Moduna）提出了药物痉挛疗法。美国精神病学界领袖人物梅耶（Meyer A，1866—1950）提出了“精神生物学观点”。

精神病学的第二次革新运动的代表人物——奥地利的精神病学家弗洛伊德（S.Freud，1856—1939）是精神分析学派的创始人，利用自由联想和梦的解释了解和分析人类的心理症结，创立了心理分析理论，从而产生精神分析疗法，奠定了动力精神病学的基础，将精神医学带入“心因性病因论”的研究范畴。

精神病学的第三次革新运动的代表人物是美国的仲斯（Maxwell Zones），其推出了精神障碍治疗性社区的学术论点，缩短了精神病患者和社区之间的距离，社区精神卫生运动的开展被称为“精神医学的第三次革新”。在西欧，一些国家先后出台了精神卫生法，精神障碍得到了预防、治疗、康复三方面的有效突破，精神病患者的权利得到了维护。

精神医学的第四次革新是精神药物的发现，即生物精神医学的发展。人们研究精神药物的药效机制及神经介质与脑中各受体之间的关系，以及精神障碍的生物学机制，精神障碍患者得到了科学的诊断和治疗，从此，西方现代精神医学已经形成专门的理论体系。

2. 国内精神医学发展简史 公元前 11 世纪的《尚书 · 微子》记载着：“我其发出狂”，是我国最早有关精神障碍现象的文字记载。春秋战国时期中医经典《黄帝内经》把人的精神活动归为“心神”功能，阐述了在剧烈的情感变化下，可以引起精神异常，如“怒伤肝、喜伤心、思伤脾、忧伤肺、惊伤肾”等论点。秦汉时期古代医学家先后有几部医学巨著问世，对诸多精神症状进行了详细的描述，并将其分别归类为“狂”、“躁”、“谵妄”、“癫”等，并在医学著作《素问》、《灵枢》、《难经》、《伤寒论》和《金匮要略》中概括地论述了疾病的病因、发病机制。如“邪入阳则狂”，“阳者狂，阴者癫”。这些是祖国医学中最早的关于精神疾病方面的文字记载。几千年来我国的精神医学基本上沿用这条思路缓慢发展。但从秦汉时期到 18 世纪末期，我国的精神病学与同期国外缓慢发展的精神病学相比，在世界各国中仍是比较先进的。

19 世纪末期，国外精神病学发展速度加快并开始传入我国。国外一些教会相继在我国成立了精神病院和收容所，1897 年在广州成立了我国第一所精神病医院。随后，1906 年在北京、1932 年在大连、1934 年在长沙、1935 年在上海、1944 年在成都等地相继建立了精神病医疗和教学机构。新中国成立之后，我国精神病医学进入了一个新的发展时期。20 世纪 50 年代，我国精神病学界把建立一批新的精神病院作为精神疾病防治工作的主要内容，收容和治疗无家可归的或影响治安的精神疾病患者，并开展对精神病专科医生的培训工作。20 世纪六七十年代，精神疾病防治工作在全国城镇得到发展，从 20 世纪 80 年代开始，随着我国社会经济和医药卫生事业的发展，精神病学的教育、研究和临床工作都有了新的起色，各高等医学院校的精神医学专业培养出了高层次的精神医学人才，精神医学研究所不断报出新的研究成果。精神医学学术团体与国际精神病学的交流越来越多。现在我国的精神医学在临床、教学、研究等方面向着更前沿的方向发展。

（二）精神科护理学发展简史

在精神医学和护理学发展的基础上形成精神科护理学并得到发展。19 世纪中叶，弗洛伦斯 · 南丁格尔首创了科学的护理学专业，也是护理教育的创始人，对护理学学科的发展做出了卓越的贡献。她于 1860 年在英国伦敦创办了世界上第一所护理学校，提出的护理理念为现代护理的发展奠定了基础。其著书立说，阐述基本护理思想。在南丁格尔的著作中就有关于患者睡眠等方面的论述，阐述了防止精神障碍患者伤人伤己的看护方法。美国护士琳达 · 理查兹（Lida Richarda）1873 年毕业于英国护理学校，在美国一家精神病医院工作，她对精神科护理的贡献非常大且影响深远，因此她被称为“美国第一位精神科护理人员的先驱者”。她提出护理精神病患者的护理方案。强调护理精神科患者要像护理内科患者一样，要改善患者身体护理和生活护理的环境。美国马萨诸塞州马克林医院于 1882 年开办了最早专门训练精神科护理人员的护理学校，主要培养具有保护及管理技能的精神科护士。

20 世纪三四十年代随着精神科的迅猛发展，各种躯体治疗方法如胰岛素休克治疗、睡眠治疗、电休克治疗、精神外科疗法、电抽搐治疗、药物治疗等先后被精神医学界广泛应用。精神科护理的职能越来越大，护士角色也得到了肯定。精神科护理教育方面也有了发展，1935 年起美国开始护理本科教育，设置了精神科护理课程并配有精神病护理教材。到 20 世纪 40 年代，美国已有 3 所大学开设了精神科护理硕士教育，成立了精神科护理学会。

随着现代生物医学模式的产生，护理模式也发生了重大的变化，中国的护理事业得到了不断发展，对外交流越来越多，从而推动了精神科护理的发展，1990 年中华护理学会精神科护理专业委员会成立，各省市也先后成立了精神科护理专业委员会，为精神科护理学发展发挥了重要的作用。在全球化背景下，随着经济的发展，老龄化问题日益严重，很多人群都成了精神障碍的高危人群，不健康的行为对精神卫生的影响也日益明显，中国仍是一个以精神疾病低治疗率为特点的精神卫生资源匮乏的发展中国家。根据原卫生部的统计数据，中国 13 亿人口中，患有严重精神和心理障碍疾病的患者达 1600 多万，患有不同程度精神或心理障碍需要专业人员干预的达到 1.9 亿。目前，我国精神科医生、精神科护士数量严重不足。精神科护理涉及医院住院的精神障碍患者，社区与家庭现存和潜在的精神、心理障碍人群。精神科护理发挥着预防疾病、减轻痛苦、恢复健康的巨大作用，所以，培养各级各类精神科护理专业人才是我国精神卫生事业发展的需要。

第二节　精神科护理工作内容

一、治 疗 工 作

由于精神障碍患者无法控制自己的言行，有些患者对自己的生命安全担忧，产生焦虑不安，变得特别敏感；有些患者在强迫状态下往往急切求治，但同时又心存抵触；也有患者表现为人格异常，处事僵化，且表现出操纵、敌意、做作、夸大、说谎和情绪善变等不适应行为。因此，精神障碍患者的心理治疗日益受到重视，对不同时期，不同心理问题应采取相应的措施。

（一）接受期

帮助患者树立生活信心，发挥主观能动作用，具有战胜困难的心理准备。

（二）缓解期

启发患者正确认识疾病性质，提高对疾病的抗病能力，通过精神卫生保健、预防知识宣传，帮助患者找出诱发因素，进行预防复发指导，消除其恐惧心理，增强治疗的依从性。

（三）康复期

指导患者如何对待和处理人际关系，促进健康心理，从而适应社会及家庭。

二、护 理 工 作

（一）用药护理

精神科药物治疗护理是精神科临床护理工作的一项重要内容。由于精神科药物使用的特殊性，护士必须掌握精神科药物的使用方法、药物的毒副作用及性能、中毒的临床表现、应急处理等，同时，由于精神障碍患者对服药一般持消极态度，所以，治疗中应坚持执行服药制度，提高患者服药的依从性。

1. 认真执行服药制度，确保治疗效果　精神障碍患者由于自知力的缺乏，不承认有病而拒绝服药，或由于对药物持恐惧心理等诸多因素出现拒药、藏药行为，故应坚持执行服药制度，应做到：①按床号顺序排列药笺，严格执行三查八对制度，以防发生差错。②服药前准备好温度适宜的温开水、药杯、压舌板。③服药时间内病室护士提前维持好秩序，并按顺序发药，认真检查，做好拒服药患者的解释工作。服药后检查患者的口腔等处，确保患者将药服下，防止留药发生意外。服药后注意观察用药的反应，发现不良反应及时报告医生。

2. 掌握药物治疗相关知识，严密观察病情变化 精神药物在使用的初级阶段，一般由小剂量逐渐增量到症状稳定为止。此期一般需要 3 周左右，然后给予维持量，当主要精神症状消失后逐渐减量至最低量。病情稳定后仍需长期维持。护士应掌握常用精神科药物的药理作用，如锂盐治疗量与中毒量十分接近，护士应掌握锂盐性能、中毒表现，特别是早期症状，一旦发生中毒立即停药并给予对症处理，配合医生做好抢救工作。精神药物虽有良好的治疗作用，但不可忽视的是它所产生的复杂的不良反应，如处理不恰当可直接影响治疗。

（二）心理护理

1. 一般精神障碍患者的心理护理

（1）真诚关怀患者：尽量满足患者归属感和安全感的需要，使患者感到被关心、被爱护，减少陌生和孤独感。

（2）满足合理需要：根据患者病情安排家人探视，以安慰思念之情，尽量满足患者的合理要求与需要，使其安心、愉快地接受住院治疗。

（3）激发患者信心：给予患者帮助、恰当的解释和全力的支持，帮助患者树立坚强的信心，与疾病做斗争。

（4）减少不良刺激：恰当运用护理技巧安慰和指导患者，建立良好的护患关系，营造健康和谐的气氛，达到促进患者康复，预防疾病复发的目的。

（5）创造温馨环境：充分考虑环境对患者可能造成的心理影响，创造优雅、温馨、安全、舒适的治疗环境。

2. 特殊精神障碍患者的心理护理

（1）对急性期或反复发作的患者：应选择合适的方法接近患者，防止发生正面冲突和情绪激化。对拒绝承认有病而不接受治疗的患者，护理人员可采用迂回方式进行交谈或劝解，以避免激怒患者。

（2）对有幻觉、妄想的患者：可采用缓冲让步的方式进行交谈，先稳定其情绪，再进行相应的护理，可取得更好的护理效果。

（3）对躁狂状态的患者：应循循善诱、劝说督促、因势利导。建立适合患者能充分释放自己情绪的途径，让其过剩的心理能量得到疏泄和发散。

（4）对抑郁状态的患者：创造良好的人际氛围，保持轻松愉快的情绪，多与患者接触交谈，以正能量影响和感染患者。对此类患者要随时提高警惕，关注其言行，严防自伤、自杀等意外发生。

（5）对偏执状态的患者：需耐心倾听患者讲述，消除患者敌意感，采用渐进的方法进行沟通，稳定患者情绪，为达到有效治疗和护理效果创造条件。

（6）对木僵状态的精神障碍患者：沟通中用积极的治疗性语言支持鼓励患者，注意自身行为，不可在患者面前随意谈论或窃窃私语。

（三）日常生活护理

1. 饮食护理 科学合理的饮食护理是满足患者最基本生理需要的措施之一。护理人员应在全面评估患者营养与饮食状况的基础上，根据其饮食习惯，给予正确的饮食种类，对进食困难者以流食或软饭为宜，缓慢进食；对拒绝进食者以集体进食或与其交换食物为宜，适量补充营养物质和水分的摄入，两餐以上拒绝进食者应及时报告医生；对暴饮暴食者应适当限制进食量，必要时单独进餐避免干扰。注意观察患者进食状况，防止发生噎食窒息，必要时将食物掰碎或切成小块食用，对有异食癖者、躁动者加强看护。

2. 睡眠护理 保证患者睡眠，对巩固疗效、稳定患者情绪起着重要的作用。入睡前建议患者热水泡脚，耐心为睡眠障碍的患者介绍正确的睡眠方法，尽量缩短白天卧床时间，保证夜间睡眠时间，必要时遵医嘱给药辅助睡眠，为患者创造良好的睡眠环境。

3. 个人卫生护理 根据患者生活自理能力的程度，定期协助或完全给予患者洗头、沐浴、剃须、修剪指（趾）甲等护理，对长期卧床的重症患者，做好床上擦浴，并注意受压部分的皮肤变化，按摩局部，防止压疮发生。定期更换床单和被褥，衣服随脏随换，在病情允许的情况下，尽量让患者自己来完成日常卫生行动，有利于促进其社会功能的恢复。

（四）安全护理

1. 防止意外 熟知患者病情与病史，注重患者主诉，与患者建立信赖关系，及时发现危险征兆。对有暴力、自杀、自伤、出走、意识障碍、拒绝治疗的患者，应重点监护，限制其活动范围，凡有患者活动的场所，必须有护理人员巡回看护，加强巡视。

住院期间禁止患者携带贵重物品，急性期住院患者携带的各种物品，护士要进行安全检查后方可带入病房。病房内禁止带入的危险品，如剪刀、螺丝刀、腰带、绳带、打火机、铅笔、铁盒、耳机等物品要统一管理，加强病区内医疗用品管理，如药品、器械、约束带、玻璃制品、锐利的物品等要放置固定地点并加锁保管，每天清点实物，如有丢失及时查找。晚间整理床单时，注意患者的被内、衣袋、鞋内是否藏有药品、绳带及锐器等危险物品，及时发现及时收回，防止意外发生。

2. 安全教育 新住院患者做好入院介绍，告知患者及家属遵守医院规章制度。在规定时间内探视，探视期指导家属照顾好患者，防止患者借机逃跑或伤人，探视结束与护士做好交接方可离开。对迫切要求出院的患者根据病情，协助医生做好说服劝阻工作，不要给患者带来精神刺激和创伤。

住院期间嘱患者不能私自外出活动，外出时须经医生或护理人员同意方可在护理人员的陪同下活动。患者借用指甲钳、剪刀、针线等生活用品时，需在护理人员陪伴下使用，使用后及时收回。加强食品管理教育，由家属或亲友送的食品和香烟用品等，应由护士统一保管，标写好患者姓名，存放在专用柜内，按时、按量发给患者食用。

由于精神障碍患者睡前服用药物剂量较多，需告知其在服药前如厕，夜间尽量不要过多饮水，避免夜间如厕时出现护理意外事件；精神障碍患者应选择合适的病服，防止患者由于病服不合适在活动时受到牵绊而跌倒；加强对精神障碍患者及其家属宣传跌倒预防的相关知识，采用书面宣传册、宣传小卡片、微信群、QQ 群、视频短片等多形式，让患者及其家属了解预防跌倒、跌倒后果、跌倒危险因素等相关知识，增强安全意识。

（五）康复护理

1. 院内康复护理 由于精神障碍患者的病程多半迁延及不能痊愈，患者除了精神症状外，在行为能力上存在不同程度的心理与社会功能障碍或缺陷，出院回归社会比较困难，住院时间较长。因此，院内康复护理十分重要，患者除在院内进行常规的诊治工作外，需要开展生活行为的康复护理指导、学习行为的康复护理指导、就业行为的康复护理指导。

2. 院外康复护理 精神障碍患者出院后，仍需要继续治疗与康复护理才能降低复发率，提高康复质量，使患者尽早重返社会生活。院外康复护理包括社区康复护理与居家康复护理，以患者康复训练指导与家属辅助康复护理指导为重点，循序渐进，持之以恒，提高社会适应能力。

三、健康教育

健康教育本身是一种有目的的沟通，是护士通过有效的沟通将保持和促进健康知识传递给患者。由于精神障碍患者受精神症状的干扰，阻碍了护患之间的沟通和交流，因此，精神科护理人员必须掌握必要的心理学知识，充分了解患者的心理需求，熟练地运用沟通技巧与患者进行交流，才能建立良好的护患关系，使患者能够接受护士所传递的健康知识。

健康教育工作要根据患者的病情、年龄、生活阅历、知识程度等实施灵活多样的健康教育。健康教育的具体方法分为口头式教育与书面教育，具体教育内容分为疾病知识宣教，包括疾病的发病原因、临床表现、危害、如何预防复发、治疗和护理措施等；药物知识宣教，包括治疗疾病常用药物的名称、药理作用、服药方法、服药注意事项、药物不良反应和价格等；心理疏导宣教，包括指导患者正确对待疾病、树立战胜疾病的信心、正确处理生活中的应急事件，如何配合治疗、预防复发等支持性的心理疏导。健康教育过程分为院内健康教育与院外健康教育。

（一）院内健康教育

院内健康教育包括入院介绍、病房环境介绍；介绍主治医生、责任护士、作息时间、查房时间、探视时间及注意事项等。帮助其了解疾病的发生发展及预后，正确认识疾病，消除顾虑。消除不健康的心理和行为，鼓励患者多与人沟通交流，培养文化情趣，进行日常生活技能训练指导，增强战胜疾病的信心。指导患者与家属认识到住院治疗和维持治疗的重要性，积极配合治疗和护理，促进疾病康复，缩短疗程。

（二）院外健康教育

患者出院后，详细向患者及家属交代复诊的时间、地点，复诊指征、内容、目的、联系人，所服药物的名称、用法、注意事项，病情观察，以及预防复发的措施等，并针对不同的个体，给予适合的咨询指导。

加强出院后的沟通，讲解各种现象产生的原因和应对方式，指导患者保持良好的生活习惯，为患者随时提供技术、情感、信心、知识等方面的支持，提高患者对各种治疗与康复手段的依从性，提高对人际关系、社会压力的应对能力。

对患者健康状况进行跟踪访谈，随时为患者提供健康知识和康复指导，最大限度地降低复发率，提高患者的生活质量。

注重对患者家属的健康教育，指导家属如何督促和检查患者按时按量服药，巩固疗效；定期复查，合理安排患者的日常生活，调剂好娱乐和休息，帮助患者解除生活和工作压力，进行生活和工作技能训练，以及提高人际交往能力等。

第三节　精神科护理基本要求

一、精神科护士的素质要求

（一）良好的职业道德和较强的法律意识

1. 尊重患者的人格、尊严、权利　精神障碍患者缺失正常人的思维和行为能力，医务人员应理解、尊重患者，给予更多的关心与帮助，不能歧视与取笑患者，要尊重他们的人格，平等对待患者，维护患者的合法权益。

2. 严格遵守知情同意的行为准则　根据我国有关法律法规，对精神障碍患者实施临床治疗或进行实验性临床医疗、科研活动时，应如实向患者及家属告知病情、治疗、护理、风险等，并取得患者或家属的同意后方可进行。因此，知情同意是精神科医疗和护理工作中必不可少的伦理和法律规定的行为准则。

（二）健康的身心和良好的慎独精神

1. 情绪稳定，精神饱满　护士积极的情绪、稳定的情感、饱满的精神，可使患者倍感亲切、可敬、可信赖，也可给患者带来愉悦的心情和安全感，能焕发患者治愈疾病的信心。

2. 医德规范，慎独严谨　医学职业道德是医务人员的行为规范，是医务人员进行医疗活动的思想和行为准则，工作中应严谨求实，奋发进取，钻研业务，精益求精，审慎执行护理任务。

（三）娴熟的技能和敏锐的观察能力

1. 较强的沟通、协调与管理能力 精神科护士工作繁杂、涉及面广，因此，应具有良好的沟通能力、合理的协调能力、周密的安排能力、科学管理各项工作的管理能力。

2. 敏锐的观察能力与应急能力 精神科患者病情变化多样，紧急情况与意外事件繁多，患者在抑郁情况下可发生自杀；在幻觉、妄想支配下可出现冲动，发生攻击行为。护士应具有预测各种风险的能力和敏锐的分析判断能力，使工作内容与患者言行尽收眼底，以沉着果断和熟练的技术进行意外防范。

3. 终身学习与不断更新知识的能力 随着医学事业的蓬勃发展，医学专业技术日新月异，对精神科护士的要求越来越高，所以，精神科护士要结合专业发展的需要，不断学习与探索本专业相关的前沿知识，及时了解掌握最新动态，将最新的理念与技术运用到护理工作中。

4. 善于发现问题及解决问题的能力 护士与患者接触机会较多，因此，护士应善于从患者的言语、行为、姿态、表情、眼神等方面及时发现患者对治疗的反应和药物的不良反应，对症状的变化能及时采取有效措施，及时解决，恰当处理相应的问题。

二、精神科护士的行为准则

（一）严格遵守规章制度

1. 遵纪守章，严肃认真 护士在工作中应遵守护理职业道德规范和相关伦理要求，遵守医院的各项规章制度，工作中严肃认真，尊重患者，维护患者的利益和合法权益，对患者一视同仁，不能任意约束和打击报复患者，以帮助患者解除病痛，促进身心健康为主要目标。

2. 举止端庄，文明礼貌 护士在工作中，着装要整洁，仪表端庄，举止大方，不佩戴饰物，不涂抹浓妆，以饱满的精神，热情的服务赢得患者的信任。

3. 言语谨慎，保守秘密 护士有保守患者秘密的义务，对患者的病症和病情不得泄露，不泄露患者隐私，不讥笑患者行为，言行谨慎。

（二）认真履行工作职责

1. 忠于职守，履职尽则 安心本职工作，坚守工作岗位，尽职尽责，时刻为患者着想，不以工作之便谋私，以强烈的社会责任感、极大的工作热情关心和体贴患者。

2. 互尊互助，团结协作 正确处理同行、同事之间的关系，互学互尊，密切配合，团结协作，更好地维护患者的身心健康，为解除患者疾病服务。

3. 自尊自爱、自强自信 精神科护理人员应树立自尊、自重、自强、自爱的观念，严格要求自己，热爱专业，做一名维护患者身心健康的白衣天使。

（三）爱岗敬业，精益求精

1. 耐心细致，任劳任怨 以虚心、耐心、诚心、细心的态度，审慎地对待工作，养成“脑勤、嘴勤、眼勤、手勤、腿勤”的习惯，为患者的健康利益不计个人得失，任劳任怨。

2. 勤奋学习，钻研业务 以严谨求实的工作作风，奋发进取，钻研业务，精益求精，以不懈的努力适应专业发展需要。

知识拓展

用特别的爱温暖迷失的心灵

张桂英，吉林省神经精神病医院精神科护士长。2009 年 10 月 27 日，她被授予南丁格尔奖章，全国 1000 余家精神卫生专业机构中，只有她获此奖项。

1990 年，20 岁的张桂英以第一名的优异成绩从四平卫生学校毕业。她放弃常人眼中更好的选择，来到吉林省神经精神病医院，从此不离不弃。“刚到精神病院时，不适应，也怕啊，理想和现实太远了”张桂英说，那时总做噩梦，也曾有过要放弃的一闪念，但是很快就说服自己了。她说：“这么多年下来，在护理事业上我找到了人生的支点，当一个人的人生有了支点时，遇到困难时就能平静，不会失衡。”20 多年来，张桂英都是早晨别人还没有上班时，她已到病房查看一遍；晚上别人下班时，她还是到病房查看一遍。精神科 5 个疗区，平均每天要查看 100 多名患者。“我一天不去看看，不放心啊”，“只有你爱患者，才能把工作做好”张桂英说出这句话时，神态温和而坚定，如平静深水般暗藏力量。

张桂英用自己的方式诠释了南丁格尔精神，二十年如一日照顾精神病患者，一个个平凡的日子里，不离不弃，用以坚持、责任为内涵的爱温暖着这个特殊群体迷失的心灵，自己也成为中国精神护理界的优秀代表。

第四节 精神科护理中的伦理与法律问题

一、精神科护理中常见的伦理问题

（一）精神障碍患者住院方式与涉及的伦理问题

1. 住院伦理问题 精神障碍患者的住院治疗常常会引起社会各界的关注，精神障碍的程度及是否需要住院治疗，应由精神科执业医师严格按照程序和条件做出判定，实施住院治疗措施，一般分为自愿住院和非自愿住院。

（1）自愿住院：按《中华人民共和国精神卫生法》（简称为《精神卫生法》）规定，精神障碍的住院治疗实行自愿原则。在办理自愿住院常规手续后，还应填写《自愿住院知情同意书》，并由患者签名，必要时家属应同时签名。

（2）非自愿住院：《精神卫生法》严格限定了非自愿住院治疗的条件及程序，对诊断结论、病情评估表明有严重精神障碍者并已发生伤害自身、危害他人安全的行为，或有伤害自身、危害他人安全危险者，对其应实施住院治疗。在办理非自愿住院手续时，应由监护人或法律规定的相关人员在办理常规入院手续后，还应填写《非自愿住院知情同意书》并签名。

2. 出院伦理问题 按照精神障碍患者的出院标准，分自愿出院和非自愿出院。

（1）自愿出院：《精神卫生法》已规定，自愿住院治疗的精神障碍患者达到出院标准，或患者提出自动出院，医院应允许患者自行或委托监护人随时办理出院手续。

（2）非自愿出院：对有自伤行为或危险的严重精神障碍患者，病情已达到出院标准，可由监护人或患者办理出院手续，如监护人提出自动出院的，由监护人为其代办出院手续，但医疗机构及医务人员应告知患者出院后可能出现的后果及监护人的责任，并完成相关告知书的签署，避免事后纠纷。

（二）诊断中的伦理问题

1. 诊断的法律规定 2013 年 5 月 1 日，由全国人大常委会颁发的《精神卫生法》正式实施。目前，我国对疾病进行立法管理的只有《中华人民共和国传染病防治法》（简称为《传染病防治法》）和《精神卫生法》，它对于规范和保障精神卫生服务，保障患者合法权益，保障我国经济社会全面、协调持续发展起到至关重要的作用。

2. 诊断与诊断的医学鉴定 精神障碍的诊断必须由精神科执业医师，依据患者的主要病史、体格检查、各种辅助检查及详细的精神检查结果做出诊断。对诊断的医学鉴定应由司法鉴定机构受理后与申请人签订《精神障碍医学鉴定协议书》，安排具有医学鉴定资格的精神科医生不少于 2 名（至少有一名副主任医师或以上职称的医生）承担鉴定。鉴定人应遵守相关法律、法规，恪守职业道德，按照鉴定的实施程序、技术方法和操作规范，依法做出客观、公正的鉴定报告。

（三）知情同意涉及的伦理问题

1. 知情同意基本要素 知情同意分为知情和同意两部分，两者是患者的权利。临床上，患者在接受治疗、检查及医学研究前都要完成知情同意程序。这不仅是尊重和保护患者的权利，也是医护人员应履行的义务。知情同意包括提供信息、信息的理解、做出决定的能力和自愿参加等基本要素。

2. 精神障碍患者的知情同意 精神障碍患者在接受医疗护理或参与医学研究前，应履行知情同意程序，对有做出决定能力的精神障碍患者应由自己完成知情同意过程，尊重患者应享的权利；对不能做出决定能力的精神障碍患者，其知情同意过程应由法定监护人来完成。

判断精神障碍患者对知情同意过程有无决定能力包括以下几方面：①是否能正确理解相关信息；②是否能表明自己的状况；③是否能合理分析接受治疗过程的后果；④是否能表达清楚自己的决定。

（四）约束与隔离的伦理问题

1. 精神障碍患者的人身自由 《精神卫生法》规定，不得非法限制精神障碍患者的人身自由。精神障碍患者在治疗护理过程中不能合作时，在其他措施无效的情况下，才可以采用保护性约束和隔离措施。

2. 知情同意，风险告知 在采取约束前应由患者本人或其监护人签订知情同意书，同时做好约束后的告知解释工作。保护性约束必须经由具有执业资格的精神科医生评估患者后，才可下达保护性约束的医嘱。如患者出现伤害自己或他人等紧急状况下，护士可先予以制止或行保护性约束，并立即报告医生，及时补记风险评估记录和医嘱。

对解除约束或隔离的患者，应及时给予心理安慰，指导患者学会合理处理问题，尽量减少自伤或伤人等暴力行为的再次发生。

（五）治疗的伦理问题

1. 治疗中的隐私与保密 在治疗过程中，不能超出知情范围刺探患者的隐私；不能故意泄露、公开传播或直接侵扰患者隐私；医务人员非诊疗职责需要不能探悉患者隐私；不能直接侵入患者身体侵犯隐私；不能未经患者同意公开其病历资料；医疗机构在未征求患者同意的情况下，不得擅自组织安排见习医师或实习医学生观摩患者的治疗过程。

治疗过程中主动帮助患者了解医疗保密的范围；开诚布公、实事求是地进行解释说明；不能随意、不加分析地向患者做出保密的承诺。

2. 治疗中的关爱与尊重 精神障碍患者是一个需要关爱和关注的社会弱势群体，他们非常渴望得到社会的关心和安慰，更需要得到有效治疗，早日回归正常生活。因此，在治疗过程中，应针对患者不同心态，实施心理护理，满足其合理需要。

患者住院后常见的心理需要有：①被了解和被尊重；②被接纳和有所属；③了解有关疾病的相关知识；④适当的文娱活动和精神生活；⑤安全感。

因此，对精神障碍患者在生活上应更关心、照顾，使患者感到在医院和家里一样有温暖，被关爱、被关注。在治疗过程中尽量改变患者单调枯燥的生活，每天让患者到娱乐室、操场和花园进行活动，根据患者的兴趣爱好引导患者做体操、打乒乓球、打篮球、唱歌、听音乐、看电视、弹琴、绘画等，使患者在轻松活跃的环境中得到治疗，保持良好的心境。

通过文娱体育活动转移患者的注意力，改善患者精神症状；通过共同的兴趣爱好在共同的活动中增进病友间的交往和友谊；通过文娱体育锻炼改变迟滞的思维和行为，增进患者的相互合作精神，提高患者的自信心和价值观，促进身心健康。在整体治疗中实施人性化管理，充分体现“以患者为中心”，尊重关心和爱护患者，符合患者的心理需要，亦是生物-心理-社会医学模式在精神障碍患者治疗中的体现。

二、精神科护理中常见的法律问题

（一）患者的保护措施不足

1. 环境设置缺乏隐私　临床带教见习时，缺乏对患者的隐私保护，问询病情时围观学生过多，保密性不高，对患者和肖像权等缺乏足够的保护意识。

2. 防范措施不当　护士对患者的反常行为未及时采取防范措施，致使其他患者受到伤害；或对患者进行保护性约束，但未对其病情周密观察或未定时松解约束的肢体，造成肢体损伤或坏死。

（二）权利的保护

1. 精神障碍患者享有的权利　根据国家相关的法律法规，精神障碍患者应享有生命健康权、自主权、知情权、安全权、隐私权、受尊重权、获取知识权、复印病历权等。患者的这些权利不容侵犯，受法律保护。当精神障碍患者必须行使强制治疗或保护性约束时，应掌握强制原则：一是有利于患者；二是不伤害患者。

2. 保护措施　在精神科护理工作中，要遵守《精神卫生法》的规定，随时注意保护患者的权益，珍惜患者的生命健康权；尊重患者的自主权；贯彻落实好患者的知情同意权，履行告知程序，签好知情同意书，做好告知记录；做好肖像等隐私权的保护，禁止对患者进行拍照和录像，如征得患者的同意和需要用于教学的病历资料，均应隐去患者的名字，对其面部图像进行遮挡等技术处理。

（三）精神疾病与法律的关系

1. 责任能力的鉴定　精神障碍患者中，以精神分裂症、情感性精神障碍、反社会性人格障碍及精神发育迟滞患者所引起的法律问题相对较多。精神障碍患者可能在幻觉、妄想等精神病性症状的支配下出现冲动、伤人、毁物等违法行为，此时需要进行鉴定，明确精神障碍患者所需承担的、相应的法律责任，这被称为精神医学司法鉴定。

如果精神医学司法鉴定的结论为患者无责任能力，为保障社会安全，也要对其危险性进行评估，并提出治疗和监护方案。精神医学司法鉴定的目的是维护精神障碍患者的合法权益。

2. 安全问题与医患纠纷　维护患者的健康和安全是护士的职责和义务。而精神科护理安全管理的重要意义在于保护精神障碍患者及医护人员的人身安全。

精神障碍患者是特殊的群体，其疾病症状复杂多样，尤其在幻觉、妄想等精神症状支配下易产生攻击行为。随着人们法律观念和维权意识的增强，一旦发生意外事件，如患者出现兴奋躁动、自伤、自杀、伤人、逃跑等危害自身和他人的安全行为时，家属会认为是医护人员失职造成的，从而引发医护人员与患者或患者家属的纠纷。

精神障碍患者的冲动及攻击行为也会造成医护人员的受伤，甚至死亡，此时应立即向公安机关报案，同时做好现场保护，约束患者，由医学司法部门依法进行鉴定。

作为精神科护士，为了患者的安全和自身权益，应自觉地运用法律法规来衡量自己和行为，并将其贯穿整体护理工作中，尽最大努力为患者提供高质量的、安全的护理服务，最大限度地减少医疗纠纷的发生。

（杨立群　林　萍）

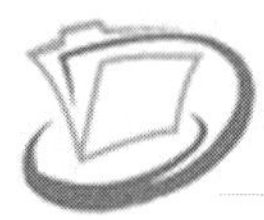

第二章　精神障碍的基本知识

学习目标

掌握：描述下列名词：错觉、幻觉、妄想、遗忘、痴呆、自知力、定向力、情感高涨、意志障碍及木僵；描述下列综合征：幻觉妄想综合征、情感综合征、紧张综合征、遗忘综合征。

熟悉：理解常见的感知觉障碍、思维障碍、注意及记忆障碍、智能障碍、自知力、定向力、情感障碍及意志行为障碍的临床表现及其诊断意义。

了解：根据所学症状学知识能够初步判断病例中患者存在的精神症状，并做出相应的精神障碍的诊断。

第一节　精神障碍的病因学

精神障碍（mental disorder）是指在各种因素影响下，大脑功能失调导致的以认知、情感、意志和行为等不同程度障碍为临床表现的精神疾病。

精神障碍的病因学是精神医学的一个重要课题，通过对精神疾病的病因研究，可以加深对精神疾病症状的理解和改善对精神疾病的防治手段。近年来，随着医学模式的改变及精神生理学、精神病理学研究手段的进步，学者们对精神疾病的病因展开了多学科的综合探讨。研究结果表明，精神疾病的发生与个人的遗传因素、易感性、病前个性特征、机体的功能状态、精神创伤及社会文化背景等因素都有着广泛的联系，影响人类精神活动的主要因素有以下几个方面。

一、生物学因素

（一）遗传

遗传因素与某些精神疾病的发生有着重要的关系，基因将疾病的易感性一代传给一代。如精神分裂症、躁狂抑郁症、人格障碍、偏执性精神疾病等都具有明显的遗传倾向。以精神分裂症为例，Luxenburger（1928 年）对 85 个父母双亲都是精神分裂症患者的家庭调查发现，子女发病率为 35%～68%，较一般居民高 80～100 倍，且血缘关系越近，发病率越高。孪生子遗传因素的研究发现，单卵孪生子同病率为 57%，双卵孪生子为 10%，这进一步证实了遗传因素的作用。但目前大多数精神障碍不能用单基因遗传来解释，而是多个基因的相互作用和环境因素的参与，导致疾病的发生。

（二）体质因素与个性心理特征

体质是指在遗传的基础上，个体在发育过程中，在内外环境的相互作用下所形成的整个有机体功能的状态。性格是指在个体遗传素质与后天社会环境作用下所形成的个体的心理特点。临床上发现某些精神疾病与病前体型和人格特征有关，如精神分裂症多见于瘦长体型和内向性格者，约占 50%；躁狂抑郁症常见于肥胖体型者，占 64.6%。但体质和性格是否与精神疾病的发生有直接关系，主要还要看出生后的家庭教育、学校的教育和社会的影响。

（三）性别和年龄

1. 性别因素　女性因内分泌和某些生理过程的特殊变化，如妊娠、分娩等可出现特有的精神症状；男性常见于酒和药物滥用形成依赖而导致的精神疾病。

2. 年龄因素　临床发现各年龄段均有易发的精神疾病，如青春期由于内分泌系统，特别是性发育的逐渐成熟，自主神经不稳定，情绪易波动，对外界应激因素敏感，在遇到生活事件时，容易出现神经症、癔症、强迫症、精神分裂症；老年期易患脑动脉硬化性精神疾病等。

（四）神经发育异常

在个体发育早期由于遗传和环境因素的相互作用，出现了某些神经病理改变，影响了神经的发育。进入青春期或成年早期，在外界环境因素的刺激下，导致疾病的发生。神经发育异常学说逐渐成为精神疾病发病机制的主要前沿研究领域。

（五）器质性病变

感染、躯体疾病、药物或酒依赖、颅脑损伤等均可影响中枢神经系统，引起脑功能障碍或脑器质性病变而导致各种精神疾病。

二、心理社会因素

（一）心理因素

心理因素主要指生活事件所致的应激反应。

1. 一般生活事件　指儿童期家庭教养和境遇，青年期学校教育和社会活动，成年期社会环境和生活的影响等，即从儿童期到老年期一生所经受的各种生活事件。常见的生活事件如父母离异、家庭成员关系紧张、配偶死亡、师生或同学关系紧张、升学竞争、功课过重、毕业分配不满意、失业等。

2. 强烈的应激事件　指地震、水灾、海啸、火灾等自然灾害；爆炸、空袭、车祸、痛失亲人等灾祸，因这类灾难大多来势凶猛，毫无戒备，会引起强烈的应激反应，而一部分人会引起急性短暂或持久性精神疾病。

应激和某些精神疾病，如神经症、心因性精神疾病、身心疾病等的发生密切相关。应激致病作用有两种，一是直接引发某些疾病；二是诱发某些疾病。判断应激事件引发心理状态的反应，可根据以下三条标准判定：①应激事件的严重程度，并且在时间上与精神疾病的发生关系紧密；②心理障碍反映的内容与应激事件本身具有明显的联系；③应激事件结束后，心理障碍开始消失（有长期应激因素存在时除外）。应激因素虽然在某些疾病的发生中起重要作用，但不是唯一的致病因素，在判断病因时还须综合考虑。

知识链接

古代医学中的心理因素

祖国医学《黄帝内经》论著中，就提出了有关“七情”内伤论述，论及剧烈的情绪变化和躯体疾病的发生有内在密切的联系，即所谓“大怒伤肝，大喜伤心，思虑伤脾，悲忧伤肺，惊恐伤肾”。

（二）社会因素

1. 环境因素　包括自然环境和社会环境两方面的影响，如大气污染、噪声、交通混乱、居住拥挤、环境污秽、人际关系紧张、社会巨大变革等，可增加心理和躯体应激，使人长期处于烦闷、紧张、兴奋或焦虑等状态下，易患身心疾病、神经症或精神疾病等。

2. 文化因素　民族文化、社会风俗、宗教信仰、生活习惯等与精神疾病的发生有着密切的关系。不同的文化和环境背景下所发生的精神疾病的种类、症状多不相同。文化水平低的地区，多见癔症及与迷信、巫术有关的精神疾病；文化较高的地区，多见妄想性精神分裂症、强迫症、神经衰弱等精神疾病。

纵观上述对精神疾病病因学的探讨，生物学因素（内在因素）和心理社会因素（外在因素）在精神障碍发生、发展过程中均起着重要作用。实际上，生物学因素与环境因素不能截然分开，它们相互作用、相互影响，共同影响人类的精神活动。

知识链接

性格与精神疾病

刘桂花在精神分裂症患者冲动伤人与其冲动性人格特征及相关因素的研究中，记载30%～50%的精神分裂症患者在发病前就已具有分裂性人格。对情感性精神疾病与循环型人格之间关系的研究表明，外向性性格易患情感性精神疾病，而内向性性格易患精神分裂症。但体质和性格特征与精神疾病发生的相关性，还受到家庭教养、学校教育和社会环境等的影响。

第二节 精神障碍的症状学

一、概　　述

异常的精神活动通过人的外显行为，如言谈、书写、表情、动作等表现出来，称之为精神症状。研究精神症状及其产生机制的学科称为精神障碍症状学，又称精神病理学（psychopathology），它是精神医学的重要基础，掌握精神症状在临床工作中具有非常重要的意义。

每一种精神症状均有其明确的定义，并具有以下特点：①症状的出现不受患者意志的控制；②症状一旦出现，难以通过转移令其消失；③症状的内容与周围客观环境不相称；④症状会给患者带来不同程度的社会功能损害。

要判定某一种精神活动是否属于精神症状，一般应从以下三个方面来分析：①纵向比较，即与当事人过去一贯的表现相比较，其精神状态是否发生了明显的改变；②横向比较，即与大多数正常人的精神状态相比较，差别是否明显，持续时间是否超出了一般限度；③应结合当事人的心理状态和处境进行具体分析和判断。

在观察精神症状时，第一，应确定症状是否存在，存在哪些症状；第二，应了解症状的强度、持续时间和严重程度；第三，应善于分析各症状之间的关系，确定哪些症状是原发的、哪些症状是继发的；第四，应学会分析和探讨各种症状发生的可能诱因或原因及影响因素，包括生物学和社会心理因素；第五，关注患者对症状的感受，以及在症状支配下所表现出的情感和行为的变化。

知识链接

精神障碍症状学习注意事项

学习症状学时应注意以下几点：

1. 许多精神障碍至今病因未明，尚缺乏有效的诊断性生物学指标。因此，精神症状都是描述性的，记忆时要精炼出核心词汇。

2. 精神症状是分类介绍的，但人是一个整体，症状之间存在着相互联系又相互制约的关系。

3. 精神症状受个体因素的影响，如性别、年龄、文化、躯体状况、人格特征、生活经历、社会地位等，均可使某一症状表现出不典型之处。

4. 精神症状同时受环境因素的影响，同一个人在不同时间、不同场合出现同一症状时，也可能表现形式不一样。

5. 要善于比较相似症状之间的异同点。

6. 要熟练掌握某一症状常见于哪些疾病，但同时要注意，症状与疾病之间并不是一一对应的，一种症状可以见于多种疾病，一种疾病在不同时期也可以出现多种症状。

在学习理论知识的同时，要充分联系实际，善于观察，经常讨论。

二、常见精神症状

人的精神活动包括感知、思维、情感和意志行为等心理过程。为了便于对精神症状的描述，以下按精神活动的各个心理过程分别叙述。

（一）感知觉障碍

感觉是客观刺激作用于感觉器官所产生的对事物个别属性的反映，如形状、颜色、大小、重量和气味等。知觉是大脑对客观事物的各种不同属性进行综合，并结合以往的经验，形成对事物的整体印象。正常情况下感知觉与外界客观事物相一致。

感知觉障碍主要包括感觉障碍、知觉障碍和感知综合障碍。

1. 感觉障碍（sensory disorder）　多见于神经系统器质性疾病和分离（转换）性障碍。

（1）感觉过敏（hyperesthesia）：又称感觉增强。患者对外界一般强度的刺激感受性增高，如感到阳光特别刺眼、声音特别刺耳、轻微地触摸皮肤感到疼痛难忍等。

（2）感觉减退（hypoesthesia）：又称感觉抑制。患者对外界一般刺激的感受性减低，感觉阈值增高，患者对强烈的刺激感觉轻微或完全不能感知。

（3）内感性不适（senestopathia）：又称体感异常，是躯体内部产生的各种不舒适和（或）难以忍受的异样感觉，如牵拉、挤压、游走、蚁爬感等。性质难以描述，没有明确的定位，可继发疑病观念。

2. 知觉障碍　是最常见的，而且是许多精神障碍患者的主要症状。常见的知觉障碍如下。

（1）错觉（illusion）：是对客观事物歪曲的知觉。即错误地把实际存在的一种事物感知为另一种事物。例如，患者把输液管看成一条蛇、把挂在衣架上的衣服看成躲在门后的人等。正常人在光线不定、疲乏、紧张恐惧等情况下产生诸如“杯弓蛇影”、“风声鹤唳”、“草木皆兵”等错觉，但一般通过验证能很快被纠正和消除。病态情况下产生的错觉多见于精神分裂症、谵妄状态。

（2）幻觉（hallucination）：是指在没有客观事物作用于感觉器官的情况下，患者却感知它的存在而产生的一种虚幻的知觉。①按不同的感觉器官可将幻觉分为幻听、幻视、幻嗅、幻味、幻触和内脏性幻觉，其主要症状特点及临床特征见表 2-1；②根据体验的来源，幻觉又可分为真性幻觉和假性幻觉两种，它们之间的区别见表 2-2。

表 2-1　幻觉的分类及其主要临床特征

分类	临床特征	常见疾病
幻听	最常见，听到各种争论性、评论性、命令性声音	见于精神分裂症
幻视	较常见，内容丰富、生动鲜明，多为凶恶恐怖的鬼怪、猛兽或其他人物、场景等	见于精神分裂症、意识障碍
幻嗅	较常见，是一些使患者不愉快的难闻气味，如腐烂的食品、尸体、烧焦物品、化学物品的气味	见于精神分裂症、颞叶病变
幻味	较少见，患者尝到食物中有某种特殊的或奇怪的味道，伴有拒食	见于精神分裂症
幻触	较常见，患者常有麻木感、刀刺感、虫爬感、通电感等	见于精神分裂症、器质性精神障碍
内脏性幻觉	较常见，患者感知到某一固定器官或躯体内部某一内脏在转、断裂、穿孔，或有昆虫在游走	见于精神分裂症、更年期精神障碍和抑郁症

表 2-2 真性幻觉与假性幻觉的区别

真性幻觉	假性幻觉
幻觉形象与真实事物完全相同	幻觉形象不清晰、不生动、不真实和不完整
幻觉形象位于客观空间（如病房或院外）	幻觉形象位于主观空间（脑内）
幻觉形象是直接通过患者本人的感官获得的，是亲眼所看，亲耳所闻的	幻觉形象不是通过患者感官获得，不需要用眼或耳就能看到或听到

（3）感知综合障碍（psychosensory disturbance）：又称非幻觉性知觉障碍，是指患者对某一客观事物的整体感知是正确的，但对其某些个别属性的感知发生障碍。常见类型及主要特征见表 2-3。

表 2-3 感知综合障碍的类型及主要特征

类型	主要特征
视物变形症	患者感到外界事物的形象、大小、颜色及体积发生改变。如视物显大症、视物显小症
空间知觉障碍	患者感到与周围事物的距离变得接近或离远了。如自感伸手即可触到房顶
非真实感	患者感到周围环境模糊不清，缺乏真实感，似乎一切都是假的
体形障碍	患者感到自己整个躯体或个别部分发生了变化。如感到自己变得特别高大，好像巨人一样等

（二）思维障碍

思维是人类精神活动的重要特征，是人脑对客观事物间接和概括的反映，是认识过程的高级阶段。思维是在感觉和知觉的基础上产生的，通过对事物的分析、比较、综合、判断、推理抽象和概括来反映事物本质，用语言、行动或书面等表现形式表达出来。

正常人的思维有以下几个特征：①目的性，思维指向一定的目的，解决某一问题；②连贯性，指思维过程中的概念是前后衔接，相互联系的；③逻辑性，指思维过程符合思维逻辑规律，有一定的道理；④实践性，正确的思维是能通过客观实践检验的。

思维障碍的临床表现多种多样，主要包括思维形式障碍和思维内容障碍两大类。

1. 思维形式障碍（disorder of the thinking form） 包括联想障碍、思维逻辑障碍、异己体验和语言障碍。常见的症状如下。

（1）联想障碍

1）思维奔逸（flight of thought）：又称观念飘忽，指联想速度加快、数量增多、内容丰富生动。患者表现为健谈，说话滔滔不绝、口若悬河、出口成章，自觉脑子反应快，特别灵活，好像机器加了“润滑油”，思维敏捷，概念一个接一个地不断涌现出来，说话的主题极易随环境而改变（随境转移），也可有音韵联想（音联），或字意联想（意联），多见于躁狂症。

病例：患者女，50 岁，医生请患者读当天的报纸，标题是“朝着光明的道路前进”，患者边读边加说明：“朝即是朝廷的朝，革命不是改朝换代，我们家门是坐北朝南，朝字上下有两个十字，中间有个日字，子曰学而时习之，明字左半有日字，右半有月字，两字合起来念明，光明黑暗，开灯关灯。（医生催他念报）朝中方、四方形、三角形、几何面、方的、圆的，不以规矩，不成方圆……”

2）思维迟缓（inhibition of thought）：即联想抑制，联想速度减慢、数量减少和联想困难。患者表现为言语缓慢、语量减少，语声甚低，反应迟缓，但思维内容并不荒谬，能够正确反映现实。患者自觉“脑子不灵了”“脑子迟钝了”，多见于抑郁发作。

3）思维贫乏（poverty of thought）：指联想数量减少，概念与词汇贫乏，脑子空洞无物。患者表现为沉默少语，答话时内容大致切题，但单调空洞或词穷句短，常泰然回答“不知道”、“什么也没想”，见于精神分裂症、脑器质性精神障碍及精神发育迟滞。

4）思维散漫（looseness of thought）：又称思维松弛，是指患者在意识清晰的情况下，思维的目的性、连贯性和逻辑性障碍。思维活动缺乏主题思想，内容和结构都散漫无序，不能把联想集中于他所要解释的问题上。患者表现为说话东拉西扯，对问话的回答不切题，以致检查者感到交流困难。尽管患者的每句话都完整通顺，意思可以理解，但上下文前后语句缺乏联系。有时谈话中夹杂的一些突发的与现实无关的观念，使人难以理解其究竟是想表达什么。这种叙述的混乱虽经检查者提出要求予以澄清，患者仍然不能说清楚。

5）思维破裂（splitting of thought）：指概念之间联想的断裂，建立联想的各种概念内容之间缺乏内在联系。患者表现为言语或书写内容的句子之间含意互不相关，变成语句堆积，令人不能理解，严重时，言语支离破碎，成了语词杂拌（word salad），多见于精神分裂症。如在意识障碍的背景下出现语词杂拌，称之为思维不连贯（incoherence of thought）。

病例：患者男，23 岁。医生问："你在哪里工作？"患者说："这是多余的问题，卫星照在太阳上，阳光反射到玻璃上，跟着我不能解决任何问题，马马虎虎，捣捣糨糊。"问："你近来好吗？"答："我不是坏人，家中没有房产，计算机病毒是谁捣的鬼，我想回家。"

6）病理性赘述（circumstantiality）：思维活动停滞不前，迂回曲折，出现节外生枝的联想，通常说明讲话人的抽象概括和理解能力低下。患者表现为说话啰唆，抓不住重点，包含了许多不必要的细节和无关的分枝，对别人让其围绕话题简述的要求置之不理，固执地按照自己预想的思路赘述下去，思维进行虽慢，但说话的主题还隐约可见，最终能够达到预定的目标，见于癫痫、脑器质性及老年性精神障碍。

病例：患者男，44 岁，当医生问"你们工厂几点上班"时，患者答："我每天七点起床、洗脸、漱口，到厂对面的锅炉房打水，那里的开水很热，锅炉房有值班的老头，六十多岁了，他有一个孩子，大概是七八岁的样子，孩子的妈妈常来，提着一个篮子，里头放吃的东西，我打开水时碰见过她。洗完脸后才去食堂吃饭，人很多，要排队，我每天吃一大碗稀饭两个馒头，一分钱咸菜。工人常常吃完饭打乒乓球，我不会打，所以吃完饭就上班了，到八点就开始工作……"

（2）思维逻辑障碍

1）象征性思维（symbolic thinking）：以无关的具体概念或行动代表某一抽象概念，不经患者解释，旁人无法理解。如某患者经常反穿衣服，以表示自己为"表里合一、心地坦白"，常见于精神分裂症。正常人可以有象征性思维，如以鸽子象征和平。正常人的象征以传统和习惯为基础，彼此能够理解，而且不会把象征当作现实。

病例：患者男，34 岁。住院期间经常舞动肢体，有时双臂摆动，有时将左腿放在右腿上，有时以右腿放在左腿上，有时双手捧着肚子或抱着头。护士询问时，患者对此行为不予解答，病情好转后患者回忆说：左臂代表全心全意为人民服务，右臂代表发挥人民的积极性，双臂摆动代表发挥大家的积极性全心全意为人民服务；左腿代表依靠群众，右腿代表克服困难，左腿放在右腿上代表依靠群众克服困难，右腿放在左腿上则代表克服困难依靠群众，双手捧着肚子代表保护人民，抱着头代表保护领导。

2）语词新作（neologism）：指概念的融合、浓缩，以及无关概念的拼凑。患者自创一些新的符号、图形、文字或语言并赋予特殊的概念，不经患者本人解释，别人难以弄清其含义，如"犭市"代表狼心狗肺；"%"代表离婚，多见于精神分裂症青春型。

3）逻辑倒错性思维（paralogic thinking）：主要特点为推理缺乏逻辑性，既无前提，也无根据，或因果倒置，推理离奇古怪，不可理解。如一患者说："因为电脑感染了病毒，所以我要死了。"可见于精神分裂症和偏执狂等。

（3）异己体验：这组症状的共同特征是思维的归属性不属于自己，也不受自己控制，是诊断精神分裂症的重要症状。

1）思维中断（blocking of thought）：患者在意识清晰的情况下，谈话中思路突然中断，思维变成空白，停顿片刻再开口时已经换成另一个全新的主题。这种中断不是为推敲措辞而另有所想，也不是由于外界刺激的干扰而打断，而是无缘无故的思维活动片刻间停顿，其发生是不自主的。对于尚有一定自知力的患者来说，这是一种恐怖的体验，患者感受到思维被外力“吸去了”，“夺走了”，主观体验为思维被夺（thought deprivation）。这种思维被夺只是患者对思维中断的妄想性解释。

2）强制性思维（forced thinking）：又称思维云集，指患者头脑中出现了大量的不属于自己的思维，这些思维不受患者意愿的支配，强制性地在大脑中涌现，好像在神奇的外力作用下别人的思想在自己脑中运行。外来的思维内容多杂乱无序，出乎意料，有时甚至是患者所厌恶的。这些异己的思想有时在患者的自主思维过程中闯放或在大脑休息时出现，称为思维插入（thought insertion），有时大量的思想或观念一个接一个或几个概念同时挤入脑海中，称为思维云集。本症多突然出现，持续时间短暂。

3）思维被揭露感（thought is exposed）或被洞悉感：患者觉得自己的思想还未表达就已被人知道，尽管患者说不清自己的思想是如何被探知的。如果患者认为自己的思想是通过广播而扩散出去，尽人皆知，毫无隐私可言，称为思维被广播（thought broadcasting）。

（4）思维活动形式障碍（语言障碍）

1）持续言语（perseveration）：思维黏滞在某一概念上停滞不前。患者单调地重复某一概念，或对不同的问题做出相同的回答。如医生问“你今天来做什么？”患者答“看病”。以后再问其他问题时患者依然答“看病”。有的患者不断地重复一句话的最后几个字或词，如“这是一个什么问题，问题、问题……”称为重复言语（palialia），见于癫痫或其他脑器质性精神障碍。

2）刻板言语（stereotype of speech）：患者机械刻板地重复某一无意义的词或句子，如“月儿要睡了，月儿要睡了……”常与刻板动作同时存在，见于精神分裂症紧张型。

3）模仿言语（echolalia）：患者模仿周围人讲话的内容，别人说什么患者就说什么，只是一味地机械性重复，好像是别人言语内容的翻版。如问患者“贵姓？”患者也模仿“贵姓？”问“做什么工作？”患者同样模仿“做什么工作？”常与模仿动作同时存在，见于精神分裂症紧张型。

4）缄默症（mutism）：患者缄默不语，不回答任何问题，有时可以手示意，见于分离型障碍及精神分裂症紧张型。

2. 思维内容障碍

（1）妄想（delusion）：是一种病理性的歪曲信念，具有以下特征：①思维内容与事实不符，没有客观现实基础；②患者对自己的想法深信不疑，不能被事实所纠正，与其所接受的教育和所处的社会文化背景不相称；③妄想内容均涉及患者本人，总是与个人利害有关；④妄想具有个人独特性，不为任何集体所共有。

妄想按其起源与其他心理活动的关系可分为原发性妄想（primary delusion）和继发性妄想（secondary delusion）。①原发性妄想是突然发生的，与患者当时的心理活动和所处环境毫无关系，一旦出现即绝对确信，包括妄想知觉（患者突然对正常知觉体验赋以妄想性解释）、妄想心境或妄想气氛（患者感到他所熟悉的环境突然变得使他迷惑不解，而且对他具有特殊意义或不祥预兆，为此而紧张不安）。原发性妄想对诊断精神分裂症具有重要价值。②继发性妄想是指在其他病态体验的基础上产生并发展起来的妄想，可继发于幻觉、情绪、异己体验、智能损害等精神障碍，其内容只是对原发障碍的解释和说明。

还有一种特殊形式的妄想叫作感应性妄想（induced delusion），又称分享性妄想（shared delusion），指长期密切地同妄想患者生活在一起，受患者妄想信念的影响而产生同样内容的妄想。虽然妄想程度相当，但一旦分开，常迅速消退。

妄想按照结构划分，可分为系统性妄想和非系统性妄想。系统性妄想是指多个妄想内容之间，或者一个妄想的多种表现之间相互联系、结构严密、逻辑性较强；反之则称为非系统性妄想。

临床上通常按妄想的内容进行归类，常见的有：

1）被害妄想（delusion of persecution）：是最常见的妄想。患者无中生有地坚信周围某些人或某些集团对自己进行打击、陷害、谋害、破坏等不利的活动。加害的方式多种多样，可以是施毒、监视、跟踪、搞阴谋、造谣诽谤，或以非人道的方式用患者做试验、控制患者的思想或行为等。

患者受妄想的支配可拒食、控告、逃跑，或采取自卫、自伤、伤人等行为。被害妄想可见于多种精神病。

病例：患者男，38 岁，近半年来，觉得上下班路上有好几个人装扮成便衣警察跟踪自己，说："我乘公交汽车他们就跟着上车，我换乘地铁，他们也乘地铁，我提前下车，他们也下车……"并认为这些人在自己的办公室和家中装有微型摄像机监视自己的行动，说："他们怀疑我是特务，盗窃国家机密，想暗杀我，吓得我不敢外出。"

2）关系妄想（delusion of reference）：患者认为环境中与他无关的事物都与他有关。如认为周围人的谈话是在议论他，别人吐痰是在蔑视他，人们的一举一动都与他有一定关系。关系妄想常与被害妄想伴随出现，可见于多种精神病。

病例：患者女，22 岁，近半年来自感痛苦，不愿与人接触，也不愿去上班，说："马路上人的一举一动都针对我，有的人看到我就咳嗽，甚至吐痰，就是看不起我，故意贬低我；有的人看到我冷笑，认为我这人没有修养，素质差；商店里的营业员对我的态度也很生硬，说我这人很小气，没有派头；单位里同事也指桑骂槐，说我这人是垃圾，看到我进办公室，就故意扫地，赶我出门。"

3）物理影响妄想（delusion of physical influence）：又称被控制感。患者觉得他自己的思想、情感或意志行为受到某种外界力量，如电波、超声波，或某种先进仪器的控制而不能自主。如患者觉得自己的大脑已被电脑控制，自己已是机器人。此症状是精神分裂症的特征性症状。

4）夸大妄想（grandiose delusion）：指自我夸耀和自视过高的妄想，才智、容貌、体力、财富、名誉、权势和血统等都可以是夸大的内容，常因时间、环境、患者的文化水平和经历不同而表现各异。夸大妄想可见于躁狂症、精神分裂症及某些器质性精神病。

5）非血统妄想（non-special descent delusion）：患者坚信父母不是自己的亲生父母，多见于精神分裂症。

6）罪恶妄想（delusion of guilt）：又称自罪妄想。患者毫无根据地坚信自己犯了严重错误、不可宽恕的罪恶，应受严厉的惩罚，要求劳动改造以赎罪，或坐以待毙，或拒食自杀。主要见于抑郁症，也可见于精神分裂症。

7）疑病妄想（hypochondriacal delusion）：患者毫无根据地坚信自己患了某种严重躯体疾病或不治之症，因而到处求医，即使通过一系列详细检查和多次反复的医学验证都不能纠正。如认为脑内长有肿瘤，全身各部分均被癌细胞侵犯，心脏已经停止跳动等。严重时患者认为"自己内脏腐烂了"、"脑子变空了"、"血液停滞了"，称之为虚无妄想（delusion of negation）。疑病妄想多见于精神分裂症、更年期及老年期精神障碍。

8）钟情妄想（delusion of love）：患者坚信自己被异性钟情。因此，患者采取相应的行为去追求对方，即使遭到对方严词拒绝，仍毫不置疑，而认为对方在考验自己对爱情的忠诚，仍反复纠缠不休，主要见于精神分裂症、妄想性障碍等。

病例：患者男，23 岁，在读大学生，半年来他常去图书馆看书，发现一位女同学也经常在图书馆看书。他认为对方对自己有好感，主动写信表示自己的爱慕之心，但遭到拒绝。患者认为对方是在考验他，故又多次写信给这位女同学，但对方均未理睬，患者认为对方已默认。一天这位女生穿了一件红色外套，患者认为对方向自己表露一颗赤诚之心，觉得其他同学都很羡慕他们。别的同学告诉患者："对方已经有男朋友，她根本不喜欢你。"但患者坚信这事不是真的，认为默默相爱是独特的方式，周围人是不理解的。

9）嫉妒妄想（delusion of jealousy）：患者无中生有地坚信自己的配偶对自己不忠实，另有外遇。为此患者跟踪监视配偶的日常活动或截留拆阅别人写给配偶的信件，检查配偶的衣服等日常生活用品，以寻觅私通情人的证据。嫉妒妄想可见于精神分裂症、妄想性障碍等。

（2）超价观念（overvalued idea）：是指在一定的性格基础和强烈的情感色彩基础上，对某些事实做出超乎寻常的评价，并予以坚持而影响行为。超价观念的发生一般有事实依据，多与切身利益有关，若了解患者的生活背景则可以理解。它与妄想的区别在于没有逻辑推理错误，可以被事实纠正，具有社会可接受性，其信念可与其他人所共有。超价观念多见于人格障碍或应激相关障碍。

（3）强迫观念（obsessive idea）：或称强迫性思维，指在患者头脑中反复出现某一毫无现实意义的概念或想法，明知没有必要，又无法摆脱，伴有主观的被强迫感觉和痛苦感。强迫性思维可表现为某些想法，反复回忆（强迫性回忆）、反复思索无意义的问题（强迫性穷思竭虑），脑中总是出现一些对立的思想（强迫性对立思维），总是怀疑自己的行动是否正确（强迫性怀疑）。强迫性思维常伴有强迫性动作，多见于强迫症。它与强制性思维不同，前者明确是自己的思想，反复出现，内容重复；后者体验到的思维是异己的。

（三）注意障碍

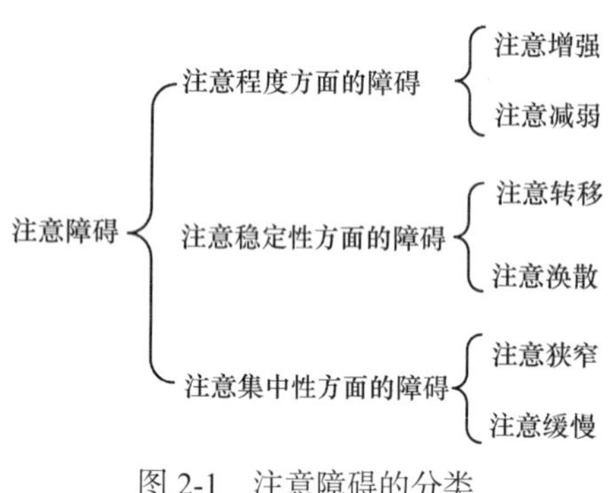

图 2-1 注意障碍的分类

注意（attention）是指精神活动对一定对象的集中和指向。它不是一个独立的心理过程，而是一切心理活动的共同特性，具有广度、稳定性、紧张性、分配和转移的特征。临床上注意障碍大致分为注意程度方面、稳定性方面、集中性方面的障碍（图 2-1）。

临床常见的注意障碍主要有以下几种：

1. 注意程度方面的障碍

（1）注意增强（hyperprosexia）：是指在异常精神状态下，患者特别易于注意某事物。如一个有系统妄想的患者过分地注意他所怀疑的人的一举一动，甚至对某些微小细节都保持高度注意和警惕。注意增强多见于偏执性精神病、精神分裂症、更年期精神障碍及某些神经症。

（2）注意减弱（hypoprosexia）：是指主动及被动注意的兴奋性减弱，具有注意的范围显著缩小、稳定性明显下降的特点。多表现为注意力不集中，记忆减退。注意减弱多见于疲劳状态、神经衰弱、脑器质性精神障碍及有意识障碍的患者。

2. 注意稳定性方面的障碍

（1）注意转移（transference of attention）：是指被动注意的兴奋性增强，但不持久，注意的对象不断转换。如处于躁狂状态的患者，其注意力易受环境中的新现象所吸引而转移（称随境转移）。注意转移多见于躁郁症之躁狂相。

（2）注意涣散（divergence of attention）：是指主动注意明显减弱，难于长时间集中于某一对象。如看了很长时间的书，患者仍不知所云，像没看过一样。注意涣散多见于神经衰弱、精神分裂症。

3. 注意集中性方面的障碍

（1）注意狭窄（narrowing of attention）：是指患者的注意范围显著缩小，主动注意减弱，对一般易于唤起注意的事物并不能引起患者的注意。注意狭窄多见于蒙眬状态和痴呆患者。

（2）注意缓慢（blunting of attention）：指患者注意兴奋性的集中困难和缓慢，但注意的稳定性障碍较小，患者对回答第一个问题完全正确，对接连不断提出第二、第三个问题时，回答就显得缓慢，主要是由于注意的兴奋性缓慢和联想过程的缓慢，多见于抑郁症。

（四）记忆障碍

记忆（memory）是指既往经历在人脑中的反映。它是在感知觉和思维基础上建立起来的精神活动，是一切复杂的高级心理活动的基础。记忆包括识记、保存、认知（再认）和回忆（再现）四个过程，简言之，就是记住、不忘、认得和回想起来的相互关联、密切组合的过程。记忆障碍是指识记、保存、认知、回忆任何一个过程或几个过程同时受损。临床常见的记忆障碍如下。

1. 记忆增强（hypermnesia） 是指患者对病前不能够且不重要的事情回忆得起来，甚至是一些非常细微的情景都能清楚无遗地被回忆起来。这是一种病理的记忆增强，多见于躁狂症，特别是轻躁狂患者。

2. 记忆减退（hypomnesia）　是指记忆的识记、保存、再认和回忆四个过程普遍减退。临床上表现为对日期、年代、专有名词、概念、术语等回忆困难，学习成绩下降等。记忆减退多见于神经衰弱、脑动脉硬化及其他脑器质性精神障碍，也可见于正常老年人。

3. 遗忘症（amnesia）　是指回忆的丧失，也称之为“回忆的空白”。它与记忆减退不同，不是记忆普遍的减弱。临床上常见的遗忘症的分类及特点如下（表 2-4）。

表 2-4　临床常见的遗忘症的分类及特点

类型	主要表现	常见疾病
顺行性遗忘	回忆不起疾病发生以后一段时间内所经历的事件	见于脑震荡、脑挫伤
逆行性遗忘	回忆不起疾病发生之前某一阶段的事件	见于脑卒中、颅脑损伤伴意识障碍、严重精神创伤
心因性遗忘	回忆不起与某些痛苦体验有关的事件	见于心因性精神障碍

4. 错构症（paramnesia）　是指患者将过去的某段经历错误地认为发生在另一时间，并坚信是事实，予以相应的情感反应。这是一种记忆的错误。错构症多见于精神发育迟滞、酒精中毒性精神障碍、脑器质性精神障碍。

5. 虚构症（confabulation）　是指患者虚构一些根本未经历过的事来填补他所遗忘的某一阶段的记忆空白，并深信不疑。虚构症多见于酒精中毒性精神障碍、外伤性精神障碍、中毒性精神障碍、麻痹性痴呆。

6. 似曾相识症或熟悉感和旧事如新症或生疏感　是指患者在认识新事物时，有一种似乎早已体验过的熟悉感，称为似曾相识症或熟悉感。多次体验过的事物感到似乎从未体验过的陌生感，称为旧事如新症或生疏感。两者均见于癫痫。

（五）智能障碍

智能（intelligence）是指一个人既往获得的知识、经验及运用这些知识和经验来解决新问题、形成新概念的能力。它是一个十分复杂的心理活动。智能障碍可表现为全面性或部分性的智能减低。智能障碍主要有精神发育迟缓和痴呆两种类型。它们之间的区别如下（表 2-5）。

表 2-5　精神发育迟缓与痴呆的比较

	精神发育迟缓	痴呆
发病年龄	18 岁以前（胎儿期、出生时或幼儿期）	18 岁以后
病因	常由遗传、感染、中毒、缺氧、头部创伤、内分泌异常引起	脑炎后遗症、老年性痴呆、脑动脉硬化性精神病、麻痹性痴呆
病前大脑发育	发育不良或受到阻滞	大脑已基本发育成熟、智能也发育正常
临床表现	愚鲁、痴愚、白痴	智能、记忆、人格障碍

（六）定向力障碍

定向力（orientation）是指一个人对时间、地点、人物及自身状态的认识能力。定向力障碍分为对环境的定向力障碍和自我定向障碍，多见于意识障碍、痴呆患者，也可见于精神分裂症患者。

（七）自知力障碍

自知力（insight）又称领悟力或内省力，是指患者对自身精神状态的认识和判断能力。自知力障碍的表现方式有如下几种。

1. 自知力完整　患者能认识到自己患了病，知道哪些是异常表现，主动要求治疗，多见于神经症。

2. 自知力不完整 患者对异常精神活动部分认识是正确的，但显得肤浅和不完整，多见于各种精神障碍的发展变化过程中。

3. 自知力丧失 患者对自己的异常精神活动丧失判断力，否认有病，拒绝治疗，见于各种严重的精神障碍发作期或恶化时。它是临床上诊断精神障碍的重要指标之一。

（八）情感障碍

情感（affection）和情绪（emotion）在精神医学中常作为同义词，它是指个体对客观事物的态度和因之而产生的相应内心体验。心境（mood）是指一种较微弱而持续的情绪状态。

在精神疾病中，情感障碍的表现形式多种多样，为便于记忆，将它们分为三类，即情感体验障碍、情感波动性障碍及情感协调性障碍，但三类之间并无截然界限。

1. 情感体验障碍

（1）情感高涨（elation）：情感活动明显增强，表现为与环境不相符的自我感觉良好，过分的兴高采烈，喜笑颜开，眉飞色舞，常见于躁狂状态。

（2）欣快（euphoria）：患者经常面带微笑，似乎十分满意和幸福愉快，但说不清高兴的原因，表情单调刻板，难以引起周围人的共鸣，给人以痴笑的感觉，多见于脑器质性精神障碍、醉酒状态、精神发育迟滞，或衰退期精神分裂症。

（3）情感低落（depression）：和情感高涨恰恰相反，患者情绪低沉，整日忧心忡忡、愁眉不展、唉声叹气，重则忧郁沮丧、悲观绝望，感到自己一无是处，以致生趣索然，大有“度日如年”、“生不如死”之感，甚至出现自杀观念和自杀企图。情感低落经常伴有思维缓慢，言语及动作减少，意志要求减退，反应迟钝，但整体精神活动与周围环境相协调。情感低落是抑郁障碍的主要症状。

（4）焦虑（anxiety）：在缺乏相应的客观因素的情况下，患者表现为顾虑重重、紧张恐惧、搓手顿足，似有大祸临头，惶惶不可终日，伴有心悸、出汗、手抖、尿频等自主神经功能紊乱症状。严重的急性焦虑发作，称惊恐发作（panic attack），常体验到濒死感、失控感，伴有呼吸困难、心跳加快等自主神经功能紊乱症状，一般发作持续数分钟至十几分钟。焦虑多见于抑郁状态、严重应激反应、焦虑障碍等。

（5）恐惧（phobia）：表现为超乎客观现实的紧张、害怕、提心吊胆，伴有明显的自主神经功能紊乱症状，如心悸、气急、出汗、四肢发抖，甚至大小便失禁等，常导致逃避行为。对特定事物的恐惧是恐怖性焦虑障碍的主要症状。

2. 情感波动性障碍

（1）情感脆弱（emotional fragility）：又称情感不稳，表现为情感容易波动，反应迅速，有时也较强烈，常因无关紧要的事件而伤心流泪或兴奋激动，无法克制，显得喜怒无常，变幻莫测，常见于脑器质性精神障碍。

（2）情感迟钝（emotional blunting）：表现为细微情感逐渐丧失，患者对平时能引起鲜明情感反应的刺激却表现较平淡，缺乏与之相应的内心体验，多见于精神分裂症和脑器质性精神障碍早期，严重时可发展为情感淡漠。

（3）情感淡漠（apathy）：患者对外界任何刺激均缺乏相应情感反应，即使一般能引起极大悲伤或高度愉快的事件，如生离死别、久别重逢等也泰然处之，无动于衷，面部表情冷淡呆板，内心体验极为贫乏或缺如，与周围环境失去情感上的联系，多见于慢性精神分裂症或脑器质性精神障碍。

（4）易激惹（irritability）：极易因小事而引起较强烈的情感反应，表现为激动、愤怒、争吵，持续时间一般较短暂，可见于多种精神障碍，如脑器质性精神障碍、躁狂状态、精神分裂症等。

（5）情感暴发（emotional outburst）：是一种在精神因素作用下突然发作的、暴发性的情感障碍。患者表现为哭笑无常、叫喊吵骂、打人毁物等，有时捶胸顿足、手舞足蹈、狂笑不已，有时则又满地打滚，整个过程显得杂乱无章。这类发作持续时间较短，情感色彩异常浓厚，并且常伴有撒娇、做作、幼稚及戏剧式的更替动作。患者对周围情况的感知并无障碍，意识大多清晰，但严重时也可出现轻度障碍，常见于分离性障碍。

（6）病理性激情（pathological affect）：患者没有可理解的原因，突然冲动，攻击他人或自身，行为残酷粗暴，后果严重，自己却不能自知，也不能对其发作加以控制，事后可能出现遗忘，多见于癫痫、颅脑外伤所致精神障碍，也可见于精神分裂症。

3. 情感协调性障碍

（1）情感倒错（parathymia）：情感表现与其内心体验或处境不相协调。如听到令人高兴的事时，反而表现伤感；或在描述他自己遭受的迫害时，却表现为愉快的表情，多见于精神分裂症。

（2）强制性哭笑（forced weeping and laughing）：患者在没有任何外界因素的影响下，突然出现不能自控的哭或笑，表情奇特、愚蠢，缺乏任何内心体验，常见于脑器质性精神障碍。

（九）意志行为障碍

意志（will）是指人们自觉地确定目标，并克服困难，用自己的行动去实现目标的心理过程。意志与认识活动、情感活动及行为紧密相连而又相互影响。认知过程是意志的基础，而人的情感活动则可能成为意志行动的动力或阻力。在意志过程中，受意志支配和控制的行为称作意志行为。常见的意志障碍有如下几种。

1. 意志障碍

（1）意志增强（hyperbulia）：是指病理的意志活动增多。此症状的产生往往与其他精神活动（如思维、情感）有密切的关系。在躁狂状态情感高涨时，患者常表现出对一切事物都感兴趣，觉得什么都有意义，终日忙忙碌碌，精力充沛，丝毫不觉疲劳，但做事往往有始无终。在精神分裂症时则表现为受到被害妄想的支配，四处控告，或对他所怀疑的问题抓住不放，顽固坚持，或在食、性等本能意向方面，行为动作增多，毫无目的性。

（2）意志减退（hypobulia）：是指患者的意志活动显著减退。常表现为对周围一切事物不感兴趣，生活懒散，不愿参加外界活动，尽管这样，患者与周围环境的关系并无脱离的表现，一般能意识到自身的变化，因此，其自知力可部分保存，多见于抑郁状态。

（3）意志缺乏（abulia）：是指患者对任何活动都缺乏明显的动机，没有明确的目的和要求。它与意志减退有本质的区别：① 前者是质方面的变化，后者是量方面的变化；②前者的行为反应与周围环境不协调，而后者则与周围环境较协调；③前者无自知力，而后者则有部分自知力的保存。

（4）意向倒错（parabulia）：是指患者的意向要求与常情相违背，令人难以理解。如伤害自己的身体、异食症（如吃肥皂、污物、大便等），此类行为多在某些幻觉、妄想的支配下产生，患者对此往往做出一些荒谬的解释。意向倒错见于精神分裂症青春型和妄想型。

2. 行为障碍

（1）精神运动性兴奋：是指患者整个精神活动增强，但以情感高涨更为突出，并且以此为主导从而影响和支配其他方面的精神活动。按患者的言语和动作是否与思维、情感活动一致将它分为协调性和不协调性精神运动性兴奋两种。它们之间的比较如下（表 2-6）。

表 2-6　协调性与不协调性精神运动性兴奋的比较

协调性精神运动性兴奋	不协调性精神运动性兴奋
患者的言语和动作增多与思维、情感活动增多一致	患者的言语和动作增多与思维、情感活动增多不一致
患者的精神活动与环境是协调一致的、有关系的	患者的精神活动与外界环境之间毫无关联、不协调、不配合
多见于躁狂状态	多见于精神分裂症的青春性兴奋和紧张性兴奋

（2）精神运动性抑制

1）木僵状态（stupor）：是指患者的语言、动作行为的普遍抑制。按发生机制不同，通常将木僵状态分为四种类型（表 2-7）。

表 2-7 木僵状态的类型及主要临床表现

分类	主要临床表现
紧张性木僵	最常见。言语、动作行为显著减少、缓慢，严重时出现蜡样屈曲、空气枕头
心因性木僵	多发生在突然、强烈的精神创伤后，出现呆滞、缄默、僵住不动等症状，刺激消失后症状消失由急性抑郁引起，缺乏自主行动和要求，反应极迟钝，缄默，与内心体验一致
抑郁性木僵	较少见。见于脑炎后、脑瘤侵入第三脑室、癫痫、脑外伤或急性中毒，可出现意识障碍、痴呆
器质性木僵	较少见。见于脑炎后、脑瘤侵入第三脑室、癫痫、脑外伤或急性中毒，可出现意识障碍、痴呆

2）违拗症（negativism）：是指患者对向他提出的要求一概加以拒绝（称被动性违拗），甚至加以抗拒，或做出完全相反的动作（称主动性违拗）。

（3）刻板动作（stereotyped act）：是指患者持续、单调重复地做一个毫无意义的动作。它常和刻板言语同时出现。

（4）模仿动作（echopraxia）：是指患者做一些毫无目的和意义的模仿周围人的动作。它常和模仿言语同时出现。

（5）被动性服从（passive obedience）：是指患者被动地服从别人的一切命令和要求。以上四种症状均可见于精神分裂症紧张型。

（6）作态（mannerism）：是指患者做一些幼稚、愚蠢，但不离奇，使人感到似乎是故意装出来的动作和姿势。如尖声怪气与人交谈、用脚尖走路、梳许多小辫子等。

（7）离奇行为、古怪动作：是指患者的行为动作离奇古怪，不可理解。如无故挤眉弄眼、做鬼脸、装狗叫等。以上两种症状常见于精神分裂症青春型。

（8）强制性动作（forced act）：是指患者做一些不符合本人意愿且不受自己支配而带有强制性的动作。患者往往没有强烈摆脱的愿望，因此缺乏相应的痛苦体验。强制性动作见于精神分裂症中精神自动症患者。

（9）强迫性动作（compulsive act）：是指患者做一些违反本人意愿，反复纠缠不休的动作。患者明知没有必要，但又无法摆脱，备感痛苦，多见于强迫症、精神分裂症早期。

（十）意识障碍

1. 对周围环境的意识障碍

（1）嗜睡（drowsiness）：是指患者的意识清晰度轻微下降，在安静环境下经常处于嗜睡状态，给予一定刺激立即清醒，并能进行一些简短而正确的交谈或做一些简单的动作，但刺激一消失就又入睡。此时，各种反射均存在。

（2）意识混浊（confusion）：又称反应迟钝状态。患者对外界刺激阈限明显增高，需强烈刺激方能引起反应。患者多处于半睡眠状态，表情呆板、反应迟钝、思维缓慢，伴有注意、记忆、理解困难。此时各种反射尚存，但可出现一些原始动作如舔唇、伸舌、强握、吸吮等，这种状态可过渡到昏睡或昏迷。

（3）昏睡（sopor）：患者意识清晰度进一步降低，对一般刺激（如呼喊或推动等）已无反应，需强烈的疼痛刺激（如压眶反射、针刺等）才引起防御反射。此时，深反射亢进、震颤及不自主运动，角膜、睫毛等反射减弱，但对光反射尚存。

（4）昏迷（coma）：患者意识完全丧失，无自主运动。对任何刺激均不产生反应。此时各种反射均消失，并可引出病理性反射（如 Babinski 征）。以上均属于意识清晰度下降为主的意识障碍。

（5）意识蒙眬状态（twilight state）：是指患者的意识范围缩小或狭窄，同时伴有意识清晰度的下降。患者的意识活动集中于狭窄而孤立的范围以内，而对这一范围外的事物的感知、判断有困难，不能给予正确评价，处于意识蒙眬状态的患者常出现定向力障碍，片段的幻觉、错觉及妄想，并在此支配下产生攻击或破坏性行为，突然发生，突然中止，持续时间由数分钟到数日不等，恢复后部分或完全遗忘。意识蒙眬状态多见于癫痫性精神障碍、癔症、器质性精神障碍。

（6）梦游症（somnambulism）：又称睡行症，是指患者在入睡后 1 ～ 2 小时突然起床，在并未觉醒的情况下刻板做一些简单、无目的性动作，然后又复入睡，事后完全遗忘，多见于癫痫、癔症。

（7）神游症（fugue）：多在白天或晨起后突然发生无目的地外出漫游或旅行，持续数小时至数日，常突然清醒，事后对发作中的经历可部分或完全遗忘，多见于癫痫、癔症、反应性精神障碍、脑器质性精神障碍。以上三种属于以意识范围改变为主的意识障碍。

（8）谵妄状态（delirium）：又称谵妄综合征，是指在意识清晰度水平降低的情况下，同时产生大量的错觉和幻觉，并伴有思维、情感、行为方面的障碍。其特点是：幻觉多以生动逼真、形象性的人物或场面（如昆虫、猛兽、鬼神及战争场面等）为主；伴有紧张、恐惧的情绪及兴奋躁动、行为冲动；语言不连贯、自言自语；症状变化与病情轻重相关；意识恢复后患者对患病经过可部分回忆，也可完全遗忘。谵妄状态多见于感染、中毒、新陈代谢障碍、外伤及脑部疾患所导致的精神障碍。

（9）精神错乱状态（amentia）：是指患者言语、思维极不连贯，偶见片段的幻觉、妄想观念。它与谵妄状态相似，但较严重。其特点是：患者丧失对周围环境的意识和自我意识；运动性兴奋通常局限于病床范围以内，多表现为不规则的伸展、抖动或翻身，动作单调；持续时间较长，可达数周至数月不等。精神错乱状态多见于慢性严重的传染病、中毒性疾病及躯体疾病。

（10）梦样状态（oneiroid state）：是在意识清晰度水平降低的情况下，患者感到似乎处于梦境之中，常与幻觉及其他想象性体验结合在一起，见于各种躯体疾病所致精神障碍。

2. 自我意识障碍

（1）人格解体（depersonalization）：是指患者对自我和周围环境的一种不真实的感觉。其中对自我的不真实感觉，即狭义上的人格解体；对周围环境的不真实感称非真实感。如患者对自己感到陌生而疏远，似乎与外界存在某种“空隙”，好似隔着一层“玻璃”，透过这层“玻璃”世界似乎是虚无缥缈的。有时感到“脑子已不是自己的了”。人格解体多见于颞叶癫痫、中毒性精神障碍、器质性精神障碍。

（2）交替人格（alternating personality）：是指同一患者在不同时间内可以表现为两种完全不同的人格特征和内心体验，并在不同的时间内交替出现，多见于癔症及精神分裂症。

（3）双重人格（double personality）和多重人格（multiple personality）：是指患者在同一时间内表现为完全不同的两种或两种以上的人格。如同时以不同的两个人的身份、言语、思想及行为自居。双重人格和多重人格多见于精神分裂症、癔症。

（4）人格转换（transformation of personality）：是指患者否认自我，把自己当成是另一个人或某种动物，但未有相应的行为和言语的转变。如称自己是“父亲”，有时产生附体妄想，如“我是观世音下凡，你们都快叩头吧！”等。人格转换多见于癔症、精神分裂症。

三、精神障碍的常见综合征

精神疾病的症状常常不是孤立存在的，而是相互联系、以一组症状组合成某些综合征或症候群同时出现的。这些状态对诊断多无特异性，同一状态可见于不同病因所致的疾病。在诊断尚未明确时，以某种状态来描述患者症状的主要特点，有助于诊断的深入探讨。常见的精神状态综合征有如下几种。

（一）兴奋状态（excitement state）

作为精神病理学术语，“兴奋”一词表示精神活动整体水平的过高或者过剩，主要表现为思维联想过程加快、情感活跃、意志行为增多。协调性精神运动性兴奋表现为思维奔逸、自我评价过高、情感高涨、意志增强，多见于躁狂状态；不协调性精神运动性兴奋表现为思维散漫甚至破裂、情感躁动不安、言语和行为杂乱无章，多见于精神分裂症青春型。

（二）抑郁状态（depressive state）

抑郁状态表现为情感低落、兴趣缺乏、思维迟缓、自卑自责、悲观厌世、言语减少、动作缓慢，多见于抑郁发作。

（三）妄想状态（delusive state）

妄想状态以妄想为主要表现，内容可以是被害、夸大、疑病、钟情等，可伴有幻听及相应的情感与行为变化，多见于妄想性障碍和精神分裂症。

（四）奥赛罗综合征（Othello syndrome）

本征又称病理性嫉妒综合征。以坚信配偶不贞的嫉妒妄想为核心症状，多具有偏执型人格障碍的基础。患者以许多似是而非的证据证明其配偶另有新欢，为此反复侦察、盘问、跟踪、拷打，症状可持续数年，可能发生攻击行为，甚至杀死配偶，就犹如莎士比亚描述的奥赛罗一样。奥赛罗综合征多见于妄想性障碍。

（五）精神自动症综合征（clerambault）

本征在意识清晰状态下出现假性幻觉、被控制感、被揭露感、强制性思维及系统化的被害妄想、影响妄想等，患者的突出体验是异己感，可有思维插入、思维被广播等被动体验。精神自动症综合征见于精神分裂症偏执型。

（六）紧张症候群（catatonia）

本征表现为木僵、违拗、被动服从、蜡样屈曲、作态，以及刻板言语、刻板动作等，有时又表现为突发的兴奋、冲动行为。紧张症候群见于精神分裂症紧张型。

（七）衰退状态（deterioration）

本征以思维贫乏、情感淡漠、意志缺乏为核心症状，表现为言语简单、面无表情、生活懒散、无欲无求。认知功能可以有各式各样的缺陷，但不是痴呆，在临床中也不占突出地位。衰退状态见于精神分裂症单纯型或其他型的衰退期。

（八）强迫状态（obsessive state）

本征以强迫思维、强迫意向或强迫动作为主要表现，重复无意义的思想、要求和行动，内心痛苦，希望摆脱却欲罢不能。强迫状态见于强迫性障碍。

（九）柯萨可夫综合征（Korsakov syndrome）

本征又称遗忘综合征，表现为近事遗忘、错构、虚构和定向障碍，多见于慢性酒精中毒性精神障碍、颅脑外伤后精神障碍及其他脑器质性精神障碍。

第三节　精神障碍检查与精神障碍诊断

一、精神障碍检查

精神障碍检查是通过观察和交谈来检查患者精神状态的一种方法。观察患者的一般表现、情感反应、动作与行为，也可以发现有无错觉或幻觉、自发言语等。通过交谈了解患者的感知觉、言语、思维、智力、定向力、自知力等。通过相应的躯体检查以了解患者有无抗拒、蜡样屈曲。交谈在自由畅谈的气氛中进行，避免审问式。在交谈过程中的记录要有选择性、针对性（即有助于反映精神状态的内容）。谈话方式可灵活应用，但记录应按一定格式以便整理。谈话应由浅入深，从日常生活等逐渐过渡到与疾病有关的症状，可从姓名、年龄、工作单位、家庭住址、何人陪伴来院等问题谈起，逐步深入。若谈不下去时，也可根据病史中的资料作提问。

（一）采集病史的原则和内容

1. 精神病史采集的特点　病史主要来源于患者和知情者。后者包括与之共同生活的亲属，如配偶、父母、子女；与之共同学习和工作的同学、同事、领导；与之关系密切的朋友、邻里等，以及既往为之诊治过的医师。由于重型精神病患者自知力缺如，难以正确认识和评价其症状和疾病，并且对其客观言行难以感知，故其病史一般由知情者提供。然而，知者所提供的病史多是反映疾病中患者的外在表现，对其内心体验则知之不多，故仍需通过面谈检查从患者处获取有关病史资料。实际上，精神科病史的内容应是两者所提供资料的结合。为书写病历方便，将知情者提供的资料作为病史书写，而将患者所谈内容则记录在精神检查之中。

2. 采集病史应注意的事项

（1）采集病史应尽量做到客观、全面和准确：可从不同的知情者处了解患者不同时期、不同侧面的情况，相互核实，相互补充。事先应向知情者说明病史准确与否关系诊治结果，提醒供史者注意资料的真实性，并应了解供史者与患者接触是否密切，对病情了解程度，是否掺杂了个人的感情成分，或因种种原因有意无意地隐瞒了或夸大了一些重要情况，对可靠程度应给予适当的估计。如家属与单位对病情的看法有严重分歧，则应分别加以询问，了解分歧原因何在。如提供病史者对情况不了解，还应请知情者补充病史。并应收集患者的日记、信件、图画等材料以了解病情。

（2）采集病史时收集有关人格特点的资料一般可以从以下几方面加以询问：①人际关系：与家人相处如何；有无异性或同性朋友，朋友多或少，关系疏远或密切；与同事和领导或同学、老师的关系如何等等。②习惯：有无特殊的饮食、睡眠习惯；有无特殊的嗜好或癖好；有无吸烟、饮酒、药物使用等习惯。③兴趣爱好：业余或课余的闲暇活动，有无兴趣和爱好，有无特殊的偏好。④占优势的心境：情绪是否稳定；是高兴乐观还是悲观沮丧；有无焦虑或烦恼；内向或情感外露；是否容易冲动或激惹。⑤过分自信或自卑：是否害羞或依赖。⑥对外界事物的态度或评价：灵活还是刻板。此外询问患者对自己的看法和别人对他的评价，以及了解患者在特定情景下的行为和工作与社会活动中的表现亦有助于了解患者的人格特点。

（3）采集病史询问的顺序：在门诊由于患者和家属最关心的是现病史，且受时间限制一般先从现病史问起。住院病史的采集则多从家庭史、个人史、既往史谈起，在对发病背景有充分了解的情况下更有利于现病史的收集。

（4）记录病史应如实叙述，但应整理加工使条理清楚、简明扼要，能清楚地反映疾病的发生发展过程及各种精神症状特点。对一些重要的症状可将患者原话记录下来。记录时要避免用医学术语。对患者的病史资料医护人员应保密，勿做闲谈资料，这也是医德的重要内容。

（二）精神检查的原则和内容

1. 精神检查的特点　精神检查与病史收集对精神障碍的诊断具有同等重要的意义。精神检查主要是通过与患者交谈和观察来检查发现患者精神活动是否异常，存在哪些精神症状，为症状学和疾病诊断学提供依据。

2. 精神检查中应注意的问题

（1）精神检查内容参见症状学内容。对于神志清楚、比较合作的患者，主要是通过交谈了解其内心体验和感受。在作精神检查记录时应避免采用症状学术语概述，应以患者的语言系统地加以描述。

（2）对兴奋、木僵、不合作患者的精神检查：需要耐心细致地观察患者的言行表情，可注意以下几方面。

1）一般外貌：可观察患者的意识状态、仪表、衣着如何、接触情况、合作程度、睡眠饮食、生活自理情况等。

2）自发言语：内容如何，有无模仿言语，对问题是否回答、应答速度与声调如何，缄默不语的患者是否能用文字表现出来，有无失语症。

3）面部表情：有无呆板、欣快、愉快、忧愁、焦虑等；有无凝视、倾听、闭目、恐惧表情；对医、护人员及家属亲友的态度反应如何。

4）动作行为：有无特殊姿势，动作增多或减少，有无刻板动作、模仿动作，动作有无目的性，有无违拗、被动服从、冲动、伤人、自伤的行为。

（3）对器质性精神病患者的精神检查：除做一般的精神检查外，还应重点做以下检查。

1）意识状态：根据患者与环境的接触，感觉阈是否增高，定向力有无障碍及注意力减低，思维迟钝或不连贯，事后有无遗忘等来判断有无意识障碍。

2）记忆力：记忆力检查常以顺背数字、倒背数字、回忆近期生活事件及往事，如重要的个人经历，以了解患者的识记、近记忆力及远记忆力有无减退、有无遗忘，以及有无虚构、错构。

3）智能检查：可根据患者的文化水平、生活经历、社会地位的不同情况选择合适的内容进行。一般可根据记忆、计算、常识、理解抽象概括能力，综合判断患者有无智能减退或痴呆。计算：最常用心算 100 减 7 连续递减至 2 为止，看患者能否完成或发生错误时能否及时纠正（正常在 1～2 分钟内完成）。解释成语如过河拆桥、虎头蛇尾、坐井观天，解释寓言如愚公移山、乌鸦狐狸的故事等判断智能有无障碍。

4）人格变化：可将患者发病前后的人格加以比较。

（4）对有幻觉、妄想患者的精神检查：有此类症状的患者一般自知力欠缺，不认为是病，多不主动向医师谈及。需要加以询问和追问。

如检查感知障碍时，询问患者有无幻听，可问患者“独自一人时，听到有没有人与你说话”，如患者说有，即可问“声音从哪里来，男的还是女的，熟悉的还是不熟悉的，讲些什么，是赞扬声还是辱骂声，是经常出现还是偶尔出现等”，并要注意患者对声音的态度，如有的患者以棉花塞耳，或有掩面、捂鼻等表现时，可能有相应的幻觉存在。与患者交谈时要注意患者的言语是否连贯，主题是否明确，回答是否切题，言语增多还是减少。概念之间逻辑性及思维的内容如何。如考虑患者有妄想，可问患者“你们单位的同事或家人对你态度怎样?有没有人对你不友好，暗中使坏，故意为难的?”为充分掌握患者的精神症状，一次诊断性精神检查不够，需反复多次检查。

3. 关于精神疾病诊断的层次问题

（1）临床综合征的判断：对于精神疾病的诊断首先是通过对关键症状认定并以一个或多个主要症状为核心总结出患者所存在的临床综合征，然后根据临床综合征进行初步的诊断。单一症状也可偶尔出现于正常人，因此对于诊断的意义不大，因而对于临床综合征的判断是诊断分析的重要步骤。

（2）判断临床综合征对患者社会功能的影响：社会功能是指个体的工作能力，生活自理能力，社交能力，以及遵守法律、法规及道德规范能力的总称。个体上某一方面的能力受到损害就是社会功能的受损。判断临床综合征对患者社会功能的影响是临床诊断应考虑的另一个重要问题。

（3）病理生理机制的判断：根据神经系统查体及实验检查的结果，对患者所存在的临床综合征的病理生理机制进行判断或推断，对于最后明确诊断、鉴别诊断及进行有针对性的治疗非常重要。如患者存在脑衰弱综合征，而在有关的检查中发现患者存在室间隔缺损，则可由此推断血流动力学改变对中枢神经系统的影响，推断脑血流动力学改变和临床综合征的关系，治疗方案则包括对患者室间隔缺损的治疗、对脑衰弱综合征的对症治疗及支持治疗等方面。

（4）病因的判断：判断精神障碍临床综合征的病因一般不容易，但对某些能够确定病因的临床综合征应确定或推断病因，如精神发育不全、急性应急障碍等。

二、精神障碍的分类与诊断标准

精神障碍的分类与诊断标准的制订，是精神病学领域近 20 年所取得的重大进展之一，它一方面促进了学派间的相互沟通，改善了诊断不一致的问题，有利于临床实践；另一方面在探讨各种精神障碍的病理生理及病理心理机制，心理因素对各种躯体疾病的影响，以及新药研制、临床评估和合理用药等方面，也发挥着重要作用。

（一）常用的精神障碍分类系统

现今在中国精神病学界所使用的精神障碍分类系统有三种：即世界卫生组织（WHO）《国际疾病分类》中的第五章、美国精神病学会的《精神障碍诊断和统计手册》和中国精神障碍分类及诊断标准。

1. WHO 精神障碍分类系统　WHO 公布的《国际疾病分类》[International Classification of Diseases，1992 年出版的第 10 版（ICD-10）]，涉及各科疾病，其第五章是关于精神与行为障碍的分类，主要类别如下：

F00～F09　器质性（包括症状性）精神障碍（含痴呆）。

F10～F19　使用精神活性物质所致的精神及行为障碍（含酒、药依赖）。

F20～F29　精神分裂症、分裂型及妄想性障碍。

F30～F39　心境（情感性）障碍。

F40～F49　神经症性、应激性及躯体形式障碍（含焦虑、强迫和分离性障碍等）。

F50～F59　伴有生理障碍及躯体因素的行为综合征（含进食障碍、睡眠障碍、性功能障碍等）。

F60～F69　成人的人格与行为障碍。

F70～F79　精神发育迟缓（智力障碍）。

F80～F89　心理发育障碍[弥漫性发育障碍（含孤独症）、言语和语言发育障碍、学习技能障碍等]。

F90～F98　通常发生于儿童及少年期的行为及精神障碍（多动性障碍、品行障碍、抽动障碍等）。

F99　待分类的精神障碍。

2. 美国精神障碍分类系统　为《精神障碍诊断与统计手册》（*Diagnostic and Statistical Manual of Mental Disorders*，DSM），1994 年出版了第 4 版（DSM -Ⅳ）。

DSM-Ⅳ系统将精神障碍分为 17 大类：

（1）通常在儿童和少年期首次诊断的障碍。

（2）谵妄、痴呆、遗忘及其他认知障碍。

（3）由躯体情况引起、未在他处提及的精神障碍。

（4）与成瘾物质使用有关的障碍。

（5）精神分裂症及其他精神病性障碍。

（6）心境障碍。

（7）焦虑障碍。

（8）躯体形式障碍。

（9）做作性障碍（factitious disorder）。

（10）分离性障碍（dissociative disorder）。

（11）性及性身份障碍。

（12）进食障碍。

（13）睡眠障碍。

（14）未在他处分类的冲动控制障碍。

（15）适应障碍。

（16）人格障碍。

（17）可能成为临床注意焦点的其他情况。

3. 中国精神障碍分类系统　《中国精神障碍分类及诊断标准》（*Chinese Classification and*

Diagnostic Criteria of Mental Disorders）2001 年出版了第三版（CCMD-3）。CCMD-3 的主要类别如下：

（1）器质性精神障碍。

（2）精神活性物质或非成瘾物质所致精神障碍。

（3）精神分裂症和其他精神病性障碍。

（4）情感性精神障碍（心境障碍）。

（5）癔症、严重应激障碍和适应障碍、神经症。

（6）心理因素相关生理障碍。

（7）人格障碍、习惯与冲动控制障碍和性心理障碍。

（8）精神发育迟滞与童年和少年期心理发育障碍。

（9）童年和少年期的多动障碍、品行障碍和情绪障碍。

（10）其他精神障碍和心理卫生情况。

目前，较多的精神病专科医院已经采用 ICD-10 作为临床诊断标准，部分医院仍然使用 CCMD-3，而 DSM-Ⅳ一般用于研究使用。

（二）精神障碍的诊断原则

精神障碍的诊断主要依靠病史和精神检查所获得的资料，首先确定患者的症状，将相关的症状聚类，得出症候群或综合征，也就是症状学诊断。其次，结合发病的有关因素及病程特点，遵循诊断分类系统规定的标准，进行疾病诊断，再与具有类似临床表现的疾病相鉴别。

以 CCMD-3 为例，每一类精神障碍都有相应的临床描述、诊断要点、鉴别诊断和排除标准（附 1）。

（王国宁）

附 1：《中国精神障碍诊断与分类标准》（第三版）中精神活性物质所致精神障碍的诊断标准

诊断标准：精神活性物质是指来自体外，可影响精神活动，并可导致成瘾的物质。常见的精神活性物质有酒类、阿片类、大麻、催眠药、抗焦虑药、麻醉药、兴奋剂、致幻剂和烟草等。精神活性物质可由医生处方不当或个人擅自反复使用导致依赖综合征和其他精神障碍，如中毒、戒断综合征、精神病性症状、情感障碍及残留性或迟发性精神障碍等。

【症状标准】

（1）有精神活性物质进入体内的证据，并有理由推断精神障碍系该物质所致。

（2）出现躯体或心理症状，如中毒、依赖综合征、戒断综合征、精神病性症状、情感障碍、残留性或迟发性精神障碍等。

【严重标准】 社会功能受损。

【病程标准】 除残留性或迟发性精神障碍外，精神障碍发生在精神活性物质直接效应所能达到的合理期限之内。

【排除标准】 排除精神活性物质诱发的其他精神障碍。

【说明】 如应用多种精神活性物质，鼓励做出一种以上精神活性物质所致精神障碍的诊断，并分别编码。

DSM-Ⅳ采用的是多轴诊断系统，是指采用不同层面或维度来进行疾病诊断的一种诊断方式。目前使用的共有 5 个轴，分别为：

轴Ⅰ：临床障碍。

轴Ⅱ：个性障碍。

轴Ⅲ：躯体情况。

轴Ⅳ：社会心理和环境问题。

轴Ⅴ：全面功能评估。

轴Ⅰ用于记录除人格障碍和精神发育迟滞以外的各种障碍，也包括可能成为临床注意焦点的其他情况。轴Ⅱ主要记录是否具有人格障碍和精神发育迟滞。轴Ⅲ记录目前的躯体情况，它与认识和处理患者的精神障碍可能有关。轴Ⅳ用于报告心理社会和环境问题，它可能影响精神障碍（轴Ⅰ和轴Ⅱ）的诊断、处理和预后。轴Ⅴ用于医生对患者的整个功能水平的判断。轴Ⅳ和轴Ⅴ为特殊的临床科研所设置，便于制订治疗计划和预测转归。

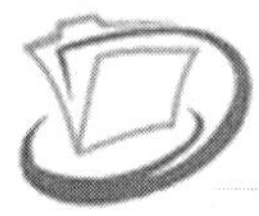

第三章　精神科护理的基本技能

学习目标

掌握：治疗性护患关系的概念及特征；识别和确认建立治疗性护患关系过程的四个时期；灵活运用治疗性沟通技巧处理沟通常见的障碍。

熟悉：建立精神科护患关系的基本条件；影响治疗性护患关系的因素及处理技巧。

了解：沟通的影响因素；沟通的过程与方式。

案例 3-1

患者，男，21 岁，待业，家属带领来到医院。自述对什么都没有兴趣，觉得活着没意思。

患者 3 年前是某重点大学学生，因为多门课程考试不及格，所以被学校开除回家。患者自述在学校时总是记不住东西。被学校开除回家后一直待在家中，感觉对什么也没有兴趣，对家人感情也很淡漠。医生与患者交谈时发现，患者语速缓慢，反应较慢，问几句，只回答一句，并且反复强调他什么也不知道，所有东西都忘记了。患者自述 3 年前对很多事情已经开始不感兴趣，后来他觉得什么都挺没意思的，就想去当和尚，可是家里人不允许他那样做，也只能作罢。他现在觉得生活越来越没意思，他有时想干脆不活了。医生闻到患者身上有异味，于是问他生活情况，患者自述不愿意洗脸、不愿意刷牙、更不愿意洗澡，每天只是家人把饭做好后他去吃个饭。问及患者情感时，患者表示即便他的亲人突然死亡，他也觉得和他没多大关系，他也不会有太大的触动。

患者家属叙述患者在上大学前一直品学兼优，是某重点中学的高才生，高考时顺利考入了梦寐以求的重点大学。家属叙述患者曾经经历了坎坷的情感经历，家属认为可能对患者产生一定的负面影响。家属发现患者近 3 年变化很大，以前待人热情，人很聪明，很勤快。而现在整天待在家里哪里也不去，和任何人不往来，对人很冷漠，即便和以前家中关系很亲密的姐姐，也相当冷淡。不管家里人说什么，患者都表示无所谓。

问题：

1. 如何对患者进行护理评估？
2. 如何做好患者的基础护理？

第一节　精神障碍患者的组织与管理

精神障碍患者的组织和管理是精神科临床护理工作中的重要环节，是现代精神科病房科学管理的重要组成部分。精神障碍患者主要是心理和行为障碍，病房的管理与普通病房管理不同，具有一定的特殊性。如果精神障碍患者没有良好的组织和管理，那么容易发生管理混乱或会导致严重后果。因此，在患者住院期间将患者有效地组织起来，建立患者的管理组织，调动患者的主观能动性，在护理人员的具体指导下，有针对性地进行正向行为训练等，使患者处于一个接受治疗及护理的最佳状态，有利于患者的康复。

一、患者的组织

做好病房的组织管理工作，对于建立和维持病室的良好秩序，充分调动患者的积极性，顺利地开展各项医疗护理工作，从而促进患者的早日康复具有重要意义。病房组织管理的基本原则：以人为本，积极尊重，摒弃偏见，平等地对待患者。

患者的组织是在病区总体领导下，由专职护士（康复护士）具体负责，指导和参与患者的各项活动。在患者中建立修养委员会，修养委员会的主任、委员、组长人选均在患者中挑选。这些患者均是恢复期、康复期的患者，具备一定的工作能力，热爱这项工作，以及在患者中有一定影响力的人员。其中主任负责全面工作，委员负责学习、生活、宣传、文体等方面的工作，小组长配合委员，带头积极参加病区的各项活动。专职护士（康复护士）与委员会的干部会定期开会、研究、讨论、制订学习计划与开展各项活动。如若任职的干部发生病情反复或康复出院，则及时进行推荐补充。

二、患者的管理

根据患者疾病的不同阶段、不同性别、不同年龄，以及合并症的不同种类，分设不同病房，制订开放或半封闭护理的管理原则。

（一）制订有关制度

制订患者作息制度、住院休养规则（比如进餐时、睡眠时、服药时、测体温时、外出活动时等）、休养会议制度和会客制度等。而且经常对制度和规则的内容进行宣教，使患者明了各项制度、规则的意义，能够自觉遵守。对慢性退缩或记忆力差的患者，给予重点关心辅导，对其进行必要的强化训练，督促他们也能够遵守制度规则。

（二）树立良好风气

护士是患者的榜样，护士要注意自己的言语、态度、作风、行为等，从而以良好的素养和形象来影响患者。同时采取各种方法培养患者良好的生活习惯和态度，有计划地开展良好风尚教育活动，以及开展各种评优活动。比如"五好休养员"的评选、"文明卫生"流动红旗的评选等。

（三）丰富住院生活

根据患者的自身状况有计划地为患者安排各种体育、文娱、学习和作业等活动，使患者在集体生活中转移病态思维，安定患者情绪，获得愉快、信心和希望。

三、分级护理管理

分级护理管理是精神科护理工作的重要内容，临床上按患者的轻重及对自身、他人、病室安全的影响程度，进行分级护理管理，制订不同的护理措施和管理方法，分别为特级、一级、二级、三级护理管理。

（一）特级护理管理

1. 护理对象　严重躯体疾病、病情危重随时有生命危险的患者；生活不能完全自理者；有极严重的自杀、自伤危险者；受伤或自杀未遂后果严重，生命体征不稳定者；脑立体定向手术后的患者。

2. 护理措施

（1）专人护理：制订护理计划，严密观察病情变化，做好护理记录与交接班。

（2）认真做好基础护理：实施各项治疗和护理措施，保持各种管道通畅，严防并发症，确保患者安全。

（3）安全护理：对有意识障碍、躁动不安患者应有防护措施。

（4）准备好急救物品和药物：以备急救需要。

（二）一级护理管理

1. 护理对象　有自伤、自杀、伤人毁物、出走、兴奋的患者；或伴有严重躯体疾病，生活不能自理的患者；经电休克治疗的患者；入院 1 周内的患者。

2. 护理措施

（1）安置在重点病室，实施封闭管理，活动不能脱离护士的视野。

（2）24 小时严密观察病情，做好交接班，外出必须有护士陪护，物品由护士管理。

（3）对自伤自杀、伤人毁物、出走、冲动者，约束保护，应做好有针对性的护理，防止发生并发症。

（4）护理管理：严格监护，实施封闭式管理。患者以在重症室内活动为主，外出必须由工作人员陪护。对长期卧床不能自理者，应做好皮肤护理。加强生活护理，酌情进行针对性的心理疏导。每天评估病情，3～7 天做护理记录 1 次，病情变化随时记录。

（三）二级护理管理

1. 护理对象 精神症状不危害自己和他人的患者；有轻度自杀想法、有出走企图，但能接受劝导者；或伴有一般躯体疾病，生活尚能自理或被动自理者。

2. 护理措施

（1）安置在一般病室，以开放式管理为主，患者的生活物品可自行管理。

（2）可在病区内自由活动，在工作人员陪同下可在室外活动。

（3）定时巡视，注意密切观察病情和治疗反应，必要时报告医生。

（4）视病情安排患者参加工娱等活动，督促和协助患者进行生活料理。

（5）定期组织学习防病知识讲座，进行针对性健康教育，加强心理护理。

（6）每日护理查房，每周护理记录 1～2 次，还可以根据医嘱安排假出院。

（四）三级护理管理

1. 护理对象 症状缓解、病情较稳定、康复等待出院者；生活完全能自理者；神经症患者。

2. 护理措施

（1）安置在一般病室，可在病区能自由活动，在工作人员陪同下可在室外活动。

（2）开放式管理为主，患者的生活物品可自行管理。

（3）定时巡视病室，观察病情。

（4）视病情安排患者参加工娱等活动，督促和协助患者进行生活料理。

（5）定期组织学习防病知识，进行健康教育，加强心理护理。

（6）每日护理查房，每周护理记录 1～2 次，做好出院指导。

（7）周末可回家或探友。

（8）鼓励患者多参加活动，为重返社会做好适应性准备。

（9）对患者进行健康教育，宣传预防疾病复发的知识。

案例 3-2

患者，男，42 岁，初中文化。近 3 个月无明显诱因出现急性精神失常，表现为兴奋好动，比平时话要多，无缘无故总是指责别人，易怒，自制力差。稍微不顺心就胡乱骂人，甚至打人。不能正常干活，夜间失眠明显减少，个人卫生生活基本能料理。入院后情绪高涨，与所有人打成一片，说话滔滔不绝，爱管闲事，同病室患者听音乐，他突然异常激动，大声斥责，呼吸加快，并不停敲打病床。

问题：

1. 对案例中患者观察的方法和内容有哪些？
2. 对患者要采取哪些护理措施？

第二节　精神障碍患者的护理观察与记录

精神障碍患者的护理观察与记录，可以及时发现病情变化，是精神科护理的重要环节，也是提高护理质量的重要标志之一。要求护理人员必须熟悉精神障碍症状学及行为观察和记录方法，给临床诊断、治疗、护理和科研等提供第一手资料，并可大大减少意外事故的发生。详细的护理记录能及时反映患者病情及护理的全过程，有助于医疗诊断与护理工作经验的积累，也是反映护理质量的重要标志之一。

一、护理观察

精神障碍患者的临床表现变化大，并且每个患者的临床表现有差异性。患者外显出来的行为、情绪都与患者病情相关。由于精神活动有异常，所以精神疾病患者在一般情况下对躯体变化不敏感，容易发生延误患者躯体疾病诊断的情况。而且有些患者又表现为对躯体变化太过敏感，无病呻吟，反复求医。另外，精神药物对患者症状的作用会使患者生理状况和生活各方面都受一定影响，也需要高度注意。对患者进行密切观察，有助于护理人员全面了解患者状况，制订出适合患者的护理计划。

（一）观察的内容与范围

1. 一般情况的观察　患者个人卫生情况，衣服的洁污情况，生活自理程度，穿衣是否适时；是主动或被动与人接触，对人热情、冷淡、粗暴或抗拒；集体活动中合群还是孤僻；睡眠、进食、排泄、月经情况，对住院和治疗护理的态度情况等。

2. 环境及安全的观察　观察患者入院时是否携带打火机、精神药物、刀具等危险物品，有无携带大量钱财；每天整理床铺要检查患者是否有藏药行为，是否隐藏锐利物品、绳带等物品；并要检查病房、厕所等公共场所是否有安全隐患。

3. 精神症状的观察　观察患者有无意识障碍，患者有无感知、思维、情感、意志行为、注意、记忆、意识及智能障碍；观察动作行为是否符合环境的要求，谈吐和行为能否为正常人所理解；有无自杀、自伤、伤人毁物及逃跑企图；内心体验和意志活动是否协调一致；有无自知力；有无本能活动增强等。

4. 躯体情况的观察　包括患者的生命体征情况，患者有无呼吸、消化、循环系统等各系统的疾病；患者全身有无外伤，皮肤有无破损或感染。

5. 心理状况的观察　观察患者的心理问题和心理需要，与心理问题有关的因素，以及心理治疗和护理的效果；观察患者表情、言语、动作、行为等是否与发病诱因有着内在联系。

6. 用药治疗观察　观察患者对用药治疗的态度，能否较好地配合，有无顾忌，有无藏药行为，有无药物方面的不良反应，观察药物治疗效果、自知力恢复情况。

7. 参加工娱活动情况观察　在工娱活动参加中是否积极，在活动中动作的协调性如何，注意力是否能够集中，有无随境转移的现象，在活动中是否合群。

8. 家庭支持程度的观察　观察家属对患者的关心程度、对疾病治疗的态度，是关爱，还是冷淡；观察家属探望患者的频率；重点观察无家属探望的患者的内心体验，并做好相应的心理辅导。

9. 社会功能的观察　观察患者学习、工作、活动、社交等日常生活能力与其所受的教育程度是否相符；对假出院返回的患者，要了解在假出院的期间社会适应能力是否恢复；了解患者对疾病认识的真实性和对出院的态度；了解患者自知力巩固的程度。

10. 治疗情况及其他方面的观察　各项治疗执行情况及效果，有无皮疹、黄疸、锥体外系症状等不良反应；有无其他明显的不适感，参加心理治疗和音乐治疗等活动的情况，以及参加集体活动和与人交往等社会功能方面的情况。

（二）观察的方法

1. 直接观察法 是护士直接与患者接触，面对面观察，查看患者的行为举止，询问或听取患者的诉说，或采用量表进行测评；或在患者独处时，或与他人交谈时，参加集体活动时，护士直接观察患者的言语、表情、动作和行为，从而了解他们的精神症状、心理状态、身体状况等方面的情况。这种方法是最重要、最常用的观察方法。用这种方法获得的资料相对客观、真实、可靠，对制订符合患者自身特点的护理计划是非常重要的。此种方法适用于意识清晰的合作患者。

2. 间接观察法 是护士从侧面观察患者，通过患者的家属、朋友、同事了解患者的情况，或从患者的信件、日记、手工劳动、绘画中了解其病情变化。这种方法也是非常重要的，是直接观察法的重要补充。对思想内容不肯暴露或者不合作的患者，间接观察是十分重要的手段。

（三）观察的要求

观察是护理工作者的一个重要工作手段，要想做到细致的观察，护理工作者必须做到以下几点。

1. 掌握重点观察的对象 重点观察的对象主要是入院 7 天内的患者；有自伤、自杀、出走意图的患者；生活不能自理的患者；兴奋躁动的患者；年少或年老的患者；做特殊治疗的患者；有严重药物不良反应的患者；以及伴有躯体疾病的患者等。

2. 对患者症状特点进行观察 对患者异常的言语、行为、动作等进行观察，比如一个平时不爱说话的患者突然变得很爱说话，一个平时不爱活动的患者突然变得很积极主动等，这些情况均是病情变化的提示。每一个患者的情况都不一样，而且即便是同一个患者在疾病的不同阶段表现也是不一样的。所以护理人员要根据不同的患者拟定不同的观察指标，或按不同的发展阶段制订不同的重点观察内容。

3. 分析可能发生的问题 对于一些特殊的患者，护理人员要根据患者的变化推测可能发生的问题，从而预防不安全事件的发生。

4. 对患者接收外界信息所引起的反应进行观察 通常精神科患者对外界信息非常敏感，但是外界信息有好的方面，也有坏的方面。密切观察患者接收到外界信息时的变化，比如好的信息，患者会变得非常乖巧，很配合治疗和护理；但坏的信息，患者的情绪会很大，这种情况要随时观察患者的变化，观察他的情绪、言语、表情和动作等，以防不幸事件的发生。

5. 对患者精神症状和躯体症状进行鉴别观察 精神科患者比较特殊，不能全然相信患者的主诉，也不能对患者的主诉不重视。比如疑病症的患者，他会诉说多种疾病，但均无异常。所以在临床工作中护理人员要对患者的情况进行甄别，以防延误病情。

（四）观察的注意事项

1. 有目的的观察 护理人员要提前计划重点观察的内容，需要做哪方面的观察，有目的地进行这些方面的观察。

2. 客观的观察 护理人员在记录和交接班过程中要客观地描述所观察到的事实，不能加以自己的推测，以免误导其他工作人员，延误病情。

3. 有针对性的观察 护理人员要根据患者的具体情况对患者的言语、行为、动作等做出正确的分析、综合性的推断，认真地交接班，以防意外的发生。

4. 全面观察 要对患者各个方面的表现都了解观察，以便对患者的情况有一个全面、整体、动态的掌握，及时制订或修订患者的治疗方案。要对病区所有患者进行观察，掌握每个患者的主要特点。对特殊患者要重点进行观察，比如自杀或自伤的患者、刚入院的患者、冲动伤人的患者、有出走企图的患者等。

5. 有计划的观察 必须做到有计划地进行观察。护理工作者要选择合适的时间段进行观察，比如就餐结束后，或者执行治疗时，或者护士闲暇时等。观察时要有目的、有重点地进行观察。

6. 观察要自然 观察要在患者不知不觉中进行。护士进行观察时尽量使患者感觉轻松、自在、愉悦和放松等，而且护理人员要注意不要在患者面前书写记录，以防引起患者戒备心理。

二、护理记录

精神科护理记录是护士通过全面的问诊、查体、辅助检查、诊断、治疗、护理等一系列医疗活动所获得的有关资料的整理记录。护理记录贯穿整个医疗护理工作，是非常重要的一个环节。而且护理记录还是临床、护理、教学、科研、预防等工作的不可缺少的文字资料，也可能成为司法鉴定的临床资料。所以，护理人员要认真书写护理记录，要按照护理记录的原则进行书写，要负责任的认真去书写。

（一）护理记录的一般原则

（1）护理记录要客观、真实、及时、完整、准确。

（2）尽量记录患者的语言，而不是医疗书面语或护理人员的语言。措辞要简明扼要、语句要通顺、突出重点、标点符号要运用正确。

（3）字体要工整、清晰、保持清洁。

（4）使用公认的统一的文字符号。

（5）记录前要认真观察并与患者进行交谈，并标注书写时间。

（6）书写出现错误时，不能在上面任意涂改，应当用原色双线画在错字上，更改处需要签名，以示负责。

（7）记录完毕后通篇阅读并签上全名。

（二）记录方式

直接记录法在临床上应用广泛，这种记录法可以将患者的症状、病情及医护人员的处理情况及时地按顺序记录下来。

（三）记录内容

从门诊留观开始到住院、出院或死亡的每个环节、每个过程都应做临床护理记录，包括门诊记录、留观记录、入院记录、假出院等记录。

1. 患者新入院记录　包括患者入院的时间、住院次数、陪同者、仪表、接触合作程度、意识、对答情况、自知力、定向力、本次住院原因、主要精神症状、门诊诊断、护理要点等。患者入院3天内需班班记录，内容包括躯体症状、精神症状、生活自理能力、睡眠情况、饮食情况、对住院治疗的合作程度、初步治疗、护理方案、有无“三防”（防自杀、防冲动、防逃跑）要求。

2. 住院期间患者的记录重点　需要记录护理和治疗的效果，以及药物的不良反应，生活自理情况，饮食和睡眠情况，参加群体活动及与人交往情况，患者的精神症状和躯体症状变化情况。

（1）一级护理记录：了解精神症状表现及心理活动过程，了解饮食、睡眠情况，有无躯体不适，了解患者对住院所持的态度，是否安心，对服药的合作程度。原则上每天记录，有特殊情况及时记录。

（2）二级护理记录：鼓励患者对自己的病情进行判断、分析，将患者对疾病的认识能力进行原话记录；了解患者参加工娱活动的情况，了解患者有无幻觉，妄想有无动摇，将了解到的信息记录下来。对目前用药治疗的情况及有无药物不良反应给予记录。原则上每日记录一次，有特殊情况需及时记录。

（3）三级护理记录：记录患者精神症状的缓解程度，患者对出院的态度及出院后的打算，撤药后有无反应，病情巩固的情况，原则上每周记录一次。

3. 假出院和假出院返院记录　需要记录目前精神症状缓解的程度，何人来院将患者接回，家庭护理要点；假出院返回时间，何人陪同患者返院，假出院期间的表现，病情是否稳定，对社会的适应能力是否恢复，返院后的接触情况，主要病情，需注意的问题等。

4. 转入记录　转入时间，住院次数，转入原因，仪表，入院方式，病情变化，对环境的反应等。

5. 出院记录 记录入院次数，本次入院时的主要精神症状、诊断、治疗、护理、目前精神症状缓解程度、自知力恢复情况、何人来院陪同、带药情况、向家属交代“家庭护理须知”。

6. 死亡记录 病情演变情况，整个抢救的过程，死亡时间，死亡诊断，尸体护理情况等。

7. 转院患者 记录转入时间，住院次数，转入原因，仪表，入院方式，病情变化，对环境的反应等。

8. 特殊治疗患者的记录 电休克治疗、由护理人员组织或由护理人员参与的各种心理治疗、各种治疗性活动、躯体疾病的治疗等特殊的治疗方法，护理人员应该根据相应的治疗方法的特点和要求做好详细的记录。

9. 其他必要的记录 对患者的安全或顺利的治疗进行记录，有时要对某些患者采取一些特殊方式的护理措施，护理人员要做好相应的护理记录。比如对躁动的患者需实施保护性约束。

（四）记录注意事项

（1）所记录的资料要客观地反映事实，不要带有自己的主观判断和结论，应该客观地记录患者的诉说和临床所见。

（2）记录时应该避免使用模糊不清的、无法衡量的语词。

（3）正确使用医学用语，避免错别字。记录描述应该清晰、简洁、重点突出、没有歧义。

第三节　精神障碍患者的基础护理

一、日常生活护理

精神障碍患者由于大脑活动紊乱，患者常常处于活动减少、淡漠或高度兴奋躁动和意识障碍状态，有的患者甚至生活不能自理，不知洁污，同时患者机体抵抗力下降，并发各种躯体疾患。做好精神障碍患者日常生活护理，有利于患者康复。

1. 口腔护理 对一般患者要督促其晨晚间刷牙，饭后漱口。对高热、危重、昏迷和兴奋躁动患者、生活不能自理者、木僵者，要做好晨晚间护理，给予每日口腔护理两次，以保证患者的口腔卫生。发现口腔溃疡应及时处理，以防合并感染。对生活懒散的患者要督促其晨起和晚间刷牙和饭后漱口，以减轻精神药物对患者口腔黏膜的刺激，保持口腔卫生。

2. 皮肤护理 新入院患者，护理工作者要督促其洗澡、换上统一的服装，定时为患者剪指甲，以防抓伤他人或自伤。晚上睡觉前，要告知患者洗脸、洗脚，一方面清洁皮肤，另一方面也能促进睡眠。对于年老体弱、营养不良的患者和生活不能自理的患者、大小便失禁的患者，这些患者容易发生压疮，应该随时更换衣裤并清洁局部皮肤，以保护皮肤，减少刺激，还可以给予患者床上沐浴，定时翻身，按摩骨突部位皮肤，保持肢体功能活动，做好压疮护理。

3. 排泄护理 精神疾病药物常见的不良反应有便秘和尿潴留，护士需每天观察患者排泄情况，一旦出现排泄异常，要及时处理。如果患者 3 日无大便，应给予清洁灌肠，并且鼓励患者多饮水、多食蔬菜水果，多活动。叮嘱患者预防便秘，也可适当运用缓泻剂。对尿潴留的患者诱导排尿，必要时，可遵医嘱导尿。对大小便不能自理者，比如痴呆、慢性衰退患者，要摸索其大小便规律，定时督促，陪护如厕或给予便器，并对患者进行耐心训练。

4. 经期护理 女性患者在月经期间经常出现病情波动，应注意观察月经来潮与精神症状的关系。协助做好经期卫生，保持衣裤和床垫的清洁，每晚清洁会阴部，预防尿路感染。

5. 衣着卫生冷暖护理 有的精神疾病患者不知冷暖，所以要随着季节变化及时督促和帮助患者增减衣服，以免感冒、中暑、冻疮等。帮助患者衣物整洁，定期更衣，随脏随换。

6. 日常仪态护理 鼓励患者打扮自己，帮助患者修饰仪表仪容，尤其是病情缓解、康复待出院患者和神经症患者。提高患者的仪表仪容，一方面可满足患者爱美的需要，另一方面可以增强患者的自信、自尊，提高生活情趣。

二、饮 食 护 理

精神障碍患者在饮食方面表现多种多样，有的患者担心食物有毒，会拒食；有的认为吃东西有罪，不肯进食；有的不知饥饱，会暴饮暴食；有的精神运动性抑制不能进食；有的出现药物不良反应，会出现进食少或不能进食。所以，护士要做好饮食护理，协助患者正常有序地进食，保证治疗护理的正常进行。

（一）进餐前安排

1. 进餐形式　一般采取集体进餐，分桌固定，食具选用较安全的塑料或搪瓷不易碎安全餐具。

2. 进餐安排　安排患者定位入座，患者有秩序地进入，各就各位，这样便于工作人员发现缺席者，及时寻找。进餐时分别设立普通桌、特别饮食桌、重点照顾桌。普通桌供给大多数合作或被动合作的患者就餐，给予普通饮食。特别饮食桌供给少数有躯体疾患或宗教信仰对饮食有特别要求的患者。重点照顾桌主要安排老年人，拒食、吞咽困难、藏食、生活自理困难者，需要由专人照顾。对于重症患者可以安排床边进餐。

（二）进餐时护理

1. 观察患者进餐情况　一般要求护士分组负责观察进餐时的秩序、进食量、进食速度。防止患者倒食、藏食，防范患者用餐具伤人后自伤。

2. 年老或药物反应严重、吞咽动作迟缓的患者　给这些患者以软食或无牙饮食，进餐时切勿催促，给予充分的时间，必要时每口小量喂食，并由专人照顾，严防意外。

3. 抢食、暴食患者　安排单独进餐，劝告患者要细嚼慢咽，以防狼吞虎咽发生喉头堵塞，并适当限制患者进食量，以防过饱发生急性胃扩张等意外。对欲吞噬异物者要进行重点观察，必要时给予隔离。外出活动需要专人进行看护，以防有危险物品等。

4. 拒食患者　对不愿进食的患者需针对不同原因，想法使之进食。必要时给予鼻饲或静脉补液，并作进食记录，重点交班。

（1）被害妄想的患者可以让患者任意挑选饭菜，或由他人先尝试，或与他人交换食物。适当满足其要求，以解除疑虑，促使其进食。

（2）有罪恶妄想的患者自认罪大恶极，不配吃好饭而拒绝饮食，可将饭菜拌杂，使患者误认为是别人的残羹剩饭而促使其进食。

（3）疑病妄想、牵连观念、忧郁不欢、消极自杀、否认有病而不肯进食的患者应耐心劝导、解释、鼓励，也可要求其他患者协调劝说，往往可以使患者进食。

（4）被幻听吸引而不肯进食的患者在其耳旁以较大声音进行提醒，以干扰幻听而促使进食。

（5）阵发性行为紊乱、躁动不安而不肯进食者视具体情况，不受进餐时间的限制，待其病情发作过后较能合作时，劝说其进食或喂之进食。

（6）木僵、紧张症候群而拒食的患者试以喂食，以补鼻饲之不足，或将饭菜置于床旁，有时患者会自行进食。

（7）伴有发热、内外科疾患的患者因食欲不好而不愿进食，应耐心劝说，并准备其喜爱的饭菜以促进进食。

（8）对有倒食、藏食的患者，要重点观察。禁止患者将剩余食物带回病房，以防发生噎食。

（三）探视食品的管理

（1）凡由家属或亲友送来的食品，由护理人员进行检查：有无过期、腐烂、变质食品。核对无误后，标明患者的姓名，存入专用食品柜，由专人管理适时适量发放。

（2）对于食品的包装如易拉罐、玻璃制品、铝盒等对患者构成危险的物品在发放时，要将食物盛放在安全容器内，并将原有的盛器当即收回。

（3）发放食品时要检查食品的生产日期及保质期，对已经过期、腐烂、变质的食品，予以收回，并向患者进行解释，以取得患者的合作。

三、睡眠护理

精神障碍患者的睡眠情况与病情有相关性，病情的好转、波动或者加剧都与睡眠相关。严重失眠可使患者产生焦虑、抑郁、烦躁，导致病情恶化，甚至发生意外事件。

（一）睡眠障碍的原因及表现

1. 原因 常见睡眠障碍的因素有妄想、幻觉、抑郁、焦虑、恐惧、兴奋等；环境改变的因素如进入医院后对医院环境不熟悉、不适应；躯体疾病的因素如腹泻、疼痛、尿频等；睡前服用了兴奋剂或喝了含有兴奋剂的饮料。

2. 表现 患者表现为入睡困难、时睡时醒、易醒、早睡、多梦、主观性失眠、睡眠中断、睡眠规律倒置，甚至彻夜不眠。

（二）睡眠观察

1. 要有分析的观察 患者的病情不同，表现形式也不一样，有的患者有自杀倾向，有的患者有逃跑企图，这些患者经常内心矛盾、长吁短叹、坐卧不宁、不能安睡。有的患者则佯装睡觉，通过观察，会发现患者眉头紧缩、眼球震颤。护理工作人员要善于观察，不能被假象蒙骗，严防意外的发生。

2. 要有重点的巡视 巡视中要有重点，有的患者虽卧床睡眠，但辗转反侧、唉声叹气、多次起床活动，这些现象往往提示有睡眠障碍或者患者病情发生了变化，需要查明原因，恰当处理，同时应加强重点巡视。

3. 要观察安眠药的效果 给予安眠药辅助睡眠的患者，要观察给药后患者的睡眠深度、面部表情、呼吸频率、睡眠姿势、鼾声，以及药物的其他不良反应。

（三）睡眠护理

（1）对睡眠质量进行评估，分析引起睡眠障碍的因素。

（2）创造良好的睡眠环境：室内安静、温度适宜、空气流通、光线柔和，床铺干净整洁、干燥，使患者易于入睡。工作人员要做到“四轻”：说话轻、走路轻、关门轻、操作轻。对吵闹、兴奋的患者及时给予处理。按照睡眠轻重对患者分室居住。

（3）避免睡前兴奋：睡前不宜长时间与别人交谈，睡前不要看刺激、紧张的电视，睡前不要喝浓茶、咖啡等引起兴奋性的饮品。

（4）严格作息制度：督促患者按时休息，白天监督患者不要过多睡眠。

（5）教患者一些简单帮助入睡的方法，如睡前泡脚、数数、放松等。

（6）促进睡眠的饮食护理方法：忌饱食；晚餐七八成饱即可，睡前 3 小时内不要进食，以免加重胃肠负担；睡前喝一杯牛奶，最好加蜂蜜；用柑橘进行催眠，在床头附近放置拨开的柑橘，柑橘的芳香可以抑制中枢神经系统，起到催眠作用；晚上避免饮用咖啡、浓茶等刺激性饮品，以免因为精神兴奋或尿频而影响睡眠；冷开水中倒入食醋一汤勺饮用，有催眠作用；用小米、莲子、龙眼、百合、粟米熬粥，有助于入睡。

（7）必要时遵医嘱给予安眠药。给药时注意有无禁忌药物；给患者安眠药的时间，一般在晚上九点以后用药；患者不可长期服用同一种药物，避免形成药物依赖。主观失眠的患者根据情况可给予安慰剂治疗。

（8）做好心理护理：对焦虑、紧张、恐惧的患者，做好相应的解释工作，并在患者视线内活动，让患者有安全感。

（9）对生活自理能力差的患者，做好一切生活料理工作。

（10）密切观察患者睡眠情况，对病房进行不定时巡视，并做好记录工作。

四、安全护理

精神障碍患者由于受到精神症状的支配，可以出现自杀、伤人、毁物等破坏性行为，精神科危急意外情况贯穿疾病整个过程，特别是新入院一周内，危及患者及他人生命，所以要高度重视安全意识，防止意外的发生。

（一）安全护理的主要对象

1. 防自杀 自杀是一种直接威胁患者生命的最危险行为。根据自杀流行病学统计数据，我国自杀成功的精神障碍患者占到 64%，自杀未遂患者占到 42%。有学者认为 90%的自杀者在自杀时存在精神障碍。有资料表明，我国精神分裂症患者自杀率为 108.9/10 万，抑郁症自杀率为 704.0/10 万。自杀这种意外事件的发生，很容易引起医疗纠纷，所以防自杀成了护理工作的重中之重。护理措施：对入院患者首先进行自杀风险评估，可以将面谈和量表测量结合起来进行评估。在做好严密观察的防范的基础上，做好心理护理。

2. 防外逃 多数患者不承认自己有病，拒绝入院治疗；也有些患者对医院环境不熟悉或者不习惯等因素，不愿意待在医院。这些患者就会想方设法逃离医院，所以防外逃也是精神科护理的一项特殊护理任务。护理措施：封闭式管理病房中，每天要清点人数，带患者外出检查也要清点人数，如果没有家属陪伴外出时，护理人员一定要陪同。

3. 防冲动 精神障碍患者会因为情绪或思维方面的障碍而发生冲动言行，甚至伤人毁物。所以护理人员要加强这方面的评估和防范措施，对于有潜在暴力行为人员要给予重点防范，必要时可给予隔离或约束。

暴力行为发生征兆：

（1）行为方面：来回踱步、不能静坐、击打物体、紧握拳头、下颌或面部肌肉紧张、拒绝合作、说话声音较大、呼吸增快等。

（2）情感方面：情绪不稳、高声大叫、异常欣快、异常焦虑、言谈具有威胁性、对特定人员持敌对态度等。

（3）意识状态方面：思维混乱、定向力缺乏、记忆损害、无力改变自身现状等。

4. 防意外 护理人员要定期对病房、办公室、治疗室等设施进行检查，要随时锁好门；要加强对物品的管理，对病区内的药品、器械、约束带、玻璃制品、易燃易爆等物品要严格管理，做到物品定位、箱柜锁严、班班交接。在患者入院、会客后、假出院返回、外出活动返回后均要进行安全检查，每天对病床进行整理时要对一切可能存在安全隐患的地方进行检查，发现危险物品一律收缴。必要时，要对患者进行保护性约束。

保护性约束是对严重兴奋躁动、伤人毁物、自杀自伤、外走的患者用约束具来限制身体或身体某部位的活动，以确保安全和防止意外的发生。常用约束具的种类包括：约束床、约束单和约束带。

保护性约束注意事项：

（1）约束患者一定要根据病情选择合适的约束具，在约束过程中要态度和蔼、要爱护患者。

（2）在对患者进行约束时要齐心协力，用力均衡，不能强拉一侧肢体，以防患者扭伤或骨折。

（3）被约束的患者要安置在单人房间，避免遭受其他患者伤害。清除房内危险物品和其他一切可搬运物品，以防患者自行解除约束后出现过激行为。

（4）约束的方法要正确：约束带要有衬垫，约束在功能位置，打结要松紧适当，以能伸进一指为宜，约束时间一般 30 分钟到 1 小时为宜，若需长时间进行约束，应在 1～2 小时松解一次，按摩约束部位，协助大小便。

（5）密切巡视：观察肢体血运情况，查看约束带是否脱落或被松解，约束过程中冬天要注意保暖，夏天要注意防中暑。

（6）上约束带的患者要进行床旁交接班。

（7）患者好转后要及时解除约束，做好安抚工作，消除其对立情绪。清点收回约束带。

（二）安全护理措施

（1）掌握病情：护理人员要注意患者的主诉，密切观察掌握病情。有“三防”的患者必须安置在重点病房内，由护士 24 小时进行监护，做到专人看护，避免患者单独活动。

（2）严格执行护理常规和工作制度：护理人员要严格执行测量体温、约束带使用、外出活动的护理常规，以及严格执行岗位制度、交接班制度、医嘱核对制度等。

（3）加强巡视：在病房、洗手间等这些患者活动的地方要每 10～15 分钟巡视一次，听到有异常响动要及时进行查看。对进行输液的患者要加强巡视工作，及时排除输液中出现的故障。如果患者有奔跑、打闹、床上吸烟等行为时要及时制止，并做出相应的处理。

五、药物依从性护理

在精神障碍患者的治疗中，药物治疗占有相当大的比重。但是由于患者病情不同，表现出多种多样的拒绝治疗的情况。比如有的患者认为自己没病而不愿意服药；有的患者有被害妄想而认为是毒药也拒绝服药；有的患者在幻觉影响下也拒绝服药；有的患者因为药物不良反应而藏药不服；也有的患者担心自己服药后对身体有影响而不愿意继续服药。这些患者常常想方设法地将药吐出，扔掉或藏起来，甚至有自杀行为的患者会将药蓄意藏起来准备自杀。

住院患者给药护理措施：需要严格执行三查八对。三查：操作前、操作中、操作后进行检查。八对：给药时要核对姓名、床号、药物名称、浓度、剂量、时间、用法和容貌。经二人核对无误后方可给药。督促患者排队取药，防止患者自己取药、抢药或打翻药盘发生意外。给药时要做到给药到手，服药到口。服药后要检查患者的口腔、手、药杯，证实患者确实将药物服下后方可离开。对熟睡的患者要叫醒后服药，以免呛咳。对拒绝服药的患者，劝说无效时可给予喂服，必要时鼻饲或给予长效针剂。当患者对药物有疑问时，要重新核对后才能给药，并做好解释工作。

（边红艳）

第四节　精神科护理中护患关系与沟通

精神科患者不能正确客观地反映事实，其行为不能为正常人所理解。护士通过运用沟通技巧有效地与患者沟通交流，可以提高对患者各方面需求的应对能力，以促进患者的健康，改变不利于身心健康的行为。本节主要讨论治疗性护患关系及沟通技巧在精神科护理中的应用。

一、精神科护患关系

护患关系是精神科护理干预的一种重要工具，而有效地使用这种工具则必须建立在患者对护士充分信任的基础上。融洽的护患关系能使患者自愿采纳护士的建议，配合护理干预。因此，为了在精神科护理中有效地利用护患关系，护士必须明确护患关系的特征、目的、条件及作用等。

（一）精神科护患关系的概念与特征

1. 精神科护患关系的概念　治疗性护患关系简称为护患关系，是指护士在特定环境下（医院）

运用专业知识和技能，有目的、有计划地与患者接触沟通所形成的一种特殊的治疗性人际关系。在护患关系中护士本着人道主义的精神，运用护理知识与技能为患者提供服务，以促进患者身心健康。护患关系是建立在信任、尊重的基础上，由护士与患者共同建立和维持。

2. 精神科护患关系的特征

（1）专业性：护患关系是一种专业性的人际关系。同其他的社会人际关系不同，护患关系是护士与患者之间不可避免的人际关系，且是一种专业行为。建立良好的护患关系是精神科护士一项基本的责任与义务。护士应具备专业素养及能力来协助患者，引导整个关系过程。护士与患者交流、互动的重点应放在患者的需要上，而不是护士自身的行为、情绪及需要上。

（2）治疗性：护患关系也是一种治疗性的人际关系。具有心理治疗效果的人际关系有利于患者病情的恢复。在治疗性关系中，患者感到自己是有价值的个体，能表达自己内心的困惑而不用担心被批评或被拒绝。治疗性关系的目的是为了帮助患者发现问题，解决问题，学会更好的适应性的应对行为。护士在治疗性关系中表现出的个人素质对患者有显著的影响。

（3）目的性：治疗性护患关系具有明确的目的性。在精神科护理中，护患关系的目的是促进患者的康复，改变其现存的生活状态。治疗性护患关系有以下几个目的：①使患者能够自我了解、自我接受、增强自尊；②发展亲密、相互依赖的人际关系，能够接受及给予爱；③增加个人能力以满足自己的需要，并完成自我实现。简而言之，就是增进患者与他人交往，提高患者自尊，加强患者解决问题的能力并使其获得满意、丰富的生活。

（二）建立治疗性护患关系的基本要求及过程

1. 准确掌握精神障碍患者的情况　护士与患者接触前应先准确掌握患者的基本情况，从而选择适合与患者接触的方式和适当的交谈内容，为患者提供所需要的帮助。

（1）一般情况：姓名、年龄、性别、相貌、民族、籍贯、宗教信仰、兴趣爱好、个人特征、文化程度、职业、生活习惯、婚姻家庭情况、经济状况等。

（2）疾病情况：病情特点、发病经过、诊断、治疗、护理要点、心理需求、特殊注意事项等。

2. 建立精神科护患关系的基本条件　许多外在因素可以影响护患关系，其中以下的这些条件是建立治疗性护患关系的基本条件。

（1）建立信任：信任是建立治疗性护患关系的决定性因素之一，也是开展护理工作的基础。护士建立信任能使患者感觉安全和关爱，从而能更坦率地表达情感、态度和价值观。

在精神科护理中，初期的交往对于患者建立信任感非常重要。首先，护士应向患者传递可以信任护士的信息，其次，通过至情至理的护理干预，向患者证实自己值得信赖，从而赢得其信任。开始时可以针对患者的基本需要提供简单具体的措施，促进患者对护士产生信任。如①患者饥饿时给予食物，寒冷时给予毛毯保暖；②对人诚实，信守承诺，如可以说“我不知道答案，但可以帮你寻找”，然后给予落实；③对患者的情况及与其沟通交谈内容予以保密等。

（2）具备同理心：同理心是指一种可以理解他人的情感、思想感受及心态的能力。同理心不仅要求护士明确患者表达的含义，而且应敏锐地洞察患者的情绪、思想、感受、心态、处境与需要，并采取适当的措施帮助患者解决问题。

同理心与同情属于不同的概念，其主要的区别是：同理心可以帮助护士准确觉察和理解患者的想法及感受，并鼓励患者探索自己的感情；而同情却是护士分享了患者的情感，是自己也产生了减轻痛苦的需要。同理心可使护士在理解患者的想法和情感时，维持一定的客观性，事半功倍地解决问题。而同情是指护士体验患者的感受，失去了客观性，可能陷入个人的悲伤之中，而忘记帮助患者解决问题。

在治疗性关系中充分利用同理心是精神科护理的一个中心环节。因为，一方面，同理心在一定程度上可以将患者的感受与他人的感受联系起来，化解患者的疏远感，使患者具有“他人与我感觉一样，我并不特殊”的感受，从而减轻其孤独感。另一方面，同理心使患者感到被理解、被接受、被关怀及被尊重，从而逐步建立自信。此外，同理心还能触动患者曾经忽视的情感。

（3）保持和谐关系：和谐关系是人际关系的融洽状态。它能使患者感觉舒适，更自由地表达个人想法，是发展良好护患关系的重要因素之一。

精神障碍患者经常存在被家庭和朋友孤立的感受，护士应该与患者建立和谐的关系，以减少患者的孤独感，减轻其焦虑情绪。护士可以通过热情、友善、接受的态度与患者一起建立和谐的关系。

（4）尊重患者：尊重也称为绝对的肯定与尊敬。要求护士忽略患者一些难以理解及接受的行为，尊重其人格，以不带批判性、挑剔、嘲笑或怀疑的态度来对待患者。这并不意味着护士完全赞同患者的生活方式或行为模式，而是将其看作有价值的独特个体。接受意味着将患者的异常行为看成是在特定情况下产生的非自主行为，会随着病情的好转而逐步改变。

许多精神障碍患者由于行为异常，曾经被他人拒绝过，因此导致自尊降低。无条件地接受和尊重他们，将其看作有价值的独特个体，会提高患者的自尊。精神科护士可以通过下列方式表达对患者的尊重：①患者哭泣时坐其身旁陪伴；②用姓名称呼患者，如果患者喜欢，可冠以头衔；③主动倾听患者说话；④若患者不愿意，不追问其过去某些经历；⑤即使很难与患者讨论病情真相时，也保持对患者的坦诚；⑥制订护理计划时，考虑患者的意见与喜好；⑦在患者接受体格检查或治疗时能提供一个隐秘的环境。

（5）控制自我暴露：自我暴露是有意向他人描述自己的情感及经历，例如，护士与患者分享个人的态度、情感、信念，以及作为患者的角色榜样等都属于自我暴露。自我暴露是护患关系程度的指标之一，包括护士对患者的尊重、信任及同理心。

自我暴露是为了使患者更好地恢复健康，但自我暴露的深度和广度对治疗的成功与否至关重要，因而护士必须具备较强的自我暴露控制能力。暴露太少或太肤浅，可能不足以促使患者共鸣，产生倾诉的意愿；暴露太多或太深又可能加重患者的情绪化，或孤立患者。因此，护士在自我暴露时，应该在暴露的量、性质和适宜度上深思熟虑。自我暴露标准包括：①促进治疗性关系发展；②具有教育和榜样作用；③具有真实性；④能促进患者独立。

（6）随时性沟通：是指在护患关系中，注重护士和患者当前的沟通，是治疗性护患关系的重要方面。大多数精神障碍患者在处理人际关系方面都存在问题，因此，必须对患者的各种功能加以评估。护士可以直接干预患者的不良行为，同时患者也可以参与学习和改变行为。

当患者表达一些负面感受时，往往不直接或隐瞒。随时性沟通要求护士对患者的感受保持警觉并乐意帮助患者而不是忽略其感受。护士应避免突然向患者提出随时性的沟通问题。首先，护士必须初步了解患者，并与其建立良好、信任和谐的护患关系。沟通应该是试探性的，例如，“能告诉我您觉得我们的关系怎么样？”随着护患关系的发展，当患者沟通能力得到改善时，随时性沟通问题会逐渐减少。

3. 建立治疗性护患关系的过程 人际关系作为治疗体系的重要组成部分之一，越来越受到重视，护患关系更是精神科护士重要的干预手段。为了正确有效地发挥护患关系的治疗性作用，必须明确护患关系的发展过程及工作内容。

建立治疗性护患关系是一个动态连续的过程，从患者入院开始，根据护理任务的不同，将护患关系分成四个时期：互动前期、开始期、工作期、结束期。四个时期无时间限制但有一定顺序，每期都是建立在前一个时期的基础上，有具体的任务和特色。可能各期会相互重叠，无明显界限。

（1）互动前期：始于护士与患者第一次接触前。本期的主要目标是探索自我感受。本期护士最重要的任务是进行自我分析。护士可能会将自己生活经历中的个人观点和情感带到护理工作中，这样势必会影响护理效果。例如，护士本身就对酗酒者存在厌恶感，因此，在护理酒精依赖的患者时就会对其带有偏见。为了有效地进行自我分析，护士应该逐步建立成熟稳定的自我概念和充分的自尊。此阶段还要注意收集患者的初步信息，为与患者的第一次接触做好准备，信息来源于入院病历，患者家属、朋友或与患者关系密切者，或其他医务人员。这些信息可以让护士明确并调整自己对患者的反应，做出初步评估。

（2）开始期：此期从护士和患者第一次接触开始，是从相互认识到彼此熟悉的过程。本期的主要目标是与患者建立信任关系，制订协议。本期护士的主要任务之一是与患者建立信任、理解、接受及开放的氛围。护士要了解患者对医院的期望，做好入院评估，制订护理计划。

制订协议也是此期的一项重要任务，指以患者及其生活经历和冲突为核心，详细制订护士和患者各自的期望与职责。它是一个相互讨论与沟通的过程，患者要尽可能地参与其中。对于一些特殊（如患有精神疾病或严重孤僻的患者），护士必须先制订一个初步协议，当患者病情有所好转后，再讨论协议的内容。护患协议主要内容包括：①双方姓名；②护士和患者的角色；③护士和患者的责任；④护士和患者的期望；⑤护患关系的目标；⑥会面地点和时间；⑦护患关系结束的条件；⑧保密措施。此外，护士还可以通过语言和非语言的沟通收集更多患者资料，初步形成护理诊断，制订具体目标和护理计划。

此期开始，护士和患者因为彼此不熟悉可能会产生紧张和焦虑，特别是患有严重慢性精神疾病的患者。护士必须探索自身和患者的情感反应，及早找出原因和解决的办法。患者信任护士，就会觉得舒适、被认可；护士诚恳和非批判的态度能使患者感觉放松。

（3）工作期：患者开始放松并逐渐信任护士。护士可以同其讨论治疗和护理的目标、护理计划实施的方法和效果评价等。工作期是执行治疗性护理措施，解决问题的阶段。本期的主要目标是促进患者的行为改变。本期护士的主要任务是认识和确认患者的问题，执行护理计划，帮助患者改变不良行为，鼓励患者学习新的行为方式。护士与患者共同寻找压力源，促进患者在认知、思维、情感及行为方面的恢复。护士应帮助患者控制焦虑情绪、增进独立能力、明确自我职责及建立积极有效的应对机制。

由于工作期是帮助患者解决问题的过程，患者要面对痛苦的选择与挑战，经常会有抵抗行为。护士应该为患者提供支持性的帮助，保证和维持和谐的护患关系。

（4）结束期：经过工作期，通过护患之间的密切配合，已达到预期的护理目标，患者转院、出院或护士结束临床轮转时，就标志着护患关系到了治疗性关系的最后阶段就是结束期。本期的主要目标是评价护理目标是否达到，确保护患关系顺利结束。

结束期是护患关系最困难也是最重要的一个时期。此期护士的任务之一是与患者共同评价所取得的治疗与护理效果、目标达到的程度。目标是否达到包括：患者自我照顾和适应外界的能力，能够独立和协调处理人际关系，情绪稳定并能够识别焦虑和应激的征兆，面对焦虑、愤怒和敌意时能积极地应对。

在护患关系结束时患者不免感到悲伤和失落，护士要觉察患者的情感变化，并妥善处理。护士应该帮助患者接受和经历结束的过程，使其变得更加成熟。某些有分离性焦虑症的精神障碍患者可能会试图延长护患关系，护士必须使其接受分离事实，逐步减少对护士的依赖，帮助患者处理好因分离引起的否认、愤怒、忧伤等焦虑情绪和行为。

（三）影响治疗性护患关系的因素及处理技巧

治疗性关系中会出现阻碍护患关系的因素，使患者无意间产生焦虑、担心甚至震怒等强烈的情感反应。识别及克服这些障碍可以帮助护士更好地建立和维持与患者的治疗性关系。治疗性护患关系中常见的障碍包括：抵抗、移情及反移情。

（1）抵抗（resistance）：是指患者存在抵触情绪，勉强或不愿谈及自身的问题。在护患关系的工作期，患者大部分问题得以解决，同时表现出抵抗行为。抵抗可有多种表现，较常见的抵抗反应包括：①隐瞒和保留一些与疾病相关的信息；②精神症状变得明显；③自我贬低，缺乏自信，对未来没有希望；④智力抑制，如患者声称自己脑子空无一物或无法考虑问题，擅自改变约定，开会迟到，或表现出健忘、沉默、困倦、嗜睡等；⑤戏剧化的行为或不理性的行为；⑥肤浅的交谈；⑦患者一面使用正确的语言说出对自我的理解，显示其自知能力，而另一方面却继续保持消极行为或使用不理智的防御方法；⑧鄙视正常状态。当患者逐渐恢复自知力时，可能会认为正常状态无非如此，不想承担因改变而带来的责任，此时会出现对正常行为的抵抗。

抵抗常由于患者不愿意做出必要的改变而引起，当护士过快或过深地进入患者的内心世界，或在与患者沟通时，有意或无意地表现出不尊重，都可能引起患者的抵抗反应。抵抗也可能因为护士技术不够熟练而引起。

间接性获利也可引起抵抗反应。它是指患者患病后，所处环境、人际关系等可能发生有利的改变，还可能得到一些物质利益。间接性获利的类型包括得到经济补偿；避免发生使人不愉快的情景；得到更多的同情或关注；逃避工作或其他社会责任；企图控制他人，减少来自社会的压力。间接性获利可使患者所处的环境变得舒适，这也就成为患者想持久保持患病状态的一种原因。

当护士意识到抵抗反应存在时，首先应澄清主要问题，然后调查了解患者的真正想法。共同探讨和分析发生抵抗的原因，以促进护患关系的平稳发展。

（2）移情（transference）：是一种无意识的反应，是指患者将对亲人、朋友、同事或其他关系密切者的态度与感情转移给护士。

移情分为两种形式，都会严重影响护患关系。第一种是带有敌意的移情。如果患者故意压抑愤怒和敌意，而表现为抑郁和沮丧，则可能认为好转无望，要求停止治疗。如果患者将敌意转向外界，就会变得不顺从、易激惹、挑剔，甚至对护士的技术、专业、经验和能力提出质疑。患者还可能通过懈怠消极的态度、健忘或不相关的谈话来表达对护士的敌意。极端不合作和态度消极一般表现为长时间带有敌意的沉默，而不是互相理解的治疗性沉默。在护患关系还未建立的开始期，这种沉默尤其不利于护理工作，护士应努力去克服，了解患者沉默的含义，并采取有利措施来进行应对。

第二种是依赖性移情。此类患者常对护士十分依赖和顺从，迎合护士，甚至将护士视若神灵。患者过高估计护士的能力，将护患关系的作用看得过于神奇，从而危及护患关系。因为这意味着护士必须满足其所有要求，甚至不切实际的期望。当患者的持续要求没有得到立即满足时，患者就对护士充满敌意和藐视。

移情可能因为外表或行为的相似而引发，如容貌特征、讲话的方式，或性格特征等。患者根据类似特征来看待所有人，从而使其降低了认知能力，扭曲了世界观。患者可能将护士看成生活中的某个权威人物如上级领导、父母或相爱对象如前任、配偶等。

患者移情会阻碍护患关系的发展。护士必须做好心理准备，正确地面对和处理患者失去理性后这些强烈的消极或积极情绪。不论患者的动机是什么，对移情分析的目的都是要让患者清楚地意识到这些动机，并且学会对自身的行为负责。

（3）反移情（counter-transference）：是指护士对患者具有的某些特征产生了特殊的情感反应。存在反移情时，护士并非是根据事实来做出反应，而是会因某些特征对某些患者更加热情，或更容易动怒，对其他的患者却并非如此，不利于治疗性护患关系的建立与发展。

反移情包含了三种类型的反应：强烈的爱或关怀、强烈的厌恶或敌意、因患者的抵抗产生强烈的焦虑。其表现形式各异，包括：①与患者会谈时昏昏欲睡，精神不振或会谈后感到沮丧；②执行护理计划时粗心大意、延迟、超时等；③由于患者对治疗不合作而容易动怒或急躁，在某些方面很难体谅患者的情感；④只对某个患者的信息感兴趣；⑤与患者有关的反复焦虑、不安或内疚感；⑥易对患者的依赖、表扬或情感产生反应；⑦与患者争论，或在患者还未做好准备时就催促患者；⑧试图在与护理目标以外的问题上帮助患者；⑨与患者有个人或社会关系的纠葛；⑩梦到患者或对患者魂不守舍，对患者有性或攻击幻想。

为了增进治疗效果，护士应在护患关系进展过程中经常进行自我检查，评估自己是否存在反移情，并能及时觉察并控制它。反移情能严重地损害护患关系，应尽快妥善处理，如果护士感到有困难，可寻求支持。

二、治疗性沟通

沟通是通过各种途径将信息从某个人、地方或设备传递给另一个人、地方或设备，是建立护患关系的主要工具和手段。沟通有利于护患关系的建立，但也可阻碍护患关系的发展。在精神科护理中，治疗性沟通是有目的地应用语言和非语言沟通技巧，使患者缓解症状、提高自知力，以及最大限度地恢复健康。良好的护患关系有助于治疗性沟通，两者是相互的。

（一）沟通的影响因素

沟通过程可受到各种因素的影响，如患者的年龄及成长水平，交流的主题内容，态度，价值观和信念，与他人相处的能力，社会文化背景，环境因素等。

1. 患者的年龄及成长水平　年龄会影响沟通，尤以青春期最为显著。青少年正处于青春期，往往存在叛逆心理，想挣脱父母管制，获得自由，是建立自我的阶段。他们会有自己独特的沟通方式，对待事物有自己的看法和理解，且一代与一代不同。例如，“帅”一词对不同年代的青少年有不同的理解。生理及心理成长水平同样影响沟通，对于生理及心理成长过快、过早的人，他们的思想往往和自己同龄人有很大的差别，这就有可能会导致他们与同龄人沟通上的障碍。

2. 交流的主题内容　如果对某个交流的主题内容知识丰富，在与他人的讨论过程中会感到更自信、更安全。但知识丰富的人往往对主题内容理解的层次比较深，站在比较高的角度与他人进行交流，这就会让被接收者不理解交流的内容而做出错误的判断和回应，同时也会容易使被接收者产生自卑的心理，因此会导致沟通不能顺利进行。

3. 态度、价值观和信念　个人的态度、价值观和信念是其在学习的过程中逐渐建立起来。儿童常常受到家长和老师的影响，遵循家长及老师的态度和信念，并继承他们的价值观，或在成年后形成一套自己的态度和价值观。人的态度、价值观和信念可以有多种方式影响沟通。对某些事物或事情，有的人会采用积极向上、充满正能量的态度去对待，而有些人则会选择消极、懈怠的心态去应对，这就是由不同的态度和价值观决定的。

4. 与他人相处的能力　性格外向、健谈的人从来不会遇到陌生人，性格内向、少言寡语的人则很难与人交谈。秉性直率的人则常常只对相关的人就事论事，处理问题比较呆板，而处事灵活多变的人与人交往能力较强。“我感到和他谈话很放松、很舒服”，或者“她容易与人相处”都表明了与他人相处的能力很强。这种能力需要一个学习的过程，通过反复练习沟通的技巧就可以掌握。

5. 社会文化背景　沟通具有社会文化背景，风俗习惯、观念和文化差异会影响人的思维方式，每种社会的文化价值观均不相同。例如，在某些西方欧洲国家，人们见面打招呼表达相互的尊敬会以拥抱和亲吻的方式，这样的方式在中国所传达的意思则是完全不同的。社会状况同样影响沟通，有些社会地位较高的人常常会应用一些特有姿势来显示他们的权力，例如，在与人交流的过程中，他们常很少用眼睛注视他人，并采用放松的姿势，用高调的声音讲话。

6. 环境因素　一些环境因素，如时间、地点、噪声等都会对沟通的结果产生影响。例如，公交车上、地铁里、拥挤的餐馆或商店都不适宜交谈较为严肃的话题。在精神科护理中，一些患者在做治疗的过程中常常拒绝谈话，而另外一些患者则会很放松，愿意与护士进行沟通，甚至可以与护士面对面讨论私人问题。

（二）沟通的过程与方式

1. 沟通的过程　沟通是一个过程，是通过发送者、信息、沟通途径、接收者和反馈相互关联的五个要素来表达和传递的。

（1）发送者：就是传递信息的人。当信息传递时，发送者就将信息进行编码，然后转换为他人可以理解的语言或非语言形式。例如，在指导焦虑患者放松过程中，护士不仅要通过语言表达，还要给患者做一些放松的示范动作。

（2）信息：是沟通的重要内容，是发送者传递给接收者的意见、想法或消息，没有信息便也不会存在沟通。

（3）沟通途径：也称为媒介，发送者通过它将信息传递给他人。沟通途径包括语言和非语言的。例如，通过信件传递表达某种感情、表达某种思想等。沟通途径也可分为正式和非正式的，如书面的同意报告属于正式的，面对面口头陈述是非正式的。

（4）接收者：是接收到信息的人。发送者发送信息之后，接收者需要将信息编码转换为可以理解的形式。接收者的解码能力受相关知识、阅读能力、态度及社会文化价值观等影响。

（5）反馈：接收者对发送者传递的信息的反应称为反馈。反馈对于检验信息传递是否成功，信息是否准确至关重要。

2. 沟通的方式 沟通的方式有两种：语言沟通与非语言沟通。

（1）语言沟通：是人类最常用的重要沟通方式，它是通过语言符号来表达的，能准确有效地传递信息，分为口头语言和书面语言。在临床上，收集患者的资料、了解患者的需求及制订护理计划等都有赖于语言沟通。

口头语言是我们日常生活中最常用的沟通手段，谈话、讨论及演讲时都会无意识地使用口头语言。通过口头语言不仅可以直接快速地传递完整的信息，而且可以及时得到反馈。一般来说，口头语言常伴随有一些非语言信息如表情、肢体动作等辅助语言，这些信息对理解信息内容十分重要。书面语言被广泛应用于书本、文件、期刊等。它能传递较为全面、复杂的信息，并且不受时间和空间的限制。

语言沟通存在两方面的局限性：①语言无法判断沟通的情感及细微的含义；②语言具有外延和内涵，同样一句话在不同文化背景或不同环境和场合可能有不同含义。

（2）非语言沟通：指除语言之外的其他所有沟通方法。与语言沟通相比，非语言沟通更能准确地反映个人的内心世界。因为非语言沟通常常是无意识的，人们对其主观控制性较低。语言沟通人们会根据接受者的喜好选择性地表达信息，而非语言沟通传递出的信息却能透漏出其真实的含义。但不同社会文化背景下的非语言沟通所表达的信息的含义可能完全不同。

精神障碍患者不善于用语言表达自己，对他人的语言也很难理解，因此，非语言沟通尤为重要。下面介绍精神科护理中常用的几种非语言沟通的方法。

1）语言线索：也称为辅助语言，包括各种非语言的声音信息。例如，谈话犹豫或停顿、语气急促或声音颤抖等都可以表示其一定的含义。语气急促表示事态比较紧急，而声音颤抖可能出于愤怒、敌意或激动。其他如谈话中无固定的声音，如笑声、叹息声、紧张性咳嗽等都属于语音线索。这些线索是情感表达的重要途径，对信息传递非常重要。

2）手势：拍手、摩擦手掌、手抖动等都属于非语言手势，表达不同的思想与情感。手势可表达焦虑不安、恐惧、渴望、关心等情感信息。

3）姿势：个人的姿势可表达怯懦、厌倦或冷漠等不同的情感信息。护士与患者沟通时，身体略微前倾会让患者感觉更亲切。在治疗性沟通中护士不应该交叉手臂或腿，因为这会让患者感觉护士不重视此次谈话，给沟通带来障碍，而保持开放、适合的姿势会有利于谈话的顺利进展。

4）面部表情：是非语言沟通的另一个重要的信息来源。面部表情是其他沟通方式的补充，可以有效地传递信息。愁眉苦脸、喜笑颜开等都属于面部表情，表达了人们内心深处的情感。例如，焦虑患者很少微笑；疼痛患者大多会愁眉苦脸；痴呆患者出现性格改变，对什么事情都漠不关心，经常表现为呆若木鸡。

5）外表：包括服饰、发型和其他装饰品，能表现出个人的思想和情感。例如，心情抑郁的人很少选择颜色鲜艳亮丽的衣服，多无意识地穿深颜色衣服；痴呆患者可能穿上不合身的衣服或裸露身体忘记穿衣服；狂躁患者可能会浓妆艳抹，衣着夸张。有时，体重增减的变化也可以是一种非语言的信息。

6）触摸：包括握手、拥抱、亲吻等，是一种有效的沟通方法，但必须谨慎合理使用。它既能带来积极的效果，也能带来消极的反应。这取决于很多因素，比如双方的性别、年龄、环境、文化背景及触摸程度。护士必须掌握触摸程度，合理地使用。如抑郁患者可能将护士的触摸理解为关心和慰藉，而性幻想患者则可能认为是一种性暗示。如果在护理操作中出现不可避免的身体接触时，护士要在操作前和操作中向患者做好解释，并征得患者的同意。

7）空间距离：反映沟通双方关系的密切程度。美国人类学家 Hall 将日常生活中人与人之间的空间距离分为四类：①亲密距离：距离范围为 0～0.45m。只有与个体关系十分密切的人如配偶、父母和孩子才会保持这一距离。在此距离范围内，个体会形成保护层。如果他人无意进入这个距离范围，个体就会出现恐惧或敌意的反应，并将采取保护和防御措施。②个人距离：距离范围为 0.45～1.2m。此距离是在自然状态下人际交往所保持的距离，如与朋友、同事、同学间的谈话等。在与患者建立治疗性关系时，护士可以进入这一区域。③社会距离：距离范围为 1.2～3.6m。这是与不很熟悉的人或陌生人交往时保持的距离，如在公共场所。④公众距离：距离范围为 3.6m 以上。如演讲、做报告或从远处呼唤人。

在治疗性沟通中，护士应仔细观察患者对座位的安排及对空间距离的保持情况，准确地对患者进行评估，才能顺利地进行沟通。

（三）治疗性沟通技巧

精神科护士必须掌握和灵活运用治疗性沟通技巧，以便与精神障碍患者进行有效沟通。正确合理地运用这些沟通技巧能提高护士的工作效率，而机械呆板地使用沟通技巧，则会阻碍治疗性护患关系的建立与发展。

1. 倾听　是常用的沟通技巧，是其他沟通技巧的基础。倾听能使护士全身心地收集患者资料，从患者那里获得最真实的情感、想法。

倾听有两种形式：被动倾听和主动倾听。被动倾听是护士认真地听患者讲述，任由患者自由地谈论，护士不对谈话做任何引导。在此过程中，护士的非语言信息常常表达出不耐烦、冷漠和反对。因此，被动倾听不利于形成治疗性护患关系。主动倾听指从语言及非语言角度主观意愿上关注患者所讲述的内容。在倾听过程中，护士应将注意力集中于患者身上，而将自身的疑惑及对患者的看法放置一边。主动倾听表达了护士对患者的尊重和信任，有利于在治疗关系中形成坦诚、开放的氛围。

一些非语言行为有助于主动倾听。①呈直角坐于患者面前，表示护士认真听患者讲述，并对内容颇感兴趣。②保持姿势开放，手臂和腿不交叉，表示护士对患者讲述的内容保持开放的态度。相反，护士若手臂和腿交叉，采用封闭姿势，则会向患者传递一种防御性的态度。③向患者方向微微前倾，表示护士主动参与互动，集中精力听取信息及对谈话内容感兴趣。④适时的眼神接触。眼神接触也表达护士主动参与。缺乏眼神接触或眼神游移，会让患者以为护士对其话题内容不感兴趣（注意：眼神接触时应注意眼神的温和，面带微笑，并不时地点头示意，避免引发患者不适的凝视或瞪视）。⑤放松：在互动过程中，护士应以放松舒适的姿态与患者沟通，坐立不安或烦躁会向患者暗示护士对话题谈话不耐烦。

2. 沉默　指不使用语言，留有足够的时间去思考、反省和体验情感。护士的沉默能鼓励患者倾诉。例如，对于抑郁患者，护士的沉默可以表达支持、理解和接受，此时，劝慰或打断患者的讲述则会使患者感到被同情或压抑而更加悲伤。沉默还能放慢互动的节奏。在沟通过程中，当护士不能确定如何应对患者时，保持沉默是一种较为妥善的方法，可以通过非语言行为传递出感兴趣的信息，使患者详细阐述或讨论相关的问题。

3. 开放式表达　是护士与患者的沟通不局限于某一特定主题。例如，“你今天感觉如何？”“你现在在想什么呢？”等都属开放式表达。此类陈述表明护士想了解患者情况，并且患者可以选择谈话主题。在开放式表达中，护士需注意每次只提一个问题，不要连续提出好几个问题，并且尽量少提“为什么”，以免患者答不出使得谈话不能继续进行。

4. 重述　是指护士重述患者所表达的主要信息。重述表示护士在认真倾听，并试图理解所接受的信息。患者从而决定是继续讲述，还是对某些信息做必要的澄清解释。重述也可使双方共同关注可能会被忽略的重要信息。

5. 反映 是指护士用简洁的话语向患者解释听到的内容和自己的理解，分为内容反映和情感反映。内容反映也称确认，是用简练语言描述患者的主要意思，有时仅需重复患者的部分陈述或强调一个关键词。精神障碍患者很少能清晰地表达感情和行为。此外，当患者烦躁或情绪不稳时，其语言表达也不清楚或不明确，但护士不能因为患者表达不清而忽略谈话内容。反映不同于重述，反映可以说出患者没有表达的含义。护士使用反映技巧，它能让患者知道护士已经听到并理解了所讲述的内容。

情感反映是对患者在谈话中表达出的情感的理解。例如，“你休息时其他人很吵，你好像非常生气”，反映了患者的情感，使患者知道护士理解其感觉。开放式表达、重述、内容反映都不要移情，而情感反映则是表达对患者的理解、关心和尊重。情感反映的步骤为：①确定患者表达的情感；②清晰地描述这些情感；③观察效果；④通过患者的反应判断情感反映是否正确。

6. 集中焦点 是指由护士引导话题方向，将交谈集中在对患者有意义的主题上。例如，护士可以说：“我们一起讨论一下……”有效运用此技巧能帮助患者更明确、清晰地表达自己，逐步面向现实。

通过避免抽象和宽泛的交谈，集中焦点能帮助患者发现问题，有助于其承担完善自我的责任。集中焦点技术包括：①鼓励患者描述过去事件；②鼓励表达自我感觉等。

7. 提供信息 是护士将客观事实告知患者。护士在对患者进行健康指导时经常使用这一技巧，例如，护士在给换患者服药时，说明药物的作用和不良反应等。在精神科护理中，患者常需要有关疾病原因、治疗方法及药物等方面的信息。

8. 建议 是向患者提供备选方案。在治疗性护患关系工作期，建议是一种有效的沟通技巧。因为此时患者已对出现的问题进行了分析，正在寻找最佳的应对方式，护士的建议可以为患者提供选择范围。但如果在护患关系建立初期，患者还没有发现问题就提供建议，或者护士频繁地使用建议，则会让患者感觉自己没有能力为自己的行为负责，那意味着否定了护士与患者间的互动，就会阻碍治疗性关系。

护士采用建议技巧的目的是为患者提供切实可行的选择方案，应鼓励患者发掘自身的潜能，自己想出较好的办法，与患者一起就彼此的想法互相沟通，探讨备选方案的优点与缺点。提供建议时可以采用较为民主的方式，例如，“一些人已经试着……你认为这样怎么样？”

9. 质疑 是指出对方在情感、思想和行为方面的差异。质疑作为一种沟通技巧，如果合理使用可以帮助患者探究并改正其不良行为，促进患者进一步成长与发展。

质疑具有挑战性、暴露性和危险性。护士要充分收集患者的有关资料，仔细观察患者的语言和非语言沟通行为。精神障碍患者常有幻觉症状，尤其是幻视觉、幻听觉。护士如果直截了当地提出质疑，与患者形成对立关系，患者会认为这是对自己的挑战，并会失去对护士的信任感。护士应该委婉地表达出疑问，如护士可以说：“我理解你的感受，但事实我没有看到，不知道别人看到了吗？”这时候患者往往会去别人那里求证答案，经过几次核实验证之后，患者的认知会慢慢改变。

10. 接受 是护士以平等的关系，以非批判式的、感兴趣的方式表达和接受信息。它表示认同和尊敬，有助于患者树立自信心，更多地表达内心的感受和想法，在护患沟通中有利于护士建立信任和同理心。例如，护士可以对患者说：“我能体会你所说的”，并同时给予眼神接触和点头示意。

11. 探索 是指对话题和思想进一步探讨。护士应在沟通过程中适当地使用间断的字句，如“然后呢？”“那件事情继续说”，使患者觉得护士对话题感兴趣，已经参与其中。但是，如果患者不愿谈及的内容，不愿透露更多的信息，护士应切忌一味地追根问底，以免引起患者不适，使谈话陷入僵局。

12. 幽默 是人格特征的一个基本部分，属于建设性的应对行为。幽默可以作为与患者沟通的桥梁，也可以缓和沟通过程中尴尬、紧张的气氛。通过释放被压抑的思想和情感来提高患者的自知力，在治疗性沟通中具有重要意义。幽默的表现和人际关系的改善，常标志着患者病情的显著好转。

幽默既有积极的，也有消极的。何时、如何运用幽默没有固定的标准，取决于彼此关系的程度、患者的接受能力及幽默是否恰当。在精神科护理中，运用幽默应注意以下几点：

（1）当患者轻度到中度焦虑时，幽默是缓解紧张的润滑剂。但对于严重焦虑患者，应慎用。

（2）适合的幽默能让患者更有效地应对压力、促进学习，对生活充满希望，缩短与社会的距离，且能被患者理解。反之，就会使患者压抑其情感，增大与社会的距离，逃避困境。

（3）恰当的幽默与患者社会文化价值观是一致的，能使患者积极面对生活、人生境遇和压力。如果幽默运用不当，则会违背患者的价值观，让患者感觉被嘲笑和被轻视。

（四）沟通常见的障碍与处理

有些沟通方式可能会阻碍护患之间的有效沟通，影响其治疗性。护士应该提前识别并避免使用这种方式，提高沟通的效果，促进良好护患关系的发展。

1. 给予意见　是护士告诉患者应该做什么，或应该如何去做。一些患者希望专业人员给出行动的意见，护士自身也常觉得护士的职责就是给患者提供带有判断性的意见，但这往往会造成沟通障碍。如果患者接受了护士的意见，但结果并不理想，患者会反过来责备护士，对良好的护患关系产生影响。同时，给予意见会降低患者的独立性，增强其对护士的依赖性。患者向护士寻求意见通常是依赖性的表现，在护患交流过程中，如果患者不能得到正面的反馈和意见，则患者依赖性和未被满足的感觉会损害治疗性护患关系。因此，护士应积极鼓励患者自己独立解决问题。

2. 反复保证　如反复保证“你不用担心，一切都会马上好转的”等，这类的保证意味着患者的结果完全是好的，因而忽视了患者的真实情况。事物在发展过程中有很多的不确定因素，无人能预测或保证其最终结果一定是好的。如果患者得到的保证与预期结果不符，心理则会产生悲观情绪。并且失去对护士的信任，使得以前建立良好的治疗性护患关系受到影响。

3. 同意或不同意　指认可或反对患者的想法或行为，意味着护士有权利判断患者的想法或行为的“对”或“错”、“好”还是“坏”。如“我同意你这么做”，“你这种行为是错误的，我不同意”等皆属于这类表达。护士的同意会让患者失去修改自己想法或改变自己行为的机会，而不同意则意味着患者的想法或行为是错误的，可能会造成患者的自我概念模糊，或激发患者的自我防御本能。患者也会认为护士有权利判断自己的想法或行为，因而会用行为来取悦护士，这不利于治疗性关系的建立。在精神科护理中，护士要避免用同意或不同意这种绝对的观点对患者的想法或行为进行表态，而是应该针对实际情况采用鼓励或者引导的方式。

4. 争论　当护士认为患者的想法或行为不正确或荒谬时，就可能会通过辩论或理论纠正患者的想法或行为。护士的目的是想让患者认识到其错误的想法或行为，并积极改正，来配合疾病的治疗。但在患者看来，这是护士对其的挑战。即使护士在与患者争论中获胜，患者也不会承认错误。因为争论过程中常会伤害到患者的心理，使其感受到挑战和被轻视。临床中，护士对于患者荒谬的想法或行为与其争论，不仅不能改变患者的想法与行为，还可能激起患者的敌意，阻碍治疗性关系的发展。护士应该通过耐心地进行引导，或分享自己的故事等方式来帮助患者认识到自己的错误行为。

5. 拒绝与否认　拒绝表示不考虑患者的意见、想法，轻视患者的思想及行为。如护士对患者说“不要再进行讨论……”“我不想听到……”等，这就会使患者害怕再次遭到拒绝而终止与护士进行互动，影响治疗性护患关系的发展。当护士否定患者的看法或行为时，就为自己与患者的沟通设立了障碍，就不可能帮助患者识别和找出所存在的问题。并且，护士的否定会让患者感到自己不被接受，因而会阻碍患者的表达。如患者说：“我感觉我活着没有意思”。护士回答：“你不能说这种丧气话”，这就会使患者不愿意继续表达自己的想法或观点。临床中，护士应避免采用这种拒绝或否认的方式。

6. 过度发问或调查式的提问　指对患者持续提问，对其不愿讨论的话题也要刨根问底寻求答案，如“告诉我你丈夫是如何虐待你的”，或“告诉我你儿子病故后，你的生活是什么样的”等。这会使患者感到被利用和不被尊重，进而对护士产生防御心理和抵触情绪。因此，在沟通过程中护士应该注意患者的反应（包括语言、肢体及面部表情等），在患者感到不耐烦或不适时，应及时停止互动，避免对患者采用调查式的提问。

7. 改变话题 是指护士对谈话的方向和内容掌握主动权，多见于护士想得到患者某些信息或避开某个敏感话题时。在精神科护理中，护士与患者的沟通应保持开放的态度，认真倾听患者的表述，而不要随意突然改变话题，否则患者会感到护士对其不感兴趣而停止与护士的沟通，从而影响治疗性护患关系的发展。

（黄小帅）

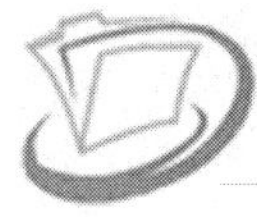

第四章 精神障碍的常见治疗及护理

学习目标

掌握：精神障碍心理治疗过程的护理实施程序；精神障碍工娱治疗的护理；精神障碍康复治疗的护理；精神药物的常见不良反应及处理；无抽搐电休克治疗（MECT）的术前、术中、术后的护理；无抽搐电休克治疗的常见不良反应及处理。

熟悉：精神障碍心理治疗的常用方法；工娱治疗的实施过程；精神障碍康复治疗的训练内容；精神药物的分类、临床应用；物理治疗的方法。

了解：心理护理与心理治疗的关系；工娱治疗的适应证与禁忌证；康复治疗的基本原则；与精神药物治疗相关的常见护理问题、护理措施。

第一节 心理治疗与护理

案例 4-1

大一女学生，20 岁，无精神疾病家族遗传史。

个人史：独生子女，从小学习成绩一直很好，个性强、内向，否认重大精神刺激，无特殊兴趣爱好，没有男朋友。

目前不能上课，并出现失眠、说梦话。3 个月前病情开始加重，耳边总能听到说话声，眼前总能见到人影对自己指指点点，但看不清相貌。有时经常无故外跑，晚上不睡觉，手上有细痕，她说是自己割自己时留下的瘢痕。

问题：

1. 该患者适合以下哪种心理治疗方法？
2. 具体的操作步骤是什么？

一、心理治疗

（一）心理治疗的概述

1. 心理治疗的概念 心理治疗（psychotherapy）是治疗师运用心理学理论与方法，治疗患者的认知、情感与行为问题的过程。心理治疗的目的在于解决患者所面对的心理困难，减少焦虑、忧郁、恐慌等精神症状，改善患者的非适应行为，包括对人对事的看法和人际关系，并促进人格成熟，能以较有效且适当的方式来处理心理问题及适应生活。

2. 心理治疗的原则

（1）接纳性原则：对接受心理治疗的患者应一视同仁、诚心接待、理解尊重、积极关注、耐心倾听、全心诊治。与患者建立信任协调的护患关系是心理治疗成败的关键，可以帮助患者减轻痛苦、缓和焦虑，激发患者的信心和希望。反之，没有良好的互相信任的护患关系，任何一种心理治疗都是无法实施进行的。

（2）科学性原则：通过与主治医生了解患者病情，与患者及家属了解基本情况和社会功能受损程度等，选择适合患者的治疗方法，制订科学合理的治疗方案，以便有效地解除患者的心理症状。

（3）保密性原则：保证患者的各种信息不被泄露，在教学和科研、学术研讨中，注意保护患者的隐私。

（4）中立性原则：心理治疗过程中，治疗师保持中立立场，不能包办，不能代替患者做任何选择与决定。

（5）综合治疗的原则：精神疾病的形成往往是生理因素、社会因素、心理因素等多重因素共同作用的结果。同时采用药物治疗与心理治疗等综合治疗方法，在很多情况下可起到协同作用，有益于精神疾病的治疗。在对精神疾病患者实施心理治疗之前，首先要通过药物治疗来解除躯体症状，待躯体症状消除或者稳定之后，配合药物治疗来实施心理治疗。

3. 心理治疗的适应证 抑郁症、焦虑症、癔症、恐惧症、强迫症、疑病症等神经症、社会交往障碍等；恢复期的精神分裂症、生活技能障碍者（如儿童精神发育迟滞、儿童孤独症、学习技能发育障碍）、精神活性物质或非成瘾物质所致的精神障碍（如酒精所致的精神障碍、药物依赖所致的精神障碍）等。

（二）心理治疗的分类

1. 精神分析治疗（psychoanalytic therapyy） 作为治疗神经症的一种治疗技术，精神分析心理治疗是最具有影响力的学派之一，是以弗洛伊德精神分析理论为基础，探讨患者的深层心理，重视患者的内在心理冲突，强调患者潜意识的动机、欲望和精神动态。根据精神分析的观点，存在于潜意识中的早年心理冲突在一定条件下可转化为多方面的精神症状和躯体症状。通过精神分析治疗，帮助患者发掘早年压抑在潜意识中的心理冲突和情绪体验，在意识层面加以分析与澄清，从而使患者领悟问题的真正来源，改变原有的行为模式，达到消除症状的目的。新精神分析治疗不过分强调性本能在精神活动中的重要性，而重视社会、文化等在人格形成过程中的重要性，强调机体与环境之间的相互作用。因此，精神分析心理治疗需要经过长期治疗，用患者与治疗师之间的互相咨访关系，调整心理结构，消除内心的不良情结。

精神分析治疗的基本方法包括自由联想、梦的分析、积极想象等。

适应证：癔症、心理创伤、性心理障碍、人际关系障碍、焦虑症、抑郁性神经症、强迫症、恐惧症、抑郁症、适应障碍等。

2. 行为治疗（behavior therapy） 是指以行为学习理论为依据的一种心理治疗方法，主张患者的正常或异常行为（包括外显的不良行为和异常行为）都是学习的结果。治疗师通过矫正或消除原有的不良的外显行为和异常躯体反应，建立良好的行为目的。主要代表人物有巴甫洛夫、桑代克、华生、斯金纳、艾森克、班杜拉等。行为治疗主要有三个操作过程，首先是确认来访者的不良行为，制定治疗目标、选择治疗技术和方法；其次是以适当的技术方法对不良行为进行矫正，帮助患者建立起新的行为方式；最后，记录靶行为的基线水平及变化过程，以评价治疗过程。

行为治疗的基本方法包括放松训练、系统脱敏法、冲击疗法、厌恶疗法、阳性强化法、模仿学习法等。

常见的行为治疗及其适应证：系统脱敏疗法适用于社交恐惧症、广场恐惧症、考试焦虑等；冲击疗法适用于恐惧症、强迫症等；厌恶疗法适用于酒精依赖、毒品依赖、恋物癖、强迫症等。

3. 认知治疗（cognitive therapy） 是以改变患者的适应不良性认知为根本目标的治疗方法。认知主义理论强调认知过程是心理行为的决定因素，认为人们的情绪、行为均与认知有关，并认为认知歪曲是引起情绪不良和非适应行为的根本原因，一旦矫正了歪曲的认知，不良的情绪情感和行为异常都会得以好转。认知治疗就是通过改变患者的认知和认知形成的观念，纠正患者的心理障碍和适应不良。认知治疗与行为治疗整合，称为认知行为治疗。

认知治疗的基本方法包括合理情绪疗法、贝克认知疗法等。

适应证：情绪障碍、抑郁症、抑郁性神经症、焦虑症、恐惧症、强迫症、行为障碍、人格障碍、性变态、性心理障碍等精神疾病，偏头痛、慢性结肠炎等心身疾病。

4. 人本主义治疗（humanistic therapy）　以罗杰斯人性观和自我理论、马斯洛的需要层次理论和自我实现理论等为主要理论基础，认为人性是积极的、乐观的，强调人具有自我实现的内在动力，治疗使患者向着自我调整、自我成长和逐步摆脱外部力量的控制的方向迈进。

常见的人本主义治疗方法有患者中心治疗，是非指导的治疗，着眼于促进患者的成长，帮助患者进行自我探索，促进其心理健康与心理成长。

（三）心理治疗的常用方法

1. 支持性心理治疗（supportive psychotherapy）　是最基本、最常用的心理治疗方法，是由桑代克于1950年提出的。支持性心理治疗是指治疗师运用心理学理论与技术为患者提供精神支持的心理治疗方法，是帮助和指导患者认识当前所面临的问题，帮助患者发现和找到心理资源，激发患者发挥最大的潜在能力和自身的优势，缓解心理症状，更好地适应社会生活。

（1）治疗原则：支持性心理治疗的基本原则是二元治疗，一方面直接改善症状，另一方面是维持、重建自尊或提高自信、自我功能和适应技能。

（2）适应证：适用于各类的危机症状，包括适应障碍、躯体疾病、药物滥用、生活突发事件、慢性疾病等。

（3）常见的治疗方法：倾听、共情、安慰与开导、解释、建议和指导技术、暗示等。

2. 自由绘画心理治疗（free painting psychotherapy）　是一种表达性艺术治疗，美国精神病医学南姆伯格是艺术心理治疗的奠基人。自由绘画心理治疗是精神疾病患者常用的心理治疗技术。患者可通过绘画及其创作性的自由表现过程，利用非言语工具，将潜意识内压抑的情绪情感与冲突呈现出来，并且在绘画的过程中获得疏解与满足，从而达到诊断与治疗的良好效果。绘画心理治疗是简便实用的一门技术，可以用于个体心理治疗、集体心理治疗。

（1）治疗意义：在创作过程中，宣泄负面情绪；透析内在的心理冲突，缓解负面情绪，修复和重建认知，从而解决心理问题；促进患者的社会功能恢复，有利于精神疾病患者的康复。

（2）适应证：自闭症、思维迟缓、抑郁症、大脑损伤、幻觉妄想等不善言谈的患者，饮食障碍、物质滥用、精神分裂症等患者。

（3）治疗过程

第一阶段：治疗前准备阶段。选择个体心理治疗或集体心理治疗。如是集体心理治疗，需要组建同质性组员。

第二阶段：绘制阶段。此阶段明确本次绘画治疗的主题。通过不同主题的引导语，将感受到的内心体验用绘画的方式形象化。

第三阶段：自我探索阶段。小组组员从当下情绪情感着手，在安全的氛围下，逐渐深入到无意识深处，发掘内在的心理冲突，找到症结之所在。

第四阶段：分享阶段。通过小组组员各自分享作品，小组组员分享作品给予其的感受，来丰富对作品的认知视角，补充和重建患者的认知。

3. 结构性家庭治疗（structural family therapy）　是应用最广泛的一种家庭治疗，是由萨尔瓦多·米纽钦于20世纪60年代创建的。该治疗认为家庭问题或个体症状的根源在于家庭结构的功能失调，如家庭领导功能不明确、家庭界限不清楚、家庭关系扭曲等，都能使家庭成员在这样病态的家庭关系中产生病态情感和行为障碍。治疗的目标是有针对性地重建家庭结构，改变相应的规则，并将家庭系统僵化的、模糊的界限变得清晰并具有渗透性，设法改变维持家庭问题或症状的家庭互动模式，以使家庭能够解决其问题。

（1）治疗原则：针对整个家庭成员，而不是单一某个家庭成员；家庭治疗的任务是使每个家庭成员了解家庭病态情感结构，改善和整合家庭功能。

（2）治疗过程

第一阶段：与家庭接触。建立良好的医患关系，获得患者及家庭的信任。

第二阶段：评估家庭结构。运用角色扮演、绘制家谱图、家庭雕塑等方法，了解家庭的社会文化背景、成员间的交互作用模式，包括家庭成员间的沟通方式、权威的分配与执行、情感上的亲近与否、家庭角色的界限是否分明等方面。

第三阶段：打破旧的系统平衡。与其他疗法不同的是，结构式家庭治疗师为打破原有家庭系统中的失调行为模式，往往会先支持处于劣势或边缘地位的家庭成员，然后再公平地分配自己的支持力给其他成员；也可以加入一个强势地位的成员来搅动家庭旧有模式；治疗师也可以加入某个家庭联盟来对抗一些家庭成员。最后，治疗师不管加入哪个家庭成员、家庭联盟，都要整合整个家庭，形成一个治疗系统。

第四阶段：家庭的重新建构。治疗师运用设置界限、重新定义等技术，帮助家庭重新建立交互作用模式，以取代家庭中功能失效的交往模式。重建包括改变家庭规则、明晰界限和重新结盟等。通过重新建构，使每个家庭成员意识到问题属于家庭，而不是属于个体，并让家庭成员明白必要的结构改变是解决家庭问题的根本所在。

4. 集体心理治疗（group psychotherapy）　又称团体治疗，是指治疗师对同类问题的患者在集体情境中提供心理帮助的一种心理治疗形式。可以通过商讨、训练、引导等方法，解决组员共有的心理问题或相似的心理障碍，引导出新的积极的有利于治疗的潜在因素。建立封闭式、连续性小组，通过阶段性的集体治疗，每次治疗就一个主题展开讨论，相互交流、共同探讨，彼此启发、鼓励与支持，使组员观察分析和了解自己与他人的心理行为反应，从而改善人际关系，增强社会适应能力，促进人格成长。

（1）治疗原则：一般治疗小组中有 6～8 名患者，1～2 位治疗师。选择组员时，应注意组员的同质性，包括年龄、性别、教育程度、领悟能力等方面类似，与异质小组相比，同质小组能够更快地建立起一致性，互相获得的支持更多，冲突更少，组员的参与度较高；注意选择具有同类问题的组员，即具有同一类心理问题的患者组成一组；治疗师要保持公平、平等、接纳，鼓励患者倾诉和情绪情感宣泄；保密原则，规定参与者不与其他人议论小组中发生的事情；封闭式、连续式的小组形式，中途可离开小组，但小组一旦开始，不允许新成员入组，除非是征得所有组员同意。

（2）适应证及禁忌证

适应证：社会技能缺损、恐惧症、疼痛处理、贪食症和厌食症、性心理障碍等。

禁忌证：精神分裂症、焦虑症、偏执型精神病、反社会型人格、脑损害者、持续性言语者、极端自恋者等。

（3）治疗过程

第一阶段：形成阶段。建组，由 1 位治疗师作为组长，1 位护士作为助理，6～8 位患者作为组员，注意组员的同质性；组长带领组员订立保密条约，治疗师描述小组性质与目标、说明小组规则、组员自我介绍、引导组员发言、聚焦成员期望。治疗师营造团体氛围，形成彼此信任、良好的治疗关系。

第二阶段：过渡阶段。此阶段，小组成员会出现焦虑和各种抗拒形式，组长帮助组员在交流中认识并表达各种负性情绪，学习建设性提出问题，体会自己在小组中承担的责任，乐于面对并解决矛盾，而非回避矛盾。

第三阶段：工作阶段。此阶段组员进行自由表达和深度交流，突破沟通限制，敢于发表不同意见，组员能够倾听彼此的不同声音，增加成员间的信任与接纳，帮助小组发展成熟。治疗师应允许组员暴露冲突，坦诚对质，并修通冲突，学会以积极的方式来认识和处理情绪。

第四阶段：结束阶段。处理自己对小组分离的焦虑，进行集体治疗效果评估，治疗师进行总结并分享作业。结束治疗为走进现实生活做准备。

（四）心理治疗的实施过程

1. 心理诊断阶段 探索心理行为问题的成因及相关因素，制订治疗目标。此阶段关键是要与患者建立良好的医患关系，以取得患者的信任，让患者愿意自由地倾诉其内心的痛苦。心理治疗师通过从患者及其家人收集到的信息，注意患者对有关事件的看法、情绪及行为反应，找到造成患者心理行为问题的核心冲突问题，向患者说明心理治疗的目的、方法和预期效果。与患者共同商讨，制订治疗目标和治疗方案。

2. 心理治疗阶段 目的是帮助患者改变其认知、情绪或行为。在心理治疗的过程中，治疗师为患者提供了有力的外在环境和良好的人际关系，通过运用说明、解释、建议、支持、训练等方法，促使患者在治疗关系中产生理解、领悟、重建认知等功能。此阶段，不同学派的治疗方法各异，心理治疗师可根据自己的理论倾向选择适合患者的治疗方法。

3. 巩固阶段 目的是心理治疗师要帮助患者巩固治疗效果，适应治疗关系结束。心理治疗师要帮助患者重新回顾治疗要点，检查治疗目标实现的情况，进一步巩固所取得的成果，并向其指出还有哪些应注意的问题。

二、心理治疗过程中的护理

（一）心理护理的概念

1. 心理护理的定义 心理护理是指在心理治疗过程中，护士在护理程序中运用心理学的理论和技术方法，积极影响患者的心理活动，帮助患者减轻痛苦，以达到护理目标的治疗方法。

2. 心理护理与心理治疗的关系 心理护理与心理治疗既有联系又有区别。心理护理与心理治疗的目的都是为了治疗疾病，促进患者的心理与精神症状的康复。不同的是，心理护理强调护士发挥与患者接触最密切的职业优势，运用心理学的理论与方法紧密结合躯体护理，更好地促进患者的身心健康。

（二）心理护理的实施程序

1. 治疗前的护理

（1）心理治疗环境的配置：良好的心理治疗环境有助于心理治疗的实施，减轻患者的紧张焦虑状态，降低防御心理。心理治疗需要一个安静、温馨舒适的空间，能够满足患者对私密性与保密性的要求。治疗室要配备些舒适的座椅或沙发、衣帽架、茶几，摆放些鲜花或盆景，给患者温馨舒适感，有益于患者解除顾虑，接受治疗。

（2）建立良好治疗联盟：护患关系的和谐程度对心理护理是至关重要的。在整个干预过程中，护士需要对患者保持尊重、关心、共情和支持的态度，取得患者的信任，建立良好的治疗联盟，这样才能发现患者心理问题的细节，有助于护士为患者提供有针对性的建议和分析。

（3）资料的收集：在建立良好的护患关系的基础上，可以通过以问题为中心的会谈，从患者及其家人获取患者的个人背景材料（包括患者的成长史、性格、家庭成员、职业、生活习惯等），对治疗目标和治疗的期待，有利于明确治疗目标，制订适合于患者的治疗方案。

2. 治疗中的护理 心理治疗的过程中，护士主要是做好治疗师的助手，帮助保持安静、无人打扰的环境，做好资料的收集、提供治疗师和患者所需的帮忙等。在与患者接触时，了解患者的病情动态变化和心理活动。例如，对待关系妄想和被害妄想患者，应给予同情和安慰；对夸大妄想患者不能争辩；对被钟情妄想患者要保持严肃；对躁狂患者应避免激惹性语言。因此，治疗中的心理护理的目的在于满足患者的基础生理需要和安全的需要，同时要注意满足患者自尊心和自信心的需要。

3. 治疗后的护理 结束治疗后，护士要陪同患者离开治疗室，预约好下一次的治疗时间，并耐心听取患者的治疗反馈，将信息及时反馈给治疗师，与治疗师共同商讨治疗方法等。

第二节 工娱与康复治疗及护理

案例 4-2

王某，女，65 岁，患精神分裂症 15 年，做过药物治疗，偏方也用过不少，但是症状一直不见好转。听家人描述，王女士由于长期患有精神病，脾气非常大，家人为此非常苦恼，前来接受检查治疗。

问题：王女士在服药期间，症状稳定的前提下，还应做哪项治疗？

一、工娱治疗及护理

（一）工娱治疗的概述

1. 工娱治疗的概念 工娱治疗（occupational and recreational treatment）是通过工作、劳动、娱乐和体育活动等手段，缓解患者的精神症状，恢复其社会功能和认知能力，促进患者康复的一种常见治疗方法。目前，工娱治疗不仅在我国各地精神卫生中心、综合医院广泛使用，在院外也已成为精神疾病的预防与康复工作中的有效防治措施。

2. 工娱治疗的临床意义

（1）通过参加有计划、有目的的工娱治疗，有利于转移患者对病态体验的注意力，缓解焦虑、抑郁或恐惧等异常情绪，提高治疗的依从性。

（2）通过系统化、规律化的工娱活动，一定程度上矫正了患者生活被动、懒散、孤僻等不良行为，增加了患者与外界环境的接触，调动了患者自身的主观能动性，提高了患者对外界环境的适应能力。

（3）可以增强患者的体质，促进患者机体的代谢能力和防御能力，有利于改善睡眠和饮食，帮助患者重建生活信心，恢复患者的社会功能。

3. 工娱治疗的基本条件

（1）从事工娱治疗的医护人员的素质与能力：除了应具备精神病学专业基础知识，还应具备一定的组织管理能力，且有广泛兴趣爱好，熟练掌握各种工娱治疗的操作技术，并具备一定的音乐、舞蹈、绘画等文体活动的表演及指导能力。

（2）工娱治疗室的环境与设备：环境宽敞、布置温馨舒适、安全。有一间大的活动室作为集会、放电影或放电视、录像等。另外，设工疗间、娱疗间、阅览室等，室外有运动场，场内设有各种球类活动设施等。工娱治疗室环境布置应简洁、舒适、美观、挂有以鼓励语言为主的挂画。

4. 工娱治疗的适应证与禁忌证

（1）适应证：适用于各类急性、慢性精神障碍的间歇期或恢复期患者。

（2）禁忌证：凡是意识障碍、极度兴奋、高热或其他严重的躯体疾病、严重潜逃、自杀、自伤、伤人及冲动性行为等均不适宜工娱治疗。

（二）工娱治疗的内容

1. 文娱活动类 如组织患者唱歌、跳舞、欣赏音乐、影视赏析、绘画、制作小手工艺品、玩玩具等，组织音乐会、舞会、联谊会、茶话会、陶艺兴趣班等，举办书法比赛、绘画比赛、服装表演等。文娱活动适用于情绪抑郁或情感淡漠的患者，可引发患者的注意力，激发对周围事物的兴趣，重建自信。

2. 体育活动类 组织患者参加晨跑，做早操、工间操，球类运动如乒乓球，棋牌类活动，集体游戏和比赛等，如踢毽子、跳绳、拔河比赛等。体育活动适用于亢奋型患者，通过大动作使患者安静下来。

3. 职业劳动训练 组织患者整理床铺、打扫卫生、浇水、耕地、除草等，适用于慢性衰退痴呆患者，通过简单易行的操作，提高患者的社会功能。

4. 学习与健康教育 组织患者每日看新闻、读报纸；学习医院有关制度、配合医院工作；举办康复经验交流会、医学科普知识讲座、治疗期疑难问题问答会。

（三）工娱治疗的实施过程

1. 医嘱 病房医生可以根据患者的病情和需要下工娱治疗医嘱。

2. 填写工作治疗申请单 填写工娱治疗申请单，注明患者的姓名、性别、年龄、职业、兴趣爱好、特长等，同时还应注明患者的诊断、精神症状、治疗情况、躯体情况、有无暴力行为及其他注意事项。同时，根据患者病情、职业、兴趣爱好、特长等，提出工娱治疗项目建议。

3. 治疗前的准备 工娱治疗医护人员接到申请单后，首先应仔细阅读病历，与主治医生和护士详细了解患者的病情，并与患者进行治疗前的谈话，一方面接触患者，全方位掌握患者的病情；另一方面要告知患者工娱治疗的意义、方法、内容和注意事项，取得患者的信任和合作。

4. 治疗中的观察 确定患者做工娱治疗的项目后，由工娱治疗的护士做好病情的观察记录，内容包括患者在治疗中的表现，如患者的接受程度、主动性、持久性、完成的质量、与护士合作的程度、精神症状的变化等情况。

5. 治疗结束后的处理 根据病情的变化需要结束治疗或疗程已结束时，工娱治疗师应在观察记录的基础上，书写工娱治疗总结（表 4-1）。内容主要包括患者精神状态的变化、体质的变化，学会了哪些技能、工娱治疗疗效判定等，并列入病房病历和工娱治疗室留档。

表 4-1 工娱治疗与特殊工娱治疗记录单

姓名： 性别： 年龄： 床号： 住院号：

日期	时间	工娱治疗项目						特殊工娱治疗项目					总体效果评估				治疗师
		影视赏析	棋牌	阅读	户外	健身	其他	书画	手工	瑜伽	音乐	舞蹈	优秀	良好	一般	较差	

（四）工娱治疗的护理

1. 护士对待患者须热情、诚恳、有高度的责任心和耐心 工娱治疗室应建立健全工作人员职责和各项医疗护理常规、仪器设备保管、安全等方面的制度。

2. 工娱治疗前的注意事项 在工娱治疗前，应根据患者病情、职业及爱好、特长，选择项目，切不可千篇一律，影响患者发挥各自的爱好与特长。

3. 工娱治疗过程中护理的注意事项

（1）工娱治疗方案应随患者的病情改善程度，调整工娱项目。

（2）在工娱治疗过程中，护士应观察患者的精神状态变化，认真清点和管理好各种物品、器材和危险物品，防止患者伤人或自伤。还应随时注意患者的动向，如要中途离开时，应予以陪伴；住院患者参加工娱治疗时，认真清点人数，以防患者走失。

（3）在工娱治疗过程中，护士应积极关注患者，注意观察患者病情，如出现情绪不稳定或有特殊行为时，应及时采取有效措施，终止工娱活动。

4. 护士督促、指导、奖励患者完成各项工娱治疗的内容

（1）对兴趣不高的患者，应鼓励其加入到活动中。

（2）对不愿参加工娱治疗、卧床、懒散，行为退缩患者，治疗上应安排集体游戏激发兴趣，分配定额任务，限期完成。

（3）对接受能力差和操作生疏的患者，应耐心指导，不可指责、讽刺。

（4）智能低下患者，应多鼓励、教育，使其慢慢接受，可选择听故事、学唱歌、学习基本生活技能等项目。

（5）制订奖励条例，定期召开成品展览会，对表现突出的患者给予精神和物质奖励，达到行为矫正的目的。

5. 善于诱导出患者在活动中出现的各种心理问题。

二、康复治疗及护理

（一）康复治疗的概述

1. 康复治疗的概念 康复治疗（rehabilitation treatment）是指通过对精神疾病患者进行生活、职业、学习等技能的反复训练，来恢复或减轻疾病对患者心理社会功能的损害，以尽量提高其社会生活技能，减轻精神残疾，重新回归社会的一种治疗方法。精神疾病的康复治疗是康复医学中的一个重要组成部分。

2. 康复治疗的临床意义 康复治疗过程是患者适应与再适应的过程，能充分发挥精神疾病患者的剩余能力，提高其对外界环境的应对能力；转移对病态的注意力，减轻病态体验，缓解焦虑、抑郁等情绪；激发患者兴趣爱好，通过康复治疗，改善认知，促进社会功能恢复；促进患者与外界环境的接触，调动主观能动性，改善其社会角色水平和生活质量，获得以平等的权利参加社会生活。

3. 康复治疗的基本原则

（1）功能训练：是康复治疗的方法和手段，训练患者的心理活动、语言交流、躯体活动、日常生活、职业活动及社会活动等方面的能力。

（2）全面康复：是康复治疗的准则和方针，通过康复治疗，使患者在生理、心理和社会三个方面的功能均得到全面、整体的康复。

（3）回归社会：是康复治疗的目标和方向。通过功能改善和条件的改变，使得患者成为独立自主和有价值的人，能够重新回归到社会生活中，履行社会职责，并对社会做出贡献。

4. 康复治疗的适应证 社会交往障碍者，环境适应不良者（如学习压力、职业倦怠），焦虑抑郁状态者（如焦虑症、强迫症、应激障碍、患者家属的应激心理状态）；病情相对稳定的精神障碍者（如心境障碍、精神分裂症），生活技能障碍者（如儿童精神发育迟滞、儿童孤独症、学习技能发育障碍），癔症性精神病及其他持久的癔症性精神障碍、器质性精神障碍者（如老年痴呆、脑血管病所致的精神障碍、癫痫所致的精神障碍，慢性躯体疾患所致的精神障碍等），精神活性物质或非成瘾物质所致的精神障碍（如酒精所致的精神障碍、药物依赖所致的精神障碍），中度及以上程度的精神发育迟滞及伴有精神障碍的精神发育迟滞。

（二）康复治疗的训练内容

1. 生活技能训练 适用于病期较长的慢性衰退的精神疾病患者、急性发病期过后的精神疾病患者。患者往往表现为行为退缩、情感淡漠、活动减少、生活懒散、仪表不整，甚至不能生活自理。通过训练，使精神疾病患者逐步培养适应生活环境的能力。

生活技能训练内容，包括训练个人卫生、饮食、衣着、排便等日常生活活动，康复治疗师可通过手把手的训练及督促练习，或通过模拟的家居环境及实地练习，并结合奖励刺激。

2. 社会交往技能训练 精神疾病患者的社交障碍常表现为语音单调，无抑扬顿挫，缺乏面部表情，无或少有眼神接触，对别人的提问反应迟缓或做出不恰当的反应。依据社会学习理论对患者进行训练，帮助患者获得或恢复人际交往及应对社会生活所必需的技能。

社会交往技能训练内容包括交谈时的目光对视、体态、姿势动作、面部表情、语调变化、声音大小、语速快慢等，并结合工娱治疗，培养患者的兴趣爱好，丰富患者的文娱生活。

知识拓展

社会交往技能训练具体分为五个步骤：

1. 训练前评估　评估患者目前的社交现状，包括目光、体态、面部表情、语音语调、交往方式等。

2. 制订训练目标　由治疗师与患者共同商量，制订最终的训练目标，包括能准确地表达自己的想法；在需要时，能找到和得到周围人的及时帮助等。

3. 训练操作　包括引导、示范、角色扮演、评估、纠正指导、家庭扮演、家庭作业等步骤，进行教育和问答训练，并结合心理治疗中的认知疗法。

4. 实际运用　进行场景训练，如设计解决困难的训练，鼓励患者参与外界的社交活动。

5. 技能维持　如在角色训练后让患者回到实际生活中去，并解决实际问题，完成家庭作业。因此有利于提高患者社会适应能力、改善其职业功能水平及提高患者生活质量等。

3. 药物治疗的自我管理技能训练　通过对患者进行精神类药物常识、药物的作用、常见的不良反应等科普，使患者了解药物治疗对预防精神疾病症状的复发，预防病情恶化的重要意义，自觉接受药物治疗自我管理的训练、坚持治疗。药物治疗自我管理技能训练包括学习安全用药的技巧，每次用药应认真查对标签；治疗中遇到出现不良反应时，应立即报告医生，不能自行停药；医生确认安全后，继续按医嘱用药；自我感觉精神状态良好，不能擅自停药。

4. 职业技能训练　通过职业技能训练，使患者具备一定的工作就业能力，为患者重新回归社会做好准备。职业技能训练是医院康复和社区康复阶段共同承担的一项重要康复措施，尤其侧重于社区康复。可选择一些工序相对简单、技术要求低、形势比较简单的作业进行训练，如除草、清扫地面、拆线团、糊纸袋等；也可选择工艺制作方面的训练等，并对患者做回归社会前的职业训练等。

（三）康复治疗的实施过程

1. 康复评估　对患者的社会功能缺损程度做评估。特别注意的是康复评估是评定患者的现有社会功能缺损程度，而不是诊断患者患了哪种精神疾病。例如，某慢性精神疾病患者“不会自己穿衣服”，“不会自己穿衣服”是该患者缺损的一项社会功能。

2. 确立康复目标　首先，康复治疗以患者是否愿意接受治疗，重新习得社会生活技能作为康复目标制订的前提。其次，根据患者的康复评估和病情，以及家庭、社会对患者的角色要求，为患者确定切合实际的康复目标。例如，某位精神疾病患者，病前是位学生，能较好地照顾自己，病后不会自己穿衣服、不会自己吃饭、不能去学校上课，其父母要求：只要能在家自己穿衣服、自己吃饭就可以。根据康复评定及家庭要求，该患者的康复目标就是：自己穿衣服、自己吃饭。

3. 制订康复方案　根据康复评估和康复目标，制订康复方案。首先，要确定患者服用药物达到精神状态最佳、不良反应最小程度的维持剂量，以确保患者的最佳配合状态，有利于康复方案的顺利进行。接下来，对患者设计康复治疗训练计划。在选择康复训练项目时，应注意不宜操之过急，从简单到复杂，先易后难，从家务劳动过渡到社会工作，直至恢复原有的工作能力。如由康复师示范穿衣服的过程，使用模拟的玩具娃娃进行模拟，指导患者一步一步穿衣服等。康复方案的实施场所可根据康复目标而定，可在康复机构、也可在家庭中实施。如需要在住院条件下实施，则医院要设立模拟场景和社会环境。

4. 康复治疗的效果评定　康复方案按时完成后，应由康复师或精神科医师评定康复实施的实际效果。已达到了康复目标要求，并且康复效果良好，可结束此阶段康复治疗，再找出患者另一个社会功能缺损表现，进行康复评估，制订康复方案，实施康复治疗，直至患者的社会功能全部恢复；如没有达到康复目标，则要调整康复方案，继续实施康复治疗。

（四）康复治疗的护理程序

1. 在初次评估之前，应详细了解患者基本情况 主要包括病情、情绪反应、社会关系、患病前职业、日常生活的技能、家庭关系、家庭成员对患者患病的反应、经济状况等，以便找到可充分利用的资源，制订合理的康复治疗方案，评估康复治疗效果。

2. 在康复治疗前的护理工作 主要包括向患者、家庭成员详细介绍康复项目，以及康复治疗的医护人员，与患者、家庭成员共同制订康复治疗目标和康复治疗方案，充分得到患者、家庭成员的认同，以便配合康复治疗。

3. 在康复治疗过程中的护理工作 主要包括鼓励患者坚持达到康复目标，发掘患者的优点以便帮助其克服困难。还有，应对患者技能训练进行评估，观察患者对技能训练的接受程度、主动性、持久性和完成质量，与护士的合作程度，患者精神症状的变化情况和家庭作业的完成质量，以便及时调整治疗方案，达到良好的康复治疗效果。

4. 综合性治疗护理 患者在药物治疗较好的控制下，一般心理治疗、工娱治疗、康复治疗会综合实施，使患者得到全方位的综合性治疗护理。

（许　凯）

第三节　药物治疗与护理

案例 4-3

患者，女，38 岁，工人，于 17 年前因个人感情受挫而缓慢起病，表现为彻夜难眠，兴奋话多，内容杂乱，凭空听到有人说话，认为有人控制自己，情绪不稳定，不能正常学习，生活能力下降，就诊于某精神病医院，诊断为精神分裂症。本次于半个月前无明显诱因出现夜不眠，凭空听到有人说话，情绪不稳定，敌视、打骂家人，不吃饭等表现，由家属送至医院就诊。门诊以精神分裂症收入院。精神检查：患者意识清，思维松散，存在言语性幻听，被害妄想，情感反应不协调，行为紊乱，无自知力，社会功能受损。医嘱给予氟哌啶醇肌内注射、利培酮口服治疗。入院第二日患者出现眼球向上凝视，头颈转向一侧，说话困难，吐字不清。

问题：

1. 患者出现的是什么反应？
2. 护理人员应如何处理？

精神障碍的药物治疗是指通过应用精神药物来改善和矫正病态思维、心境和行为的一种治疗手段。20 世纪 50 年代初，第一个治疗精神障碍的合成药物氯丙嗪出现，开创了现代精神药物治疗新纪元，并产生了一门新兴学科——精神药理学，是当今医药学发展最快、最活跃的领域之一。20 世纪 80 年代新一代非典型抗精神病药的开发和推出，使精神疾病治疗又迈上新台阶。

精神药物的种类繁多，按其临床作用特点分为抗精神病药、抗抑郁药、心境稳定剂（抗躁狂药物）、抗焦虑药四大类。

一、精神药物的分类及作用机制

（一）抗精神病药

抗精神病药主要用于治疗精神分裂症及其他具有精神病性症状的精神障碍。这类药物能有效地控制患者的幻觉、妄想、思维障碍、精神运动性兴奋和行为紊乱等阳性症状，部分药物特别是新一代抗精神病药还可以改善孤僻懒散、动力低下和社会退缩等阴性症状。

抗精神病药物按药理作用分为第一代和第二代抗精神病药，第一代抗精神病药又称典型抗精神病药、传统抗精神病药、神经阻滞剂或多巴胺受体阻滞剂。第二代抗精神病药又称非典型抗精神病药、非传统抗精神病药、新型抗精神病药。

1. 第一代抗精神病药　主要药理作用是阻断中枢多巴胺 D_2 受体，对阳性症状效果较好，对阴性症状效果不理想。代表药物有氯丙嗪、氟哌啶醇、奋乃静、舒必利等。第一代抗精神病药的优势在于对阳性症状效果较好，具有明显的抗幻觉、妄想作用，但对阴性症状效果不理想，改善认知功能效果差，而且不良反应较大，特别是引发锥体外系不良反应和催乳素水平升高的比例较高，患者服药的依从性不好，目前其临床应用已明显减少。

2. 第二代抗精神病药　除了作用于多巴胺 D_2 受体外，还对其他神经递质受体影响广泛，尤其是对 5-羟色胺（5-HT）受体有阻断作用。代表药物有氯氮平、利培酮、奥氮平、喹硫平、阿立哌唑、齐拉西酮、帕利哌酮、氨磺必利等。与第一代抗精神病药相比，第二代抗精神病药与多巴胺 D_2 受体亲和力较低，而与 5-羟色胺和去甲肾上腺素（NE）受体的亲和力较高。第二代抗精神病药能有效治疗阳性和阴性症状，不良反应少，尤其是锥体外系的不良反应很少出现，少数药物能够导致催乳素分泌增加。患者治疗的依从性增加。自 20 世纪 90 年代以来，利培酮、奥氮平、喹硫平、齐拉西酮等新型抗精神病药被广泛应用于临床。

目前认为，所有的抗精神病药物都因能够阻断脑内多巴胺受体而具有抗精神病作用。第一代抗精神病药主要是对多巴胺受体、5-羟色胺受体、肾上腺素受体、胆碱受体和组胺受体具有阻断作用，第二代抗精神病药主要是对 5-羟色胺和多巴胺 D_2 受体起阻断作用。

（二）抗抑郁药

抗抑郁药是指治疗各种抑郁障碍和能够预防抑郁症复发的一类药物，部分抗抑郁药对强迫、惊恐和焦虑情绪有治疗效果。

1. 传统抗抑郁药　包括三环类抗抑郁药、四环类抗抑郁药及单胺氧化酶抑制剂。三环类抗抑郁药主要抑制突触前神经元对去甲肾上腺素的重摄取，使突触间隙中去甲肾上腺素的浓度增高，对 5-羟色胺的作用略小，代表药有丙咪嗪、阿米替林、氯米帕明、多塞平等。四环类抗抑郁药是在三环类抗抑郁药的基础上发展起来的，代表药为马普替林。单胺氧化酶抑制剂因不良反应大，禁忌较多，目前临床很少使用。

2. 新型抗抑郁药　是目前临床上应用较广泛的抗抑郁药物，包括选择性 5-羟色胺再摄取抑制剂、去甲肾上腺素和多巴胺再摄取抑制剂、5-羟色胺和去甲肾上腺素再摄取抑制剂、选择性去甲肾上腺素再摄取抑制剂、5-羟色胺阻滞和再摄取抑制剂、去甲肾上腺素能和特异性 5-羟色胺能抗抑郁药、褪黑素能抗抑郁药。新型抗抑郁药与传统抗抑郁药疗效相当，但毒副作用小，使用安全。

选择性 5-羟色胺再摄取抑制剂是 20 世纪 80 年代陆续应用于临床的新型抗抑郁，这类药物的作用机制是选择性抑制突触前膜对 5-羟色胺的重摄取而发挥抗抑郁作用。目前临床常用的有氟西汀、帕罗西汀、舍曲林、氟伏沙明、西酞普兰和艾司西酞普兰。

（三）心境稳定剂（抗躁狂药）

心境稳定剂既往称为抗躁狂药，除抗躁狂作用外，对双相情感障碍尚有稳定病情和预防复发的作用。心境稳定剂主要包括锂盐（碳酸锂）和某些抗癫痫药如卡马西平、丙戊酸钠。此外抗精神病药（如氯丙嗪、氟哌啶醇）及苯二氮䓬类药物（如氯硝西泮、劳拉西泮等），对躁狂发作也有一定疗效。

1. 碳酸锂　是锂盐，以锂离子形式发挥作用，其抗躁狂发作的机制是能抑制神经末梢钙离子依赖性的去甲肾上腺素和多巴胺释放，促进神经细胞对突触间隙中去甲肾上腺素的再摄取，增加其转化和灭活，从而使去甲肾上腺素浓度降低，还可促进 5-羟色胺合成和释放，有助于情绪稳定。

2. 丙戊酸盐 常用的有丙戊酸钠、丙戊酸镁，并有双丙戊酸钠缓释制剂。丙戊酸盐对快速循环型双相障碍、混合型躁狂疗效明显，肝脏、胰腺疾病患者慎用，妊娠妇女禁用。

（四）抗焦虑药

抗焦虑药是一类主要用于消除或减轻焦虑、紧张、恐惧，稳定情绪，兼有镇静催眠、抗惊厥作用的药物。目前临床上使用的抗焦虑药包括两大类，即苯二氮䓬类和非苯二氮䓬类。

1. 苯二氮䓬类药物 是目前应用最广泛的抗焦虑药，包括地西泮、阿普唑仑、劳拉西泮、艾司唑仑、氯硝西泮等。

2. 非苯二氮䓬类药物 有丁螺环酮、坦度螺酮。通常剂量下没有明显的镇静、催眠、肌肉松弛作用。还有部分具有抗焦虑作用的抗抑郁药如帕罗西汀和多塞平、β 肾上腺素能受体阻断剂如普洛萘尔等。

二、精神药物的临床应用

（一）抗精神病药物

抗精神病药物的治疗作用主要包括：①抗精神病作用，即消除幻觉、妄想等症状（改善阳性症状）；②激活或振奋作用（治疗阴性症状和认知缺陷）；③非特异性镇静作用（控制激越、兴奋、躁动或攻击行为）；④巩固疗效，预防复发。

1. 适应证 用于治疗精神分裂症、偏执型精神障碍、躁狂发作、其他具有精神病性症状的各类精神障碍及预防精神分裂症的复发。

2. 禁忌证 严重的心血管、肝脏、肾脏、血液系统疾病及全身感染者应禁用。重症肌无力、青光眼、既往同种药物有过敏史者也应禁用。白细胞降低、老年人、孕妇和哺乳期妇女、儿童应慎用。

3. 应用原则 药物的选择主要取决于常见不良反应、靶症状、个体差异、各类药物药理学特点和既往用药情况等因素。对于合作的患者，以口服给药方式为主，剂量应遵循个体化治疗原则，通常采用逐渐加量法，从小剂量开始，1～2 周逐渐加至有效治疗剂量。对于治疗依从性差、不合作的患者，可以选择速溶片、口服液或长效制剂。儿童、老年患者的用量应酌情减少。

抗精神病药的长期维持治疗可以显著减少精神分裂症的复发。维持剂量通常比治疗剂量低。对于首发病例、缓慢起病的患者，维持治疗的时间至少需要 5 年；而多次发病、缓解不全或经常波动的患者则建议终生服药。

（二）抗抑郁药

1. 适应证 适用于治疗各类以抑郁症状为主的精神障碍。还可用于治疗焦虑症、惊恐发作、恐惧症、创伤后应激障碍、神经性贪食。氯米帕明可用于治疗强迫症。

2. 禁忌证 严重的躯体疾病（心、肝、肾功能障碍）患者慎用，孕妇尽量避免使用。

3. 应用原则 与抗精神病药一样，应从小剂量开始，在 1～2 周内逐渐增加至最高有效剂量。当患者抑郁症状缓解后，应以有效剂量继续巩固治疗至少 6 个月。随后进入维持治疗阶段，维持剂量一般低于有效治疗剂量，可视病情及不良反应的情况逐渐减少剂量。反复发作、病情不稳定者应长期维持用药。

（三）心境稳定剂（抗躁狂药）

1. 适应证 适用于双相情感障碍、躁狂发作、精神分裂症的情感症状的治疗。

丙戊酸盐可与锂盐合用治疗难治性患者；卡马西平与锂盐合用预防双相情感障碍患者复发效果较好。

2. 禁忌证 锂盐对心脏、肾脏具有一定的不良反应，因此患有急性肾炎、慢性肾炎、肾功能不全、严重心血管疾病、重症肌无力、妊娠前三个月及缺钠或低盐饮食者禁用。严重肝肾疾病患者、妊娠妇女应禁用丙戊酸盐。青光眼、前列腺肥大、糖尿病、酒精依赖患者慎用卡马西平，白细胞减少、血小板减少、肝功能异常及妊娠妇女应禁用。

3. 应用原则　小剂量开始，逐渐增加剂量，饭后口服。锂盐治疗多在 7～10 天起效，由于锂盐的中毒剂量和治疗剂量十分接近，故在使用中要密切监测血锂浓度，以此调整药量。卡马西平不能加药过快，易导致眩晕或共济失调。

（四）抗焦虑药

抗焦虑药的主要作用是抗焦虑，其中苯二氮䓬类药物还具有镇静催眠和抗惊厥作用。

1. 适应证　临床应用广泛，常用于各种神经症、心身疾病、睡眠障碍、应激障碍、癫痫、各种躯体疾病伴随的焦虑、紧张、失眠、自主神经功能紊乱等症状的治疗。

2. 禁忌证　儿童、老人、怀孕期和哺乳期女性、心血管疾病者、肝肾功能损害者、明显认知功能损害者谨慎使用。睡眠呼吸暂停、重症肌无力、过敏、意识障碍者，以及酒精、中枢抑制剂使用时都应禁用。

3. 应用原则　使用药物时应根据患者的病情特点选择不同特性的药物，一般不提倡两种以上的药物同时使用。用药不宜超过 6 周，对确需长期服用者，连续用药不应超过 3～6 个月。急性期患者开始剂量可稍大，药物剂量依病情不同而定，剂量由小到大依次为镇静催眠用药、抗焦虑用药、酒戒断替代治疗。

三、精神药物的常见不良反应及处理

大多数的精神药物会产生程度不同的不良反应，特别是长期使用或剂量较大时，更易出现药物的不良反应。发生不良反应除药物因素外，还与患者的年龄、性别、遗传因素、过敏体质等因素有关。因此，在临床应用过程中，处理和预防药物不良反应非常重要。

（一）抗精神病药

抗精神病药的药理作用非常多，因此不良反应及特异质反应也较多。

1. 锥体外系反应　是传统抗精神病药治疗过程中最常见的神经系统不良反应，主要临床表现包括四种。

（1）急性肌张力障碍：是最常见、最早出现的症状，常在首次服药数小时或数天内发生，以儿童、男性患者比较常见。表现为痉挛性斜颈、颈后倾、说话困难、眼上翻、张口困难、吐舌等，患者常伴有焦虑、烦躁、恐惧等情绪，也可伴有出汗等自主神经症状。肌内注射东莨菪碱 0.3mg 可即时缓解或减少抗精神病药的剂量。

（2）静坐不能：表现为无法控制的激越不安、不能静坐、反复走动或原地踏步，多发生在服药后 1～2 周，发生率为 20%～50%。各种抗精神病药均可引起，以氟哌啶醇发生率最高。轻者可安抚患者，转移患者注意力。重者则遵医嘱减少抗精神病药物的剂量或使用抗胆碱能药物。苯二氮䓬类药物，也可治疗静坐不能，对部分患者有效，这可能与其镇静、抗焦虑、肌肉松弛作用有关。

（3）迟发性运动障碍：多见于长期应用抗精神病药物的患者，用药时间越长，发生率越高。主要表现为有节律、不自主的刻板式异常运动，口、唇、舌、面部的不自主运动较突出，有时伴有肢体或躯干的舞蹈样动作。目前尚无有效治疗方法，早期发现，及时处理是治疗原则。

（4）类帕金森症：一般在治疗 1～2 个月发生。主要表现为运动不能、主动言语少、静止性震颤、肌张力增高和自主神经功能紊乱，严重者可出现吞咽困难、全身性肌强直类似木僵。如病情稳定，可减少抗精神病药的剂量。若患者病情不允许，不可减少剂量，应更换锥体外系反应较轻的药物，也可加用抗胆碱能药物。

2. 代谢内分泌的不良反应　抗精神病药导致的体重增加和催乳素分泌增加比较常见，长期用药患者较多见。氯氮平、奥氮平、利培酮所致的体重增加是由于药物直接作用于与进食有关的中枢神经受体而产生，因此应注意定期监测体重、血糖和血脂。指导患者饮食，制订合理的运动计划，减少高脂、高糖食物，多食高纤维、低热量的食物和蔬菜。催乳素分泌增加较常见，妇女中常见泌乳、闭经和性快感受损，吩噻嗪类药物可以产生妊娠试验假阳性。男性较常见性欲丧失、勃起困难和射精抑制。

3. 体位性低血压 多发生于用药初期，加量过快、体质较弱、老年及基础血压偏低者较易发生。主要表现为突然改变体位时，出现头晕、眼花、心率加快、面色苍白、血压下降，可引起晕厥、摔伤，严重时可呈现出休克症状。因此应注意监测患者血压的变化，尤其对年老体弱的患者，要密切观察服药过程中血压的变化。护理过程中要嘱咐患者，变换体位时动作要缓慢，如感觉头晕时，应尽快平卧休息，以防意外发生。严重或反复出现低血压者，应医嘱减药或换药。

4. 胃肠道不良反应 多出现在服用抗精神病药的初期，表现为恶心、食欲缺乏、便秘或麻痹性肠梗阻。多数患者在用药一段时间后可自行消失，严重者，经减药或停药即可恢复。对于便秘的患者要嘱其多吃富含维生素的蔬菜和水果，常做腹部按摩以促进肠蠕动，养成定时排便的习惯，必要时遵医嘱使用麻仁软胶囊、开塞露等协助排便。

5. 过度镇静 大部分的抗精神病药可引起过度镇静，一般多为首次使用或剂量过大、服药次数过多而引起。表现为嗜睡、乏力、思维迟缓、主动性降低，对周围环境缺乏关注。轻者可不予处理，随着治疗时间的延长，患者能够逐渐适应或耐受，重者遵医嘱予以减药。

6. 恶性综合征 是非常严重的不良反应，发生率仅为1%左右，但死亡率高达20%以上。恶性综合征的发生与药物用量过高、加量过快、合并躯体疾病、营养不足等因素有关。表现为意识波动、肌肉强直、高热和自主神经功能不稳定。可使用肌肉松弛剂和促进中枢多巴胺功能的药物治疗。

7. 其他不良反应 抗精神病药物还有许多不常见的不良反应，如氯氮平、氯丙嗪等引起的白细胞减少症、谷丙转氨酶（ALT）的一过性升高、药疹、尿潴留、QT 间期延长、心源性猝死等。

（二）抗抑郁药

抗抑郁药的不良反应相对较轻，发生的严重程度与血药浓度、躯体状况、剂量有关。

1. 对自主神经系统的影响 是最常见的不良反应，表现为口干、便秘、视物模糊、头晕等，多是由于抗抑郁药的抗胆碱能作用所致。要做好健康宣教，嘱患者多饮水，多吃水果和蔬菜，向患者讲解药物知识，使患者认识到随着机体对药物的适应，不适感会逐渐减轻，必要时遵医嘱对症处理。

2. 对中枢神经系统的影响 多数抗抑郁药具有镇静作用，表现为嗜睡、乏力等，患者能很快适应。三环类抗抑郁药可以降低抽搐阈值，可能会诱发癫痫发作。若药物剂量过大可能会导致共济失调，患者双手出现细微的震颤，可以减量或换药。

3. 对心血管系统的影响 是主要不良反应，出现血压升高、心动过速、体位性低血压、头晕等，因此要定期监测血压，检查心电图，一经发现异常，立即遵医嘱减药或停药。

4. 对消化系统的影响 多数抗抑郁药可引起恶心、呕吐、消化不良、便秘等。可通过饭后服药、小剂量开始减轻上述不良反应。

5. 对代谢和内分泌系统的影响 可出现程度不同的体重增加、轻微的乳腺胀满、溢乳等。性功能障碍可随抑郁症的好转和药物的减少而改善。

（三）心境稳定剂（抗躁狂药）

1. 锂盐的不良反应及处理 早期出现乏力、口渴、恶心、呕吐、腹泻、手颤、耳鸣、眩晕，由于锂盐的持续摄入，患者持续烦渴、多尿、体重增加、黏液性水肿。能耐受者可不做特殊处理，不能耐受者应减药或停药。用药过程中，鼓励患者多饮水，多吃咸一些的食物，以增加钠的摄入。密切监测血锂浓度变化，发现异常，及时提示医生减药或停药。

锂盐的不良反应与中毒之间并无截然分界线，严重的不良反应可能就是锂中毒的前兆。如果使用锂盐的患者出现粗大震颤、反复呕吐和腹泻、困倦、烦躁不安、意识障碍时，应第一时间考虑锂盐中毒，立即停药，急查血锂浓度。

2. 丙戊酸盐的不良反应及处理　因丙戊酸钠主要在胃内吸收，故容易引起恶心和胃痉挛，一般出现在治疗早期，减药或继续治疗可减轻或消失。其常见不良反应有镇静、体重增加、震颤及脱发。

（四）抗焦虑药

不良反应及处理：常见有困倦、乏力、头晕、嗜睡、口干、视物模糊、过度镇静，严重者可引起共济失调、吐词不清、暂时性遗忘，甚至出现谵妄、意识障碍。长期用药可产生耐受和依赖性。依赖主要包括躯体依赖和精神依赖。躯体依赖症状多发生在持续用药 6 个月以上者，突然停药会产生戒断症状，如失眠、焦虑激越加重，肌肉震颤、多汗、头疼、恶心，甚至诱发癫痫。因此，抗焦虑药在使用过程中尽量避免长期使用，停药、减药时应逐渐缓慢进行。

四、药物治疗过程中的护理

（一）护理评估

1. 躯体状况评估　①既往史及诊治情况；②目前的躯体状况；③进食、睡眠和排泄状况；④基础代谢状况；⑤肢体活动状况。

2. 精神状况评估　①病程多长，是否接受过系统治疗；②既往患病的症状表现、严重程度、持续的时间；③患者的现病史。

3. 药物依从性评估　①患者对药物治疗的态度，是否合作；②患者有无拒药、藏药想法或行为；③患者对药物的不良反应有无担心或恐惧。

4. 药物知识评估　①患者对疾病和服用药物的关系是否了解；②患者对所服用药物作用的了解程度；③患者对坚持服药重要性的认识。

5. 社会支持评估　①患者的亲属掌握精神药物知识的情况；②家庭支持力度，家庭成员是否有时间和精力照顾患者的治疗和生活；③患者有无经济能力完成服药过程。

6. 药物不良反应评估　①既往出现不良反应的情况；②患者对不良反应的耐受性、有无情绪变化；③患者本次用药发生不良反应的可能性；④拮抗药物对缓解不良反应的效果；⑤患者自我处理不良反应的经验。

（二）常见护理问题

1. 不合作　与自知力缺乏或不能耐受不良反应等因素有关。

2. 自理缺陷　与药物不良反应、运动障碍、活动迟缓等因素有关。

3. 睡眠形态改变（失眠或嗜睡）　与药物不良反应、过度镇静等因素有关。

4. 便秘　与药物不良反应、活动减少等因素有关。

5. 知识缺乏　缺乏疾病、药物和预防保健相关知识。

6. 有跌倒/坠床的危险　与药物不良反应所致的步态不稳、共济失调、体位性低血压等因素有关。

7. 实施暴力行为的危险　与药物不良反应所致的激越、焦虑、难于耐受不良反应等因素有关。

8. 焦虑　与知识缺乏、药物不良反应等因素有关。

9. 营养失调　与吞咽功能下降、进食少、自理能力下降等因素有关。

（三）护理措施

1. 建立良好的护患关系　由于精神病患者的特殊性，大多数患者缺乏自知力，不愿意接受治疗，建立良好的护患关系，能够提高患者合作程度。

2. 提高患者服药的依从性　向患者和家属介绍疾病的特点、药物治疗的必要性、不良反应及减轻办法，争取患者和家属的积极配合。

3. 严格落实服药制度　护士在发药时严格执行三查八对，服药到床头，看护服下，检查口腔、水杯。对不合作的患者要保证半小时内不离开视线，以免患者弃药。对劝说无效，藏药严重的患者应及时向医生汇报，更换给药途径。

4. 观察并处理药物不良反应 对初次用药、正处于加药过程中、用药量大和合并用药的患者，护士应密切观察，当患者有不适主诉或出现不良反应时，及时通知医生并遵医嘱给予干预，尽快减轻或消除不良反应，同时给予患者心理护理，消除不安和恐慌。

5. 维持基本生理需要 保证患者的营养摄入是药物治疗顺利进行的基础。患者因药物不良反应导致食欲下降、恶心、呕吐，可指导患者少食多餐；对吞咽困难者，可缓慢进餐或遵医嘱给予软食、流食，必要时给予鼻饲或静脉输液，以保证每日摄入量。

6. 对患者和家属进行健康宣教 对患者采用个体化、有针对性的宣教，如所用精神药物的作用、特点及服用方法；疾病的转归、复发及巩固治疗的重要性；如何应对药物不良反应；以及按时复诊，遵医嘱用药等。对家属采用集体宣教或一对一宣教的方式，内容包括：疾病的发病机制、病情表现；介绍用药知识、服用及保管方法；药物的不良反应及应对措施；巩固与维持治疗的重要性；定期带患者门诊复诊，不可自行停药或减药；复发的征兆等。

第四节 物理治疗与护理

一、无抽搐电休克治疗与护理

无抽搐电休克治疗（MECT）是在电痉挛治疗的基础上进行的改良，即在电痉挛治疗前使用静脉麻醉剂和肌肉松弛剂对骨骼肌的神经-肌肉接头进行选择性的阻断，使电痉挛治疗过程中的痉挛明显减轻或消失。

（一）适应证

（1）严重抑郁，有强烈自伤、自杀企图及行为或明显自责自罪者。

（2）极度兴奋躁动、冲动伤人者。

（3）拒食，违拗和紧张性木僵者。

（4）精神药物治疗无效或对药物治疗不能耐受者。

（二）禁忌证

无抽搐电休克治疗无绝对的禁忌证，但有些疾病可以增加治疗的危险性（即相对禁忌），必须高度警惕，具体如下：

（1）脑器质性疾病：大脑占位性病变、脑血管疾病、中枢神经系统炎症、新发的颅内出血，尤其脑肿瘤和脑动脉瘤应注意。

（2）导致心功能不稳定的各类心脏病。

（3）急性的全身感染、发热。

（4）出血或不稳定的动脉瘤畸形。

（5）视网膜脱落。

（6）嗜铬细胞瘤。

（7）各种导致麻醉危险的疾病（如严重的呼吸系统与肝肾疾病等）。

（三）无抽搐电休克治疗的护理

在行无抽搐电休克治疗前，应向患者及家属介绍治疗的目的、过程、效果、适应证等，征得患者及家属同意并签署知情同意书，完成必要的辅助检查，如血常规、血生化、心电图、脑电图或CT等。

1. 无抽搐电休克治疗术前护理 ①治疗前一天协助患者清洗头发，以免油污影响通电效果。

②治疗前 8 小时停服抗癫痫药和抗焦虑药或治疗期间避免使用。③治疗前 6～8 小时内禁食、禁水、禁吸烟，避免在治疗过程中发生呛咳、误吸、窒息等意外。④每次治疗前应监测患者的生命体征，如体温>38℃，或脉搏>130 次/分，或血压>160/110mmHg，通知医生暂停治疗一次。首次治疗前应测量体重。⑤临近治疗前排空大小便，取下活动义齿、发夹及各种装饰物品，解开领扣及腰带。去除指甲油，以免影响血氧饱和度的测量。⑥准备治疗所需物品（如牙垫、导电膏、电极片、胶布、生理盐水等）及必要的急救药物和器械（气管插管、开口器、除颤仪等用物）。⑦打开监护仪、治疗仪，心电图、除颤仪处于工作状态。

2. 无抽搐电休克治疗术中护理　①协助患者仰卧于治疗床上，四肢自然伸直或嘱患者闭眼睛做深呼吸，以缓解紧张情绪。②连接心电监护仪，监测血压、血氧饱和度、心电图等。③遵医嘱给予麻醉剂和肌松剂，硫酸阿托品 0.5mg（心率超过 100 次/分时不用），可减少呼吸道分泌物，并兴奋心脏传导系统，防止患者发生心律失常。异丙酚 1.5～2.5mg/kg 做诱导麻醉。氯化琥珀胆碱 0.8～1.0mg/kg 使肌肉松弛。④待患者睫毛反射迟钝或消失、呼之不应、推之不动、自主呼吸停止时，置入牙垫，用手紧托下颌，防止下颌脱位，开始通电治疗。⑤发作时，患者的面部及四肢肢端出现细微的抽动，此时注意观察患者血氧饱和度变化，随时使用面罩加压给氧，使血氧饱和度保持在 95%以上。⑥抽搐停止，取出牙垫，保持呼吸道通畅，直至患者自主呼吸恢复、呼吸频率均匀、睫毛反射恢复、血氧饱和度平稳。⑦将患者转运至恢复室继续观察。

3. 无抽搐电休克治疗术后护理　①患者取侧卧位或仰卧位，头偏向一侧，避免舌后坠阻塞气道影响呼吸，并利于唾液外流，预防吸入性肺炎。观察患者的呼吸、意识情况，直至呼吸平稳，意识完全恢复后解除血氧监测，一般监护 15～30 分钟。②待患者完全清醒后方可离开恢复室，协助患者缓慢起床，严防坠床、摔伤。③治疗后 2 小时方可视吞咽情况进水及少量流食，切忌大量、急切进食，尤其是固体食物，待下顿进餐时间再进食普食。因为治疗中使用麻醉剂和肌松剂的残余作用易导致噎食。④注意观察有无头痛、呕吐、背部及四肢疼痛、谵妄等不良反应，无不适经医生同意后由护士陪同回病房。⑤告知患者及家属治疗期间勿让患者饮酒、吸烟，因酒精与麻醉药同时使用可能会导致对麻醉药物的不敏感，影响麻醉剂量的判断，吸烟可使分泌物多而增加治疗中窒息和吸入性肺炎的危险。⑥勿开车或操作有危险的机械等，否则可能会由于患者的判断力和反应能力不灵敏而发生危险。

4. 无抽搐电休克治疗的并发症处理　无抽搐电休克治疗并发症的发生率较传统电痉挛治疗低，而且程度较轻。常见的并发症有头痛、恶心、呕吐、近记忆减退、全身肌肉酸痛等，一般不需要特殊处理，头痛患者指导患者去枕平卧，缓慢深呼吸，头痛剧烈的患者遵医嘱给予止痛药，并观察止痛药物的不良反应及疗效，同时做好心理疏导，鼓励患者树立信心，配合治疗。严重的可出现麻醉意外、延迟性窒息、严重心律不齐，应及时给予心肺复苏。

二、重复经颅磁刺激治疗与护理

重复经颅磁刺激治疗是利用时变磁场重复作用于大脑皮质特定区域，产生感应电流改变皮质神经细胞的动作电位，从而影响脑内代谢和神经电活动的生物刺激技术，是在经颅磁刺激基础上发展起来的具有治疗潜力的神经电生理技术。反复经颅磁刺激的频率为 1～20Hz 不等，低频刺激（≤1Hz）可降低神经元的兴奋性，高频刺激（10～20Hz）可提高神经元的兴奋性。与发射型计算机断层扫描仪不同，重复经颅磁刺激不需麻醉，不诱发癫痫，不引起定向障碍和认知损害。

（一）临床应用

1. 抑郁症　目前研究发现重复经颅磁刺激治疗抑郁症的效果与氟西汀相似，也有研究表明与氟西汀有协同作用，合并抗抑郁药（如艾斯西酞普兰）治疗难治性抑郁症是安全、有效的。

2. 躁狂发作　高频率重复经颅磁刺激右侧前额叶背外侧皮质对躁狂发作有一定的控制作用。

3. 焦虑症 前额叶背外侧皮质是调节惊恐障碍的脑功能区域之一，研究发现 1Hz 频率的重复经颅磁刺激作用于患者右侧前额叶背外侧皮质两周后，焦虑症状得到显著缓解。

4. 创伤后应激障碍 有研究表明，应用重复经颅磁刺激在患者的右侧额叶皮质，结果患者的创伤后应激障碍症状明显缓解。而且在同样的刺激强度和治疗时间条件下，高频率（10Hz）刺激的疗效明显优于低频率（1Hz）刺激组。

5. 精神分裂症 重复经颅磁刺激目前已被应用于治疗精神分裂症的幻觉和阴性症状。低频率重复经颅磁刺激可改善幻听症状；高频率重复经颅磁刺激可改善患者的阴性症状。

（二）重复经颅磁刺激治疗的护理

1. 治疗前做好充分准备和心理护理 询问患者既往史，严重心、肺、肝和肾疾病，脑部手术和癫痫病史，器质性病变均为重复经颅磁刺激治疗禁忌证。做心电图、脑电图、头颅 CT 等辅助检查。护士应向患者解释治疗目的、效果及治疗后反应，提高患者对治疗的认知，消除顾虑，配合治疗。

2. 认真做好治疗中配合 协助患者摆体位，嘱患者双目微闭、全身放松，戴好耳机。注意观察有无不良反应。目前重复经颅磁刺激治疗不良反应的报道常见的有头痛、头部不适、纯音听力障碍、耳鸣等。有关研究者认为重复经颅磁刺激治疗引发的头痛是一种紧张性头痛，与头皮及头部肌肉紧张性收缩有关，如出现可采用按摩的方法缓解，或遵医嘱在治疗前应用镇痛剂预防；耳鸣、纯音听力障碍可以通过佩戴耳塞预防。另外高频率重复经颅磁刺激（>10Hz）能诱发癫痫发作，特别对有癫痫家族史者要慎用，在治疗前需认真检查患者的脑电图是否异常，如有异常应及时通知医生，尽量避免选择重复经颅磁刺激治疗。

3. 治疗后处置 重复经颅磁刺激治疗结束后，撤除刺激线圈和耳机。嘱患者在治疗室休息，继续观察患者有无不良反应，必要时测量生命体征及心电图检查。

三、脑功能（障碍）治疗与护理

脑功能障碍治疗又名脑循环系统治疗，是利用脑功能障碍治疗仪特制的非介入性电磁刺激线圈（治疗头）输出特定规律的、频率可达 50Hz 的交变电磁场，直接透过颅骨达脑内深层组织，产生的感应电流可直接作用于脑细胞和脑血管等，改善脑部血管弹性及血液循环，引导患者脑磁功能趋向正常化、秩序化，分为磁疗部分和电疗部分。

（一）适应证

1. 磁疗部分 适用于缺血性脑血管病、神经症（焦虑、神经衰弱、失眠、脑疲劳等症状）、颅脑损伤性疾病的辅助治疗。

2. 电疗部分 适用于缺血性脑血管疾病、脑损伤性疾病、小儿脑瘫及由上述疾病引起的肢体运动功能障碍；焦虑、失眠、偏头痛。

磁疗部分与电疗部分既可同时使用，也可单独使用。

（二）禁忌证

（1）全身及颅内出血性疾病的急性期患者禁用。

（2）颅内感染、颅内肿瘤患者禁用。

（3）孕妇禁用。

（4）使用心脏起搏器者禁用。

（5）严重的心、肝、肺、肾衰竭的患者禁用。

（6）对磁疗作用有明显不良反应者禁用。

（7）体质极度虚弱者禁用。

（三）脑功能（障碍）治疗的护理

（1）护士应熟练掌握脑功能障碍治疗仪的操作步骤，动作轻柔、准确，以取得患者信任。

（2）对第一次接受治疗的患者，应耐心解释，说明仪器的原理、作用及使用方法，使其积极配合、愉快地接受治疗。

（3）治疗时易磁化的物品（如手表、磁卡等）应远离治疗区。

（4）在治疗过程中护士应经常巡视，及时听取患者的反应，随时调整治疗强度，并认真做好治疗效果的评估、记录和分析。

四、大脑生物反馈治疗与护理

生物反馈疗法是利用现代电子仪器，将人体内部的某些生理功能检录下来，并放大，转换成声、光或数字信号，经显示系统反馈给个体，使个体根据反馈信号学习调节、控制自己的这些生理功能，达到预防疾病的目的。

在精神科的治疗领域中，生物反馈常常与松弛技术相结合。常用的生物反馈有肌电反馈、皮电反馈、皮温反馈、脑电反馈等。

大脑生物反馈治疗（即脑电反馈治疗）是通过脑电传感器采集到原始的脑电信号，通过系统进行信号放大、记录和分析，给出一个或多个反馈信号。脑电活动的节律及振幅与情绪、注意力等有密切的联系。通过大脑生物反馈可对人体特定的脑电活动进行长期训练，可改变脑电的频率和波幅。一般采用额极双导联。

1. 适应证　国外多用于癫痫的治疗。精神科可用于焦虑症、抑郁症、失眠、儿童多动症等的治疗。

2. 禁忌证

（1）不合作和兴奋不安的精神病患者。

（2）头皮有感染的患者。

（3）脑部器质性病变患者，如脑瘤、脑出血等。

（4）意识不清，昏迷的患者。

3. 大脑生物反馈治疗的护理

（1）在做生物反馈治疗前，向患者讲解治疗的目的、方法，以取得患者的配合。

（2）用生理盐水或酒精擦净患者前额的表皮油脂、汗水，避免脑电信号收集不正确而影响治疗效果。

（3）治疗座椅选择有靠背，舒适的沙发，采用放松的姿势。

（4）在治疗过程中保持环境安静，一般一次治疗 20 分钟，避免干扰而影响效果。

（5）最好每天坚持一次治疗，以睡觉前治疗为佳。

（吴玉兰）

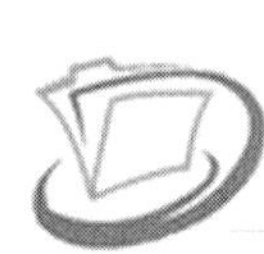

第五章　精神科常见的危机状态的防范及护理

学习目标

掌握：暴力行为的诱发因素；暴力行为的先兆性行为、语言及情感；暴力行为发生前、发生时、发生后的护理措施；自杀行为的征兆性评估；自杀的预防；自杀发生时的紧急救护；出走、噎食、吞食异物的概念、防范及处理措施。

熟悉：暴力行为的精神障碍性、心理性因素；自杀的概念及分类；自杀的精神障碍性因素；自杀意愿强度的评估；自杀的护理诊断；出走、噎食、吞食异物患者的表现。

了解：暴力行为的类型；暴力行为的社会学因素；暴力行为的护理诊断；暴力行为的护理评价；自杀的其他原因；自杀的护理评价；出走行为发生的原因；噎食、吞食异物的原因及危险因素。

精神科的危机状态指的是精神障碍患者突然发生的、个体无法控制的、有可能危及自身及他人生命安全或损坏物品等需要立即干预的状态。这种危机状态常常由患者的精神症状引起，如幻听、被害妄想、抑郁情绪等。常见的表现形式有暴力行为、自杀自伤、出走、噎食窒息、木僵、外伤等。这些行为不仅危害患者自身健康和生命，而且对他人或周围环境也会产生严重威胁。因此，对精神疾病患者危机状态的防范和护理是精神科护理中非常重要的一部分。临床工作中如何防范意外事故发生、发生后如何及时有效救治，对保证患者安全有着重要的作用，这也是精神科护士必须掌握的基本功之一。本章重点阐述精神科危机状态相关概念、包含的内容、发生的原因、如何防范及怎样进行应急处理，旨在培养我们的安全意识和处理危机状态的技能，以保护患者及医务人员的人身安全，维护临床工作正常进行。

第一节　暴力行为的防范与处理

案例 5-1

患者，男，21 岁，大二学生，其祖母有精神分裂症病史，半年前追求同班女同学遭拒后，一直情绪不振，近 3 个月来，总感觉周围人对其指指点点，议论他全家都是精神病，还说他癞蛤蟆想吃天鹅肉。上课注意力不集中，在宿舍里多次与同学发生冲突，近两个月来感觉周围人的议论更严重了，遂与他人发生争吵，并砸坏了同学的电脑，认为同学在网上给他造谣，说他坏话。父母知道后为其办理休学，并强行带到医院进行治疗。精神检查：患者神志清楚，有定向力，自知力差，对医生的检查十分排斥，并警告医生："我没病，必须得让我出去，否则有什么后果你们要负责的。"患者病前性格内向、少语、自卑、没有知心朋友。医生以精神分裂症收入院。

问题：

1. 对于此患者，如何进行日常护理？
2. 如果该患者发生暴力行为，护理人员如何处理？

暴力行为是精神科最为常见的危机状态，据罗西（Rossi，1986）的研究报道，到急诊室求诊的精神障碍患者中 60%的患者出现过暴力行为，而强制入院的患者中 82%曾经有过暴力行为。暴力行为可以发生在患者家中、社区中或者医院内，因此，对暴力行为的识别和处理，是精神科医护人员工作的重要内容之一。

暴力行为通常是患者在精神症状影响下突然针对自身、他人、特定人群或社会采取的一种强烈的攻击性行为，这种行为可能体现为肢体攻击、言语攻击或者象征性的攻击行为，可以对患者、家庭及社会造成严重危害甚至危及患者生命。具体的行为表现是打人、踢人、咬人、吐口水、谩骂、威胁、破坏物品等。有学者将上述行为分为两大类：一类为情绪型，其暴力行为发生在情绪基础上，行为特点往往伴有强烈的、失控的愤怒情绪体验。另一类为手段型，患者的暴力行为只是达到某种目的的一个手段，往往不伴有强烈的情绪体验。

暴力行为可见于各类精神障碍患者，常见的有精神分裂症、情感性精神障碍、人格障碍、精神活性物质依赖、脑器质性精神障碍、病理性激情等。暴力行为攻击对象以患者亲属最为常见，其次为朋友、熟人、同事、邻居甚至是陌生人。一般情况下，患者在攻击前就对受害人抱有敌对态度。精神科临床工作人员需要对患者的暴力行为及时预测、严加预防和及时处理。

一、护理评估

（一）发生暴力行为的原因及危险因素

1. 精神障碍　大多数患者在实施暴力时都处于精神症状控制下，常见症状包括妄想、幻觉、躁狂状态、冲动、情绪障碍和意识障碍等。发生暴力行为的原因由于患者所患精神疾病不同、精神症状不同而有所区别：精神分裂症患者一般是受到幻觉或妄想的影响，其中以被害妄想最为常见，认为他人会伤害自己，先发制人，对他人进行攻击。这种受妄想症状控制发生的冲动伤人往往突然发生，难以预防；躁狂发作患者心境高涨，思维奔逸，易激惹，精神运动呈兴奋状态，常常因为要求未得到满足或活动受限发生暴力行为。而引起躁狂患者情绪波动的事情他人也很难掌控；抑郁发作患者的暴力行为发生率不高，但需要注意有部分患者通过杀人来达到对自己判处死刑的目的，即间接性自杀；另外抑郁症患者扩大性自杀行为因其巨大危害性也日益引起社会关注；器质性精神障碍患者由于判断力下降或意识障碍均可引发暴力行为，此类患者的暴力行为常常突然发生、突然消失，具有紊乱性和波动性的特点，且行为本身与器质性病变的严重程度呈平行关系；精神活性物质依赖的患者常常由于药物、酒精、毒品得不到满足爆发伤人毁物行为；此外反社会型人格障碍、精神发育迟滞患者由于对冲动或暴力攻击控制能力差也容易发生暴力行为。根据国内外文献报道，暴力行为与精神疾病相关性数据描述如下：在实施暴力行为个体中，精神分裂症患者占 84.6%，器质性精神障碍患者占 7%，反应性精神障碍患者占 1.9%，其他精神障碍患者占 2.9%，可见暴力行为个体以精神分裂症患者居多。

2. 心理学因素　不是每一个有精神疾病的患者都会出现暴力行为，也不是每一个受到挫折的个体都表现出冲动反应，所以当个体受到挫折或受到精神症状控制时，是采用暴力攻击还是以退缩、压抑、否认等方式来应对，与个体性格、既往应对方式及心理发育过程密切相关。有学者对暴力行为人进行研究，早期心理发育时期的个体生活在与暴力行为密切相关的环境中，是影响这个人是否选择暴力行为进行应对的很重要的因素。另外，生活经历中习惯以暴力行为来应对挫折的个体也很容易再次发生暴力行为。因此，既往有暴力行为史的个体，尤其是近期发生过暴力行为的，需要医护人员高度关注。心理学家研究发现，易发生暴力行为的个体具有下列性格特征：①多疑、固执、缺少同情心与社会责任感；②情绪不稳定、易冲动、易激惹，易产生挫折感；③缺乏自信或高度自尊，应对现实能力差，不善人际交往。

3. 社会人口学因素　社会环境、文化背景及人口学等因素都会对精神障碍患者的暴力行为产生影响。如社会就业、升学、婚恋及人际交往压力过大都会使精神疾病患者的情绪发生变化，进而诱发暴力行为。不同文化背景下成长的个体由于对暴力行为认知不同，也会对其本人是否采取攻击性行为产生影响，如男权至上文化环境、家暴频发的家庭背景下成长的个体，更容易采取暴力手段来解决冲突。社会学习理论认为，暴力行为是人在社会化过程中由内在和外在共同学习的结果，内在学习指的是实行暴力行为时的自我强化，而外在学习来源于对角色榜样（如父母、亲友、同伴或崇拜的偶像等）的观察。在人口学因素中，患者的年龄、性别、受教育程度、婚姻状况、工作性质等都与暴力行为呈现不同的相关性。如青壮年男性患者较儿童、老年及女性患者更容易发生暴力行为；受教育程度低的患者较受教育程度高的患者暴力行为的发生率高，且破坏性更大；在婚姻状况方面，单身患者较已婚患者发生暴力行为的可能性更大。

4. 诱发因素 常见的诱发因素包括以下几个方面：①不良的自然环境因素。如患者所处空间过于拥挤、狭小、嘈杂、缺少隐私保护，或者天气过于炎热、病房的封闭管理等都可以诱发患者的暴力行为。②抗精神病药物的不良反应。患者耐受性差，某些药物的不良反应可能会诱发暴力行为。③工作人员与患者交往时言行不当或距离过近。临床医护人员由于自身工作态度问题或者语言行为过于随意均可对患者的情绪产生影响，如医护人员之间当着患者的面低声谈笑，会加重患者妄想、幻听等症状从而诱发暴力攻击。或者工作人员经验不足，与患者交流时人际距离掌握不准确，让患者感觉受到侵犯也可以诱发暴力行为。④患者的需求没有得到满足时也会诱发暴力行为。如患者缺乏自知力，被家属强制送到医院接受病房封闭式管理时、患者被要求强行服药时都会诱发暴力行为。因此，护理人员在制订护理计划时应该充分考虑上述问题，尽量避免诱发因素的发生。

（二）暴力行为的预见性评估

当精神疾病患者出现下列行为或反应时，常常是即将要发生暴力行为，可以视为暴力行为的先兆，医护人员一定要高度警惕。

1. 先兆行为 多数患者在暴力行为发生前会出现一系列异常兴奋的动作，如不能静坐、来回踱步、双手握拳、手臂肌肉紧张、捶打物体、下颚紧绷、面部肌肉紧张、有敌意地盯视他人或警觉地四处张望、呼吸急促、出汗、震颤、突然停止正在进行的动作、交谈过程中突然离去或推挡他人、躲向窗边或墙角等人少的地方等。

2. 先兆语言 患者暴力行为发作前语言方面也是有先兆的，如突然提高音量、喊叫、嘲讽、谩骂、诅咒、威胁现实或想象中的对象，反复的发牢骚、抱怨、说怪话，如念叨自己受到不公正对待、扬言要采取暴力行为，有时语言含糊不清、反复纠缠工作人员要求出院、增加一些不合理要求等。

3. 先兆情感 发生暴力行为前，患者的情感大多波动较大，如兴奋性逐步升高、激惹性增高、异常欣快、突然激动、愤怒、敌对、怀疑他人、异常焦虑、拒绝治疗护理、不执行病房管理规定等。

此外，器质性精神障碍患者发生暴力行为前，有部分患者出现意识状态改变，如思维混乱、定向力丧失等。上述先兆症状说明患者原有的精神疾病突然加重或出现波动，突发攻击行为的可能性大大提升。基于对医护人员人身安全的考虑，在对此类患者进行评估时，需注意不要将患者带到封闭的空间，如治疗室、办公室等，不要单独对患者实施检查、不要用言语或行为激惹患者。如必须在单独房间进行医护工作时，工作人员要与患者保持一臂以上距离，可以侧身45°面对患者，千万不要转身背对患者，确保身上没有可以被患者当作武器的物品，如钢笔、首饰、领带等，工作人员应保持房门打开，且处于房间出口位置，一旦出现意外可及时离开，并迅速呼救。

医护人员除了要对患者先兆症状进行评估外，还要评估患者所处的病房环境，以采取相应措施减少人员伤亡和财产损失。如病房是否有其他患者、是否有贵重器材物品、空间是否足够工作人员实施保护性约束、受到威胁的人员是否有出口逃走、患者身边是否有可作为武器的器具等，这也对护理人员的病房管理工作提出了更高的要求。

目前，评估患者暴力行为除了依靠医护人员的专业观察外，还可以使用一些心理评估工具来预测患者的攻击性。如精神症状评定量表、攻击风险因素评估量表、精神障碍患者攻击行为预测问卷等。

二、护理诊断/问题

1. 有暴力行为的危险（针对他人）　与妄想等精神症状、既往应对方式、社会文化背景、环境因素有关。

2. 有自伤或伤人的可能　与精神症状、认知行为模式及心理应对方式有关。

三、护 理 目 标

（1）患者在住院期间不发生伤人毁物的暴力行为。

（2）患者能确认造成自己激动、愤怒的因素，并能控制自己的行为或寻求帮助。

（3）患者能学会以适当的方式表达自己的情绪或需求。

（4）患者能学会用积极、健康的方式处理挫折、紧张、愤怒的感受。

（5）患者能改变认知和行为，恢复社会功能。

四、护 理 措 施

（一）预防性措施

护士在对患者进行暴力行为评估后，要重点观察有攻击倾向的患者，及时给患者提供有效的干预措施，尽量将暴力行为消除在萌芽状态。

1. 控制精神症状，确保药物治疗效果　积极治疗原发病，坚持遵医嘱用药是防范患者暴力行为的基础。护理人员与患者交流时也要不断渗透坚持治疗的意义，护士在病房发药时，一定要监督患者服药到口，且服药后要检查口腔，严防口腔内藏药。对于拒不服药的患者，可以单独与家属商讨选用相应药物制剂，采取暗服的方式，达到治疗疾病的目的。在精神科，只有确保药物被患者正确、安全的服下，才能保证对精神症状的控制，降低暴力行为发生率。

2. 加强环境管理，营造安全病房　良好的病房环境可提高患者的安全感进而保持情绪稳定，病房环境要保持安静、整洁、宽敞、温度适宜，尽可能关掉音响、电视等减少噪音干扰，房间要避免人员过多、嘈杂、光线过强、温度过高等不良刺激。如果条件允许，尽量不要将有暴力倾向患者和其他患者安置在同一病房。此外护理人员要严格执行病房安全管理制度，定时定人进行安全检查，各种危险物品，如水果刀、剪子、火柴、打火机不得带入病房；清洁工具也应有专人保管，如拖把、扫帚、消毒液等，以免被患者拿做攻击的工具；定期对病区保洁人员、探视家属进行安全教育，杜绝各环节安全隐患。

3. 注意交流技巧，满足患者合理要求　与患者沟通交流时医护人员的态度要和蔼可亲，语调要和缓平稳，交谈时调解自己身体的位置，保持与患者平视的高度，避免使用刺激性语言，不与患者进行争论，对于有暴力倾向患者至少要保持一臂以上的交往距离，距离过近会让患者感到威胁或压迫，从而激发其攻击性。此外交流时医护人员应将双手置于白大衣口袋外面，避免紧张性、威胁性、突然性的姿势，避免在患者面前或视线内与他人低声私语或发出不恰当的笑声，以免其产生敌对情绪。如果条件允许，可以安排患者较为信任的医护人员为其服务。可以适当满足患者的一些要求，如吃零食、吸烟、提前或推后一些护理操作、暂缓处理个人卫生等，以缓和患者情绪。

4. 鼓励患者自控，注重健康宣教　护士可以在平时的临床工作中教会患者正确表达情绪，鼓励患者以适当的方式宣泄情绪或表达愤怒，如写文字记录、绘画、捶打沙袋或枕头、撕纸、听舒缓音乐、做运动、转移注意力等，达到提高自我控制能力、减少暴力行为的目的。日常护理过程中护士还可以为患者提供处理愤怒情绪的一些实用方法，如尽快离开不良刺激的环境，进行放松训练等，另外要向患者明确讲解暴力行为的后果，当感到无法自控时，可求助医护人员给予保护性约束。告知患者日常生活中避免参加竞争性的游戏活动，如扑克、棋类等。

（二）暴力发生时的护理措施

一旦暴力行为不可避免，应遵循“安全第一，劝诱为主，将危害降到最低限度”的原则，立即采取紧急措施，尽可能减少暴力行为带来的负面影响。“安全第一”即首先应考虑人员安全，包括医护人员、暴力行为人、其他患者及其亲属，尽快疏散围观人群，转移被攻击对象。必要时启动危机状态处理预案，选派有经验的医护人员处理暴力行为。同时要严防患者发生意外，如坠楼、触电、自伤、自杀等。告诫暴力行为人家属不可擅自行事，一定要密切配合工作人员协同处理。

1. 立即寻求帮助 患者出现攻击他人或破坏物品等攻击行为时，在场护士要第一时间呼叫其他工作人员进行协助，必要时请求保安人员支持，在人力优势下达到震慑患者、控制场面的目的。

2. 尽快控制局面 由一位工作人员在正面作为主要劝导人与患者沟通，其他工作人员分散在患者两侧，防止患者突然冲动，但要注意保持一米左右的距离。与此同时，工作人员要尽快转移被攻击对象，疏散围观人群，维持周围环境的安全、安静，避免进一步激惹患者。

3. 语言劝诱、安抚 虽然精神障碍患者发生暴力行为的原因、诱因各不相同，语言安抚不一定会起作用，但好言劝慰、满足患者一些要求，以及和缓、平稳的语音语调有助于稳定患者的情绪，为寻求专业人员帮助赢得时间。劝慰患者时，应使用简单、清楚的语言提醒患者暴力行为的后果，也可用坚定、冷静的语气告诉患者将危险物品放在一旁，然后找时机迅速拿开。必要时让患者信任的亲属、主治医护人员出面进行语言安抚也有一定的效果。

4. 解除患者武装，进行保护性约束隔离 如果语言劝诱、安抚无效，工作人员之间可以相互配合，一组人员在正面继续吸引患者的注意力，另一组人员从两侧或后面趁其不备快速夺下危险物品或者解救被攻击对象。患者手中武器危害性较大时，可以由保安或警察出面制服。如若患者手中没有武器，可以由 4 名工作人员同时行动，分别负责固定患者的一个肢体，一起协力将患者仰卧在床上给予约束性保护，协同行动应果断迅速、协调准确，在不伤害患者的前提下，快速制服。制服患者后，可选用约束带或约束衣等工具将其约束在保护床上，约束过程中要对患者进行告知，避免患者过于恐慌、激烈反抗进而伤害自己或工作人员。约束成功后，进一步进行安全检查，去除患者身上一切可能的危险物品。条件许可可以将约束的患者安置在隔离病房内，隔离病房可以使患者暂时脱离使其不安的人际关系或空间环境，可以减少外部刺激或干扰、减轻患者的感官负荷，促使患者尽快恢复自我内在控制。在约束隔离期间护理人员应加强病房巡视、加强基础护理。

5. 实施药物治疗 药物治疗可以被看作是一种化学约束，能从根本上控制兴奋躁动，有效的药物治疗甚至可以取代约束、隔离等物理手段，当然药物也可以和约束隔离等同时使用，常用的镇静作用较强的药物有氟哌啶醇、氯丙嗪、地西泮（安定）等，给药途径一般肌内注射较为常用，用药后护士要密切观察患者的生命体征、兴奋症状消退情况及用药反应等。

（三）暴力行为发生后的护理措施

精神疾病患者的暴力行为得到控制后，为了稳定其情绪，重建其行为方式，可给予电抽搐治疗、心理治疗、行为治疗、药物治疗等措施。在使用电抽搐治疗时，要严格掌握适应证和禁忌证，切忌将此方法当作是惩罚手段。继续坚持对原发病的药物治疗十分重要，丙戊酸盐和卡马西平对由于精神分裂症、癫痫和人格分裂引起的暴力行为有一定疗效；锂盐对精神发育迟滞的成年人的攻击行为有效。另外心理治疗、行为治疗对慢性精神分裂症有效，目前采用较多的方式是行为重建，其理论依据是，如果暴力行为人之后在同样的激发环境中，采用其他新的行为方式进行应对回报更大的话，其原有的攻击行为方式就可能得以改变。其中“新的行为方式”又包括生活技能训练，训练中如何建立人际关系、如何应对挫折、如何控制自己的情绪等都有涉及，其核心目的就是用新的、社会规则允许的行为代替原来的暴力行为。

此外对于暴力行为患者要做好床头交接班工作，必须向接班人交代清楚患者的情况和注意事项，必要时在护士站提示板上做出醒目标记。对于保护性约束、隔离要有相应记录，并向患者及家属讲解清楚可能涉及的相关法律条款。

五、护 理 评 价

执行完上述护理措施后，护理人员要重点评价患者的精神症状是否得到基本控制，是否出现了暴力攻击行为，是否伤害到自身或他人；患者是否能预知失去自制力前的症状，并立即寻求帮助；患者是否能识别应激源，并以有效的方法处理所遇到的挫折，并能正确表达自己的需求；患者能否恰当宣泄自己的不良情绪，控制自己的攻击行为；患者人际关系是否得到改善，社会功能逐渐恢复。

第二节　自杀行为的防范与处理

案例 5-2

患者，女，32 岁，2 年前孩子早产夭折，随即 1 年左右离婚，搬回父母家居住。经此打击后，患者一直情绪不振，近半年来，情绪更加低落，时常默默流泪，总觉得自己这么失败的人不配活在世界上。近日，家属发现患者在偷偷写遗嘱，遂送入精神科入院治疗。门诊以抑郁症收入院。精神检查：患者神志清楚，少言。患者发病前性格内向、社交范围狭窄、基本没有知心朋友。

问题：

1. 对于此患者，如何在日常工作中预防其自杀？
2. 如果该患者发生自杀行为，护理人员应如何处理？

据世界卫生组织报告，自杀居人类死亡原因的第五位，仅次于心脑血管疾病、恶性肿瘤、呼吸系统疾病和意外死亡。我国自杀率约为 22.2 人/10 万，自杀未遂率约为自杀成功者的 10 倍以上。目前女性多于男性，农村高于城市。自杀成功及自杀未遂者中，患精神障碍的比例分别是 64%和 42%。美国和欧洲数据表明，每年精神科住院患者的自杀率为（50～60）/10 万，明显高于普通人群。有资料显示，国内精神分裂症患者的自杀率为 108.9/10 万，抑郁症患者的自杀率为 704.9/10 万。

自杀是指个体在复杂的心理活动作用下，有意识地伤害自己的身体，以结束生命为目的的一种悲观厌世的行为。自杀是精神科较为常见的危机事件，也是精神障碍患者死亡的最常见原因。自杀行为按程度不同，在概念上可分为自杀意念、自杀威胁、自杀姿态、自杀未遂和自杀死亡五种。自杀意念是指有自杀的想法或意向，但没有具体的自杀行动，意念较强时可以导致自杀行为；自杀威胁是指患者口头或书面表达自杀愿望，但没有具体自杀行动；自杀姿态，也称为自杀姿势，是指不以结束生命为目的，而是为了引人注意，达到警告、威胁、使人妥协或求助为目的的准自杀行为，自杀者往往有意采取不足以致死的手段，只做出一种自杀姿态来引人注意或达到自己的目的；自杀未遂是指个体有自杀意念，并采取了自杀行动，但由于各种原因（如被救、手段不坚决、因懊悔而自动终止等）而未能成功，但可能造成伤残等后果；自杀死亡又称为完成自杀或成功自杀，指在自杀意念作用下，采取自杀行动，最终造成死亡。在我国，常见的自杀方法有服毒、自缢、煤气中毒、跳楼、跳河、割腕、刎颈等。因此，自杀行为的防范与护理在精神科护理中占有极为重要的位置。

一、护 理 评 估

（一）自杀原因及危险因素评估

自杀的原因极其复杂，自杀行为不是由单一因素引起的，它是遗传、精神疾病、心理、文化、社会等因素相互作用的结果。

1. 既往史和家族史　既往行为是预测将来行为的重要因素，既往或近期有过自伤或自杀未遂的行动者，其再次发生自杀的可能性非常大，有研究认为，自杀未遂者在以后有 5%～10%会自杀成功。家族调查和双生子研究表明自杀行为有一定的遗传学基础，家族中有自杀者其自杀风险高，自杀者可能存在有利于自杀行为的遗传缺陷或易患病的体质。

2. 精神障碍 是自杀最重要的高危指标，几乎所有的精神障碍都会增加自杀的危险性，专家研究表明，精神障碍患者的自杀率高于普通人群 5.86～40 倍不等。临床上常见自杀率较高的精神障碍有抑郁症、双相情感障碍、精神分裂症、酒精和药物依赖、精神活性物质滥用等。其中又以抑郁症患者自杀发生率最高，我国抑郁症患者自杀的发生率为 31.8%～51.1%，患者的绝望程度对于预测自杀具有很高的价值，绝望程度越高，自杀的可能性越大，因此护理人员对抑郁症患者，尤其是重度抑郁患者要特别仔细评估其有无自杀意念或自杀企图；精神分裂症患者的自杀率仅次于抑郁症患者，但精神分裂症的发病率高且病程长，其自杀的绝对数占首位，患者常受幻觉、妄想等精神症状支配而自杀，如有命令性幻听的患者往往无法违抗而自杀；罪恶妄想的患者觉得自己犯了不可饶恕的罪过只能以死谢罪；被害妄想的患者认为被人监视跟踪无路可逃而自杀；疑病妄想的患者觉得自己患了不治之症，不如一死了之而自杀；精神活性物质滥用的患者可能因幻觉或戒断症状而引起自杀；还有些精神分裂症患者自杀时缺乏可以解释的原因，主要是当时脑中突然出现自杀冲动，然后便有了自杀行动。

3. 心理学因素 不良的心理素质和人格特征与自杀有一定的关系，具有以下心理特征的患者在精神应激状态下自杀的可能性较大。①对社会，特别是对周围人群抱有深刻的敌意，喜欢从阴暗面看问题的人，根据弗洛伊德提出的“自杀者将愤怒转向自我”的观点，自杀可能性高；②性格内向，对事情缺乏判断力，凡事没有自己的主见，处理问题犹豫不决，同时又不信任他人，总觉得会有坏事发生的个体，在遇到应激事件时可能走极端；③社会交往过少且自我价值感低，总是主观上将自己与社会从思想、情感上隔离开来的个体，在精神应激状态下由于缺少社会支持系统可能会出现自杀行为；④认知范围狭窄，看问题角度偏激，习惯以偏概全，非此即彼的个体在应激状态下由于应对方式缺乏灵活性，可能采取极端手段来表达自己；⑤平时行为具有冲动性，情绪不稳定，神经质的个体在精神应激时，由于不计后果也可能采取自杀行为。具有以上性格特征的个体在遇到感情受挫、失业、亲人去世、家庭不和、人际冲突、名誉受辱等社会事件时，都可能让患者无力应对，从而选择以死解脱。另外有部分疾病恢复期的患者自觉无法应对出院后的内外部环境，如社会歧视、学习工作压力、家庭成员相处、经济困境等而采取自杀行为。

4. 其他因素 有研究表明，具有中老年、男性、离异或单身、无业等人口学特征的个体，以及长期患有慢性、消耗性躯体疾病（如恶性肿瘤、艾滋病等）的个体近期内有重大压力或创伤性事件发生或者以往生活方式突然发生变化，都有可能选择自杀来应对。

知识拓展

扩大性自杀

抑郁症患者自杀前，经常考虑“我死了，老人、孩子、其他亲人怎么办？不如一起都死了，大家就都不用遭罪了。”在这种心理作用下，抑郁症患者往往把亲人杀死后再自杀，受害人以老人和孩子居多。医学上将这种特殊的“自杀行为”称为扩大性自杀，又称怜悯性杀人或利他性自杀。需要注意的是，抑郁症患者虽然是在病理性动机的支配下杀人，但对于其违法性并非全然不知，因此，国内外在法律责任认定方面存在争议。

（二）自杀行为的征兆性评估

大多数患者在自杀前会有语言或行为的异常，这就要求我们精神科工作人员平时密切观察患者的言行变化，充分重视患者关于自杀的语言、情绪和行为。下列情况可以作为患者近期可能出现自杀行为的征兆。

1. 有企图自杀史 近期内有过自我伤害或自杀未遂的行动，需要医护人员注意的是有自杀意念的患者不一定采取自杀行动，有自杀企图的患者很有可能采取自杀行动，而有自杀计划的患者则一有机会可能就会采取自杀行动，对于自杀未遂却为没有死而感到遗憾的患者，其自杀的意志坚决，危险性极大。

2. 自杀行为的线索　患者日常生活中为实施自杀进行计划和准备有时是有迹可循的，比如说暗中积存药物、收集储藏绳索或玻璃片、暗藏刀具等。部分患者会询问一些有征兆的问题，比如"这种药一次吃多少才会死？"，"这楼有多高，人跳下去会死吗？"，"值班护士多长时间巡视一次病房？"，"人出多少血会死？"这些问题暗示患者可能在选择自杀方式、自杀时机或自杀场所等。还有部分患者在日常交谈时会表达出想自杀的想法，如"没什么值得我活下去的"，"这是你最后一次见到我了"，"活着真没什么意思"，"像我这样的人活着有什么意义呢"。另有部分患者开始分发自己的财产，并对于将自己的事情处理得井井有条表现出异常兴趣，或者开始书写遗嘱，千方百计地寻找独处的机会等。护理人员对于上述线索一定要高度重视，尤其是在医护人员交接班、家人外出上班等时间段内，最好留有专人看护患者。对于患者刻意指使身边人员外出更要保持警惕。

3. 精神症状加重　突然加重的精神症状也可以作为患者自杀行为的征兆，如情绪极度低落、紧张无助、经常因绝望而哭泣；睡眠障碍、体重减轻、甚至害怕夜晚来临；命令性幻听反复督促患者自杀；被迫害、被惩罚、被折磨的妄想日益加重；对现实或想象中的负罪感加重、自觉不配生活在世上。部分患者在抑郁了较长一段时间之后，突然变得没有任何理由的开心，或者双相情感障碍的患者非常冲动、激惹性增高、行为突然，而且不在预料之内等。

（三）自杀意愿强度评估

自杀意愿的强烈程度取决于自杀意念出现频率和是否有明确的自杀计划。一般情况下患者如果暗中制订了周密的自杀计划，其自杀的危险性就非常高了。尽管患者的自杀行为表面上看起来比较突然，但大多数是经过了精心策划的。因此，要评估患者自杀的危险性，必须在平时的临床工作中严密观察病情变化，耐心倾听患者的语言信息，以获取患者对于自杀行为的态度和观点。自杀意念的强度也不是一成不变的，患者随时可能出现意料之外的变化，所以动态评估十分重要，医护人员也可以通过与其亲近的人了解更为客观的信息。

以上关于自杀行为的评估，大多数是采用观察、交谈、倾听等评估手段，在临床实际工作中，我们还可以借助一些量表来进一步预测患者自杀行为的可能性及危险性。常用的量表有贝克自杀意念量表、绝望量表、抑郁自评量表、自杀评估量表等。

二、护理诊断/问题

1. 有自杀、自伤的危险　与精神症状、个性特征、应激事件及应对方式有关。

2. 个人应对无效　与社会支持系统不足、缺乏心理应对技巧有关。

三、护 理 目 标

（1）患者在住院治疗期间不发生自我伤害的行为。

（2）患者能够确认并倾诉自己痛苦的内心体验。

（3）患者对自己有积极的认识，对将来抱有希望，能掌握良好的应对技巧。

四、护 理 措 施

（一）自杀的预防

自杀的预防非常困难，但与其他原因所致的死亡相比，还是具有可控性的。在护理有自杀倾向的患者时，我们要做到思想上重视、环境上安全、基础护理要细致、病情观察要严密。

1. 思想上高度重视 对有精神障碍伴有自杀倾向的患者，医护人员最重要的职责就是防止其采取自杀行动。正确的诊断、有效的治疗、科学合理的护理是最好的预防措施。要深刻认识到患者自杀的防护工作是全体医护人员共同的职责，尤其对于低年资的医护人员更要加强职业教育，强化爱患意识，定期进行科室内部培训，可以用真实案例来提升医护人员的安全意识。对于科室内有自杀倾向的患者一定做到交接班及时、准确，每 10～15 分钟无规律性巡视病房。

2. 打造安全病房 病房的安全对于患者来说格外重要，护理人员要定期检查患者住院环境中是否存有危险物品，如玻璃制品、长绳、鞋带、剃须刀、打火机等，检查要彻底、不能留死角。有家属陪护时，对家属自备的物品也要严格管理，并向其说明严控物品的目的和意义，尤其是外出返回时，一定要杜绝一切与自杀有关的危险品被带入病房。此外科室的热水器、电源开关等生活必需品应增加安全设施，发生损坏时维修要及时，以免被患者利用成为自杀工具。

3. 严密监控患者 对于有严重自杀企图的患者应该立即急诊入院，但入院本身不能防止自杀，这需要我们工作人员采取一系列的措施对患者实施严密监控。例如，患者不能脱离工作人员视线，严格掌握患者活动的范围、去向；对于巡视病房的时间，可以在医院规定的范围内随机变化，不让患者掌握查房规律；必要时采取一对一进行看护，如厕超过 5 分钟要查看，沐浴有人照顾，不准患者蒙头入睡；有研究资料表明精神障碍患者选择自杀的时间以深夜凌晨居多，因此，夜班的护理，尤其对于睡眠障碍患者的护理要格外注意等。在临床工作中，病房的护理人员对于此类患者关注程度较大，防范意识较强，患者采取自杀行为可能性相对较小，但部分患者会利用外出检查的机会实施自杀，因此精神科患者外出检查必须有专门的工作人员陪伴，而且病房内工作人员应该与陪同人员交接清楚，如果不是急需必做的检查，应暂缓进行，可在患者自杀意念降低或消失后再行检查。

4. 提供支持性心理护理 与患者沟通时，应遵循接纳、理解、真诚的原则，与患者建立相互信任的治疗性关系，随时为患者提供心理支持。作为责任护士要鼓励患者表达其不良心境及自杀意念和想法，使其内心活动外显化，这种倾诉可以起到疏导的作用，同时护士也可以通过倾听了解患者内心的真实感受。在倾听的基础上，护理人员还要指导患者认识其不良心境或负性情绪只是疾病过程中的一个短时过程，只要坚持科学的治疗，就不会总是保持现有的情绪状态，最好列举其他好转的真实案例以达到心理支持的作用。另外训练患者学习新的应对方式也很重要，比如教会患者在无力应对时如何向他人求助（如直接告诉医护人员："我再也坚持不住了"）而不是直接采取自杀行为。同时，也要向患者表明，医护人员随时可以提供帮助，并会竭尽全力为其治疗。

5. 与患者制订安全契约 医护人员可以通过与患者制订不伤害或不自杀的契约，来获取宝贵的治疗时机。在契约中，患者要同意（口头或书面均可）在一定时间内不采取自杀行为，如果感觉自己控制不住冲动或意念时立即找医护人员获取帮助。大多数学者认为，当患者可以接受在规定的时间内不伤害自己时，自杀的风险会大大降低，当这个时期过去后，再重新商量制订一个新的契约。制订契约应由患者信任的医护人员来完成，且采取短期、续约的形式效果较好。此方法可以为医护人员争取宝贵的治疗时机，而且，当患者在一种开放、没有偏见的氛围中与信任的人说出自杀想法时，会有一种强烈的释放感。护士也可以指导并鼓励患者亲友参与到契约的制订当中来，尤其是患者的直接照料人。

6. 其他措施 在日常工作过程中，医护人员应多向患者提供乐观、积极的信息，多描述生活中美好、向上的一面，交流时多挖掘患者的优点，并真诚地给予表扬，帮助其树立正向的感觉和自信。同时可以为患者安排有益的工余活动，或者鼓励患者参与生活自理照护，如洗衣服、打扫卫生、整理床铺等，这些活动可以促进患者树立积极的生活态度、增加其成就感和自我价值感等。调动患者的社会支持系统也十分重要，实际上，患者的自杀行为间接地反映出患者缺乏有力的内在、外在支持系统，因此，医护人员的介入很有必要，在临床工作中我们可以对患者家属科普自杀相关知识，也可以让家属表达他们对于患者采取自杀行为的感受，还可以教会家属照护患者的一些专业知识。另外，在社会公共资源方面，成立专业性的危机干预机构、心理咨询门诊，开通心理危机干预热线电话，举办公益心理应对方法的讲座等，对预防自杀都有非常积极的作用。

（二）自杀发生时的紧急救护

根据研究资料显示，除去自杀姿态的患者，一般精神障碍患者自杀的手段都比较剧烈、残忍，比如服毒、自缢、锐器切割伤、坠楼、撞击硬物、触电等，当自杀行为已经发生，医护人员应立即争分夺秒实施抢救。

1. 服毒　是精神障碍患者最常采用的自杀手段。患者有意暗藏大量抗精神药物或镇静安眠类药物，集中顿服以达到自杀的目的。临床表现为嗜睡、昏迷、呼吸困难、血压下降、休克、心跳呼吸骤停等。一经发现立刻评估患者的意识、瞳孔、肤色、分泌物、呕吐物等，初步判断毒物的性质及种类，必要时留取胃内容物标本送检。评估完成后根据具体情况选择排出药物的方法或途径，如催吐、洗胃、导泄、血液净化等。抗精神病药物和镇静安眠药物中毒可以选择 1∶15 000 的高锰酸钾溶液进行灌洗，毒物性质不明时，首选温开水。灌洗时要密切观察生命体征变化及灌洗液、胃液的颜色和量，并及时记录。抢救过程中要及时清除患者口鼻内的分泌物，保持呼吸道通畅，后期要做好各项基础护理，防止并发症及反跳现象。

2. 自缢　也是精神障碍患者常用自杀手段之一，而且死亡率极高，其发生地点大多比较隐秘，如卫生间、浴室等，发生时间多为深夜、凌晨或者工作人员及家属比较忙碌、无暇顾及时，一旦发现要立即解脱绳套，解脱时应从背部向上托举自缢者，以减轻身体重力对颈部的压迫，解开或割断绳索时要注意保护患者，防止绳套解除后坠地摔伤。解救后将患者就地平卧，松开衣领和腰带，清除口鼻内分泌物，快速判断有无呼吸、心跳，如果还能触及脉搏搏动，可将患者下颌抬起，使呼吸道通畅，及时给予氧气吸入。如果触及不到脉搏，患者呼吸心跳停止，应立即行胸外心脏按压及人工呼吸，配合医生实施抢救直至患者恢复自主呼吸或医生宣布死亡。另外，复苏成功后仍然要密切观察病情变化，监测生命体征，做好病情记录及基础护理。患者清醒后应好言劝慰，切不要指责、埋怨，同时要严防患者二次自杀。

3. 锐器切割伤　患者利用私藏或窃取锐利器具，切割血管或身体组织，以达到大量失血致死的目的。一经发现医护人员应立即夺走患者手中的工具，然后根据受损部位和血管种类迅速实施抢救。如患者失血呈喷射状且血色鲜红、出血量大说明已经伤及动脉，若血色暗红、血流缓慢说明伤及静脉，但如果是大血管，血流也会相对较快。伤及动脉时情况比较危急，尤其是颈部的大血管，必须迅速用无菌纱布填塞伤口止血，配合举起的健侧上肢实施单侧的加压包扎，然后转入外科进行治疗；如果伤口位于四肢，可以使用止血带进行止血，没有止血带时可以就地取材，如鞋带、衣袖、裤腿等均可用作止血用具，锐器伤及静脉时止血带用具应扎在伤口的远心端，如果割伤的是动脉，止血带应扎在伤口的近心端。扎止血带时，最好有垫布衬在皮肤与止血带之间，止血带的松紧以没有明显的血流为宜，止血后要及时进行清创缝合，完毕后松开止血带。紧急处理后还要严密观察患者的面色、口唇颜色、尿量、血压、脉搏、意识等，进一步判断是否存在失血性休克，是否需要联系相关科室进行下一步的抢救、治疗。

4. 坠楼　如果发现患者自高处坠落，应立即对患者实施检查，首先要判断患者的意识是否清醒，有无头痛、呕吐，外耳道有无液体流出，然后确定有无开放性伤口，如果有应立即用无菌纱布填塞、包扎；如果肢体出现骨折，应注意尽量避免搬动患者，骨折初步固定后方可转移患者，而且搬动患者时应使用表面坚硬的板子抬行，软布兜行会加重患者病情，如床单、被褥等，转移患者过程中可以继续观察患者是否存在内脏损伤、继发出血等。

5. 撞击硬物　当发现患者撞击墙壁或用其他硬物自杀时，医护人员应立即阻止，转移其注意力，对于不能听从劝诱又无法自控的患者，应与其他工作人员配合，遵从医嘱给予保护性约束。初步控制患者后要立即检查伤情，观察患者意识、瞳孔、血压、脉搏、呼吸等，体表有开放性伤口的要迅速进行清创、缝合、止血，配合医生进行各项抢救措施。

6. 触电　也称电击伤，是电流通过人体导致的组织损伤和功能障碍，甚者死亡，包括电热所致的烧伤和强烈的肌肉痉挛，电击可以导致急性心律失常，甚至心搏骤停。当发现患者触电时，第一反应要立即切断电源，切忌断电前直接用手接触患者。电源断开后，对于意识清楚的患者应就地平卧、松解衣领、抬高下颌，保持呼吸道通畅，监测生命体征；如若患者呼吸心搏骤停，应马上给予心肺复苏，复苏后要注意监测患者的生命体征、意识状态及有无颅内压增高的表现，按医嘱给予维持水、电解质、酸碱平衡，以及促进脑代谢的药物。同时防止意识清楚的患者突然下床奔走而引发心律失常，甚至心力衰竭、休克。对于电灼伤部位要做好清创，必要时给予抗生素或破伤风抗毒素治疗，严重者可以转入烧伤科病房。

五、护理评价

对于自杀患者的评价是一个长期、持续的过程，护理人员应该根据患者病情变化不断重新评价和判断护理目标是否达到，评价内容可以从以下几个方面进行。

（1）患者能否自己表达出关于自杀的意念或想法，或者出现自杀意念时，能否积极地寻求帮助。

（2）患者是否学会了有效表达情绪的方法或者应对压力事件的技巧，其抑郁情绪是否好转。

（3）住院期间是否出现过自杀行为。

六、健康指导

（1）指导患者在心情差、情绪低落时正确表达自己的内心感受，让处于康复期的患者分享自己的经验，指导患者走出心理困境，树立康复信心。

（2）指导患者使用恰当的沟通方式，向家人和医务人员诉说，及时获得有效帮助。

（3）指导患者培养积极的心态和观念，正确应对挫折。

（4）向患者宣教疾病相关知识、先兆表现、药物治疗等。

（5）评估患者的承受能力和应对方式，指导患者用正确的方法处理压力，积极配合心理治疗及行为治疗，纠正患者的不良行为。

（6）指导患者及家属在早期识别自杀症状，并分析患者自杀危险性，如果家属早期进行干预后效果不佳，则应尽快就医。

（肖宁宁）

第三节　出走行为的防范与护理

出走行为指患者在住院期间未经医生批准，擅自离开医院的行为，是精神科常见的意外事件之一。出走患者因受精神症状的影响，可能在院外发生自伤、自杀、暴力行为等意外，给患者或他人造成严重后果，因此，精神科护理人员必须了解如何对精神疾病患者的出走行为进行防范和护理。

一、护理评估

（一）出走行为的原因

1. 受精神症状的影响

（1）患者自知力缺乏，否认有精神疾病，不愿接受治疗而选择出走躲避就医。

（2）受幻觉、被害妄想支配，患者认为住院是对其迫害而设法离开医院。

（3）有严重自杀观念的患者，因医院内防护严密，为达到自杀目的而寻找机会离开医院。

（4）精神活性物质滥用的患者因戒断症状难以忍受而想摆脱医院环境。

（5）嫉妒妄想的患者怀疑配偶对自己不忠，自己住院无法监视，而设法离开医院。

（6）躁狂症患者突然做出决定要实行一个宏伟的计划，常因来不及或怕受到阻拦而寻机离开医院。

（7）严重精神发育迟滞和严重痴呆患者，可能外出时或到处乱走时走失。

2. 社会心理因素

（1）强制住院的患者由于处于封闭式管理，感到生活单调，行为受到约束和限制，便会想尽办法脱离此环境。

（2）一些病情好转的患者，因思念亲人，想早日回家，或急于完成某项工作而出走。

（3）患者对住院和治疗存在恐惧心理，如害怕被约束，对电抽搐等治疗存在误解等。

（4）患者对工作人员态度不满而想离开医院。

（二）出走患者的表现

1. 意识清楚者 患者多采用隐蔽的方法，平时积极地创造条件，遇到有利时机便会出走。如设法取得工作人员的信任，使工作人员对其放松警惕；常在门口附近活动，窥探情况，趁工作人员防备不足时出走；观察病房的各项设施，寻找可以出走的途径，如不结实的门窗等。患者常伴随有焦虑、坐卧不安、失眠等表现。

2. 意识不清者 患者出走时无目的、无计划，也不讲究方式。他们不知避讳、旁若无人地从门口出去。一旦出走成功，危险性较大。这种情况在老年科病房较常见。

二、护理诊断/问题

有受伤害的危险 与自我防御能力下降、意识障碍有关。

三、护理目标

（1）患者能对自身疾病和住院有正确的认识，能安心住院。

（2）住院期间无出走行为发生。

（3）患者没有因出走而发生意外。

四、护理措施

（一）出走的防范措施

1. 加强防范意识 严格交接班，对有出走倾向的患者做到心中有数，密切观察患者的病情变化。做好夜间巡视工作，巡逻时间不定时，避免患者掌握规律发生外逃。患者外出治疗及检查时，应设专人陪护，注意交接，禁止单独外出。严格执行安全措施，对病区损坏的门窗应及时维修，保管好各出入口钥匙，若发现丢失应立即寻回或更换门锁。对精神发育迟滞、痴呆及处于谵妄状态的患者，应加强监护。

2. 与患者建立治疗性的信任关系 主动接触患者，了解患者的心理需求，并尽量满足。对有出走想法的患者，了解其想外出的原因，耐心细致地做好疏导工作，结合病情向患者讲解精神卫生知识，指导患者正确解决生活中的矛盾和问题，引导正性行为，增强患者战胜疾病的信心。

3. 给患者创造良好的住院环境 营造舒适、轻松的休养环境，督促和组织患者参加娱乐活动，使其心情愉快，消除恐惧和疑虑的心理障碍，促使其主动配合治疗、安心住院。保证患者按医嘱服药，严防藏药。

4. 帮助患者维系与家属的关系 指导和教育家属对患者多关心，鼓励家属及时探视，让患者体验到亲人的温暖，减少孤独感。

（二）出走的处理措施

1. 及时查找 发现患者走失后，告知主管医生及其他工作人员，请保安协助，查看监控录像，并立即组织人员在院内展开寻找，分析走失的原因和患者可能去的地方。

2. 立刻报告 及时报告所在病区护士长，若判断患者已经离开医院，立即报告上级部门。立即联系家属和单位协助寻找，必要时协助家属报警。

3. 清点物品 两人以上共同清点患者物品，登记物品数目，做好记录。

4. 整理 详细记录患者走失经过，做好交接班，与家属保持联系。若有出走患者的信息，则组织人员派车接回。

5. 讨论分析 召开讨论会，分析病房及医院有无安全隐患，如病房门不牢，改善病房的安全管理。

五、护理评价

（1）患者有无出走的想法和计划。

（2）患者是否能适应住院环境，对治疗和护理有无焦虑、恐惧心理。

（3）患者是否对自身疾病有正确的认识，并表示要安心住院。

（4）患者有无因出走而受伤或伤害他人。

六、健康指导

（1）告知患者及家属出走的危险性，提高其对所患疾病的认识。当家属察觉到患者有出走的想法和念头时，应及时告知工作人员。

（2）向患者强调药物治疗对控制和缓解精神症状的重要性，鼓励患者积极参与娱乐活动，指导患者以正确的方式处理问题。

（3）指导家属多关心患者，定期探视，减少患者的孤独感，尽量提供更多的社会支持，使患者始终处于良好的社会支持体验中。

案例 5-3

患者，女，56 岁，因失眠、胡言乱语、怀疑被人迫害 6 个月，以“精神分裂症偏执型”收入院治疗。入院后服用氟哌啶醇、氯氮平等药物治疗。一日进食早餐时，患者突然出现剧烈呛咳、呼吸困难、张口瞠目。十几秒后，该患者口唇青紫，表情痛苦，出现严重的喘鸣，手紧贴咽喉部呈“V”形手势。

问题：

1. 该患者出现了何种情况？发生这种情况的原因可能有哪些？
2. 面对这种情况应如何处理？如何防止上述情况再次发生？

第四节　其他意外的防范与护理

除了暴力行为、自杀、出走以外，噎食、吞食异物行为等意外事件在精神科病房也不少见。这些意外事件一旦发生，可能会危及患者的生命安全，因此，护理人员应熟悉这些情况的发生原因，提早做好防范措施，及时发现并正确处理。

一、噎 食

噎食又称急性食管堵塞，是指食物堵塞咽喉部或卡在食管的第一道狭窄处，甚至误入气管，引起窒息。精神疾病患者发生噎食较正常人多见，其原因主要是服用抗精神病药物发生锥体外系不良反应时，出现吞咽肌肉运动失调所致。表现为患者在进食时突然发生严重的呛咳、呼吸困难、出现面色苍白或青紫等危象，甚至窒息死亡。近年来，由于新一代抗精神病药物的广泛使用，如氯氮平、利培酮、奥氮平等，椎体外系反应已少见，因此药物所致的噎食较过去明显减少。

（一）护理评估

1. 噎食的原因及危险因素 长期服用抗精神病药物出现锥体外系反应，导致吞咽肌肉运动不协调，抑制吞咽反射，使患者出现吞咽困难，容易出现噎食；患有脑器质性疾病如帕金森综合征的患者，吞咽反射迟钝，在抢食、进食过急的情况下，会发生噎食；癫痫患者在进食时突然抽搐发作导致咽喉肌运动失调，可能造成噎食；电休克治疗后意识尚未完全清醒，在意识模糊状态下仓促进食，也可引起噎食。年龄越大噎食发生率越高，引起噎食的食物以含水分少的面食为主。

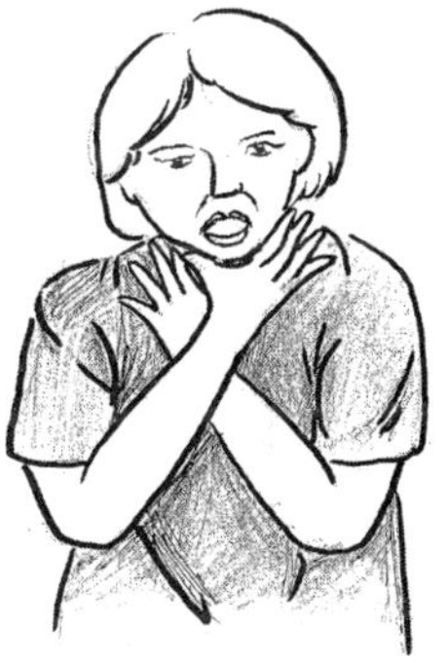

2. 噎食的临床表现 患者进食过程中突然发生，轻者呼吸困难，不能发音，呼吸急促，严重者喘鸣，面色青紫，出现 Heimlich 征象，即手不由自主地以“V”字状紧贴咽喉部（图 5-1）。重者口唇、黏膜及皮肤发绀，意识丧失，抽搐，全身瘫痪，四肢发凉，大小便失禁，呼吸停止，心率快弱进而停止。如抢救不及时或措施不当，死亡率极高。

图 5-1 Heimlich 征象

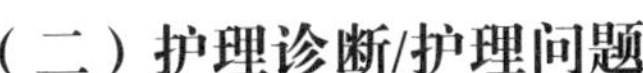

（二）护理诊断/护理问题

1. 吞咽障碍 与抗精神病药物的不良反应或脑器质性疾病等有关。

2. 有窒息的危险 与进食过急有关。

（三）护理目标

（1）患者在住院期间不发生噎食。

（2）患者知道细嚼慢咽的重要性，能有效防止噎食。

（四）护理措施

1. 噎食的防范措施

（1）严密观察病情，及时处理药物不良反应：掌握患者的病情及用药情况，做到心中有数，防患于未然。一般采用集体用餐方式，开饭期间应密切观察患者进食情况，对长期服用抗精神病药物出现椎体外系反应且影响吞咽功能的患者，应及时报告医生，遵医嘱酌情给予拮抗剂，必要时建议医生减药、停药或换药。

（2）加强进食管理：对年龄大躯体状况差的患者，应加强饮食指导，劝导患者细嚼慢咽，调整饮食结构，选用流食、半流食、软质饮食，最大程度地减少噎食发生，必要时予以每口少量喂食，专人照顾；对暴食和抢食患者，安排单独进餐，劝其放慢进食速度；禁止患者将馒头、油条、花卷等含水分少的面食带回病室，以防噎食的发生。

2. 噎食的处理措施 一旦发生噎食，应立即停止进食，争分夺秒就地抢救，迅速清除口咽部食物，疏通呼吸道，同时呼叫其他工作人员共同组织抢救，并维护好其余患者进食的秩序。具体方法如下：

（1）用中指、食指从患者口腔中抠出口咽部食团。若患者牙关紧闭，可用筷子或开口器等撬开口腔掏取食物。解开患者领口，尽快使其呼吸通畅。

（2）如抠出口咽部食物后患者症状仍无缓解，立即采用海氏（heimlich）急救法抢救。根据患者的意识状况，采取不同体位的海氏急救法。

对意识清楚的患者，可采用立位腹部冲击法，操作步骤为：①抢救者站在患者身后，用双臂环绕患者腰部，嘱患者弯腰，头部向前倾。②一手握空心拳，拳眼顶住患者腹部正中线、脐上方两横指处，另一手紧握此拳，快速向内、向上冲击五次。挤压动作要迅速，压后随即放松（图 5-2）。③患者应配合抢救，低头张口，便于排出食物。

对意识不清的患者，可采用仰卧位腹部冲击法（图 5-3），操作步骤如下：①将患者置于仰卧位，救护者骑跨在患者髋部两侧。②一只手的掌根置于患者腹部正中线、脐上方两横指处，不要触及剑突。另一只手直接放在第一只手的手背上，两手掌根重叠。③两手合力快速向内、向上有节奏地冲击患者的腹部，连续五次，重复若干次。④检查口腔，如食物被冲出，迅速用手将食物取出。⑤检查呼吸、心跳。如果没有，立即实施心肺复苏。

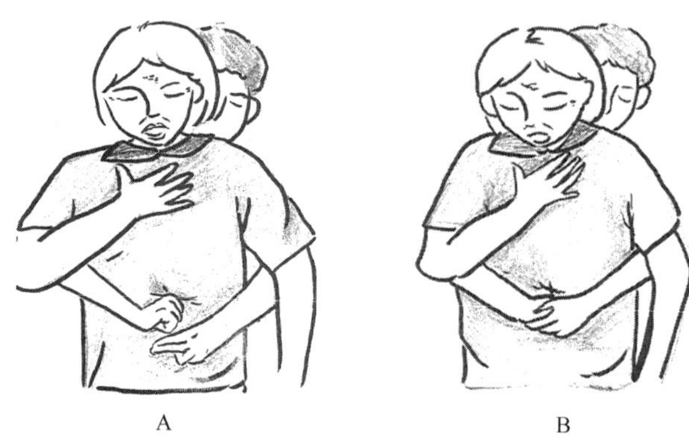

图 5-2 清醒患者的抢救手法

A. 定位方法；B. 腹部冲击

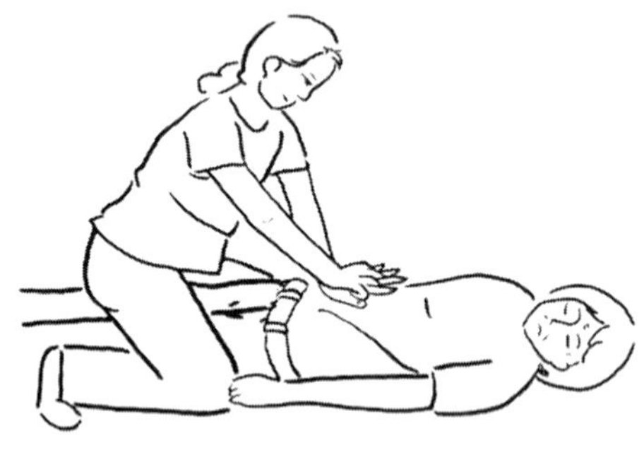

图 5-3 意识丧失患者的抢救手法

（3）若使用以上急救法不能奏效，可采用环甲膜穿刺术，将患者取仰卧位，头后仰，颈部伸直，摸清环状软骨下缘和软骨环状上缘之间的凹陷处，左手固定此部位，右手持环甲膜穿刺针刺入气管内，可有空气排出，暂缓通气。应尽早行气管插管术。

（4）如心脏停止搏动，应立即做胸外心脏按压。如自主呼吸恢复，应立即氧气吸入，专人持续监护，直至完全恢复。

（5）取出食物后应防止吸入性肺炎，并及时给予心理支持，消除患者的恐惧心理。

（五）护理评价

（1）各种防范措施是否有效，患者有无噎食发生。

（2）患者是否认识到细嚼慢咽的重要性，是否调整饮食结构。

（3）发生噎食的患者是否得到及时有效的抢救，有无并发症的发生。

（六）健康指导

（1）教会患者及家属识别噎食的表现。服用抗精神病药物的患者当出现咽食缓慢、费力时，应及时告知护士及医生进行处理。

（2）告知患者及家属哪些食物容易引起噎食，教育患者应遵从工作人员的饮食指导和管理。

知识拓展

住院精神疾病患者噎食风险评估量表

项目	导致噎食的危险因素	评分
1. 既往史	既往曾发生过噎食现象	2
2. 药物不良反应	药物致椎体外系反应	3
	唾液分泌减少、口干	1
3. 脑器质性疾病	中、重度痴呆者	1
	脑血管意外后遗症	1
	有癫痫发作史者	1
4. 精神症状	极度兴奋、抢食者	3
	饥饿感增加、暴饮暴食者	3
	进食速度过快未充分咀嚼者	3
5. 生理因素	老年人牙齿脱落影响咀嚼功能者	1
	老年人咳嗽、吞咽反射减弱	3
总计		

该量表共 11 个危险因子，总计 22 分，可将患者发生噎食的危险程度分为三级：1～6 分为危险度 1 级，有发生噎食的可能；7～14 分为危险度 2 级，患者容易发生噎食；15 及以上为危险度 3 级，患者极有可能发生噎食。针对不同的得分情况确定相应的噎食防范措施。

二、吞食异物

吞食异物指患者将异物吞食到消化道内。精神障碍患者吞食异物的种类很多，如戒指、玻璃片、铁钉、图钉、发卡、别针、牙刷、体温计、筷子等。吞食异物多发生于有自杀企图者、有对抗行为者或痴呆者等。吞食异物可导致急腹症、肠梗阻等严重后果，需严加防范，及时发现和正确处理。

（一）护理评估

1. 吞食异物的原因及危险因素 患者受幻觉妄想的支配出现自杀、自伤观念而吞食异物；认知功能损害及精神发育迟滞者由于缺乏对事物的分辨能力，不知道吞食异物的危害性而吞食；为了达到不住院的目的，威胁家人或工作人员而吞食；有异食症；由于受精神疾病的影响，动机不明而吞食异物。

2. 吞食异物的表现 吞食异物的危险性视吞食异物的性质不同而定。有锐利的刀口或尖峰的金属或玻璃片可损伤重要的器官或血管，引起胃肠穿孔或大出血，吞下较多的纤维织物可引起肠梗阻，吞食塑料可引起中毒。

（二）护理诊断/问题

1. 有受伤的危险 与吞食有锐利的刀口或尖峰的物品有关。

2. 有中毒的危险 与吞食金属、塑料等物品有关。

（三）护理目标

（1）患者住院期间没有吞食异物。

（2）患者能认识到吞食异物的严重后果，改变不良的行为。

（四）护理措施

1. 吞食异物的防范措施

（1）掌握患者的病情、诊断和治疗，做到心中有数。对有食异物史的患者要加强看护，对伴有严重消极企图或行为的患者及时处理，必要时遵医嘱给予约束保护或家属协同看护。

（2）严格执行安全制度，经常检查病房环境及危险物品，消除安全隐患，营造一个安全、舒适的住院环境。在患者入院、家属探视及外出返院时要专人接待，做好安全检查，防止患者将危险物品带入病房。

（3）加强对各类危险物品的管理，做好交接班。患者如果使用剪刀、针线、指甲钳等物品，以及为患者测量体温时，要守候在患者身边不离视线，物品用完后应及时收回。为患者治疗时，要保管好安瓿和消毒剂，防止患者吞食。

2. 吞食异物后的处理　当怀疑或发现患者吞食异物时，应沉着冷静，稳定患者情绪，尽快了解患者所吞异物的种类、大小和时间，并及时报告医生。检查患者的口腔和咽部是否有外伤，如异物卡在咽喉部，应设法取出，并做好伤口处理。如不知吞入何种异物或吞食金属类异物时，遵医嘱立即进行 X 线或 B 超检查，以判断异物所在的部位及种类，并要反复追踪复查；同时密切观察病情，包括生命体征及有无内出血情况。根据异物的种类，可进行不同的处理。

（1）吞食液体异物，如消毒液，立即用温水洗胃，防止异物吸收。

（2）吞食异物较小或比较光滑，如棋子、纽扣等，一般可随食物自行从肠道排出。在等待异物自行排出的过程中，要指导患者继续日常饮食，观察粪便以发现排出的异物。若异物虽较小，但有锐利的刀口或尖峰，如刀片、图钉等，可让患者卧床休息，并进食含较多纤维的食物，如韭菜、芹菜等，以及给予缓泻剂，以利于异物的排出；同时进行严密的观察，尤其注意患者腹部的情况和血压。当发现患者出现急腹症或内出血时，应立即手术取出异物。

（3）吞食长形异物如牙刷、筷子等，应通过内镜取出。如长形固体异物超过 12cm，则不宜进食韭菜等长粗纤维食物，因为过长异物不易通过十二指肠或回盲部，经韭菜包裹后更难通过这几个部位，易造成肠梗阻。

（4）若患者咬碎了体温表并吞食了水银，应让患者立即吞食蛋清或牛奶，使蛋白质与汞结合，以缓解汞的吸收。

（五）护理评价

（1）患者是否吞食了异物，是否发生了内出血、中毒等危险情况。

（2）患者是否认识到吞食异物的危险性，从而改变不良行为。

（六）健康指导

（1）帮助患者分析吞食异物的后果和危害，指导患者若出现腹痛等不适时，应立即告知医护人员。

（2）向家属做好安全教育，让家属协助医护人员共同做好安全防范工作，在探视患者时禁止带入有危险性的物品。

（李静芝）

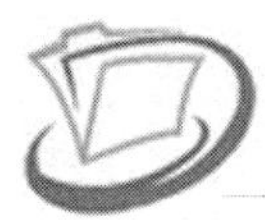

第六章　器质性精神障碍患者的护理

学习目标

掌握：阿尔茨海默病的临床表现；脑器质性精神障碍的护理评估要点、护理措施；躯体疾病所致精神障碍的概念、临床表现、护理措施。

熟悉：脑器质性精神障碍的常见护理问题；躯体疾病所致精神障碍的病因、发病机制和预后；躯体疾病所致精神障碍患者的护理评估和护理诊断。

了解：脑器质性精神障碍的概念、临床表现；躯体疾病所致精神障碍的诊断。

第一节　概　　述

一、概念与临床特征

1. 概念　器质性精神障碍（organic mental disorder）是指因脑部疾病或躯体疾病所引起的精神障碍。一般分为脑器质性精神障碍和躯体疾病所致的精神障碍。脑器质性精神障碍包括脑变性疾病、脑血管病、颅内感染、颅脑外伤、颅内肿瘤、癫痫等所致的精神障碍。躯体疾病所致精神障碍是由脑以外的躯体疾病所引起的，如躯体感染、内脏器官疾病、内分泌疾病、营养代谢疾病、免疫性疾病等。

2. 器质性精神障碍的临床特征　与原发疾病之间不存在特异性的关系，不同的病因可引起相同的精神症状，相同的病因在不同患者身上也可引起不同的精神症状。那些复杂多变的精神症状仍然存在一些共同的临床特征。除此之外，器质性精神障碍的发生和器质性病变的进展存在一定时间上的联系，而且它能随着原发疾病的缓解、治愈而改善及恢复。

器质性精神障碍的治疗原则以病因治疗及对症治疗两者并重。由于多数精神障碍会影响原发疾病的严重程度和治疗效果，因此在精神障碍的治疗中，对症治疗也是一种必要的应急措施。但是，在应用精神科药物时应格外慎重，要注意避免对有关脏器的进一步损害，避免加重意识障碍，或对其他脏器造成损害。

二、器质性精神障碍常见综合征

器质性精神障碍在临床上主要表现为谵妄、痴呆、遗忘综合征、器质性幻觉症、器质性妄想障碍、器质性心境障碍等。下面将重点介绍谵妄、痴呆、遗忘综合征这三种在临床上最为常见的综合征。

（一）谵妄

谵妄是多种器质性原因引起的暂时性脑功能全面紊乱，其特征是患者对周围环境的认知及反应能力都有不同程度的下降，谵妄通常起病急，病程进展快。其表现常以认知、定向力、注意力及记忆功能受损为主，患者思维推理迟钝常出现错觉、幻觉及睡眠觉醒周期紊乱等特点。谵妄是器质性疾病的常见并发症，也是综合性医院中最为常见的一种精神障碍。

1. 病因　导致患者谵妄的病因比较多，常见的病因有颅内感染、颅内肿瘤、脑血管疾病、颅脑外伤、癫痫、内分泌系统紊乱、内脏疾病、代谢障碍、中毒、营养缺乏、过敏性疾病等。

2. 临床表现　谵妄的临床特点是短时间内出现意识紊乱和认知功能改变。

（1）意识障碍：主要以意识清晰度下降或觉醒水平降低为主，也是谵妄的核心症状。根据患者原发疾病的性质和严重程度的不同，其症状变化的幅度也比较大，轻度的谵妄仅表现为嗜睡，中度的谵妄呈意识混浊状态，重度的谵妄患者的神志可达到昏迷状态。意识障碍的严重程度在 24 小时之内也有显著的波动，病情呈现昼轻夜重的特点，又被称为“日落效应”。

（2）认知障碍

1）感知觉障碍：主要表现为生动而逼真的幻觉和错觉。幻觉多以幻视多见，而错觉常以错视最为常见，而且多以恐怖性的幻视和错视为主，导致患者常处于害怕和不安的情绪中。故临床上对表现为幻视及错视的患者要充分考虑到有器质性精神障碍的可能。

2）思维障碍：主要的表现为思维不连贯并常伴有不同程度的语言功能障碍，往往患者会表现继发于幻觉或者错觉的妄想。

3）记忆障碍：主要表现以瞬时记忆和新近发生的事情难以记起最为明显，远事记忆相对完好。

4）定向力障碍：根据患者谵妄的严重程度，定向力的障碍可从轻到重，一般依次在时间、地点、人物、自我定向方面出现障碍。

（3）情感障碍：情感异常特别突出，患者可表现为抑郁、恐惧、焦虑、愤怒、激惹、欣快、淡漠等情感障碍。

（4）睡眠障碍：主要表现为白天嗜睡，晚上失眠。

（5）自主神经功能障碍：患者主要以皮肤潮红或苍白、血压升高或降低、心跳加快或减慢、体温过高或过低、多汗或无汗等为主要表现。

3. 诊断 谵妄通常可以根据患者的典型临床症状做出诊断，即急性起病，意识障碍，认知障碍，情感障碍，睡眠障碍等。还可以根据患者的病史、体格检查及实验室检查来明确谵妄的病因，如脑血管疾病、躯体疾病、电解质紊乱、感染、中毒、其他物质依赖及营养缺乏等。一般根据患者病情的需要，进行相应的辅助检查。

4. 治疗 对于谵妄患者的治疗主要从病因治疗、支持治疗和对症治疗三个方面进行。病因治疗一般指针对患者原发性脑部器质性疾病。如积极治疗脑血管疾病，颅脑外伤的手术治疗等。支持治疗一般包括维持患者机体水电解质的平衡，补充患者所需的营养。对症治疗是针对患者所表现出来的精神症状给予精神药物治疗。在精神药物治疗过程中，为了避免药物加深患者的意识障碍，一般应尽量从小剂量的药物开始使用。睡眠障碍者可以根据患者意识障碍的程度给予适量镇静安眠药以改善睡眠，应避免大剂量的镇静药物对患者的呼吸造成影响。

（二）痴呆

痴呆是由于脑部器质性病损而引起的继发性智能减退，指较严重的、持续的认知障碍。临床上以缓慢出现的全面智能减退为主要特征，往往伴有不同程度的人格改变，但一般不伴有意识障碍。因起病缓慢，病程较长，故又称为慢性脑综合征。痴呆主要在老年人群中常见，并随着年龄的增大发病率升高。

1. 病因 引起痴呆的病因有很多，临床上最为常见的是神经系统退化性疾病，如阿尔茨海默病；血管性疾病，如血管性痴呆；脑占位性病变，如脑部肿瘤占位、脑脓肿等；感染，如脑炎等；以及代谢障碍和内分泌障碍等。临床上如能及时发现、及时治疗，对于痴呆患者的病情控制有一定帮助。

2. 临床表现

（1）认知功能减退：痴呆起病多缓慢隐匿。记忆减退是最常见、最典型的症状。首先出现近记忆障碍，患者很难记住最近发生的事情，如放下的物品会瞬间忘记，忘记钱包、手机、钥匙等物品；并且学习新事物的能力明显减退。随着病情的不断发展，远记忆也会出现损害，严重的患者常以虚构的形式来弥补记忆方面的空白。患者思维贫乏、言语障碍、失认、失用等。对一般事物的理解力、判断力越来越差，注意力日渐受损，可出现时间、地点和人物定向障碍。

（2）语言障碍：在痴呆初期，患者的语言表达能力仍然正常，但是随着病情的不断发展，患者用词逐渐困难，语言出现刻板、重复，甚至出现无意义的发声。

（3）精神和行为异常：部分患者可出现幻觉，一般以幻听多见，也可以出现妄想，如被迫害妄想和嫉妒妄想。患者还可出现人格改变及个人行为的异常，比如患者变得不修边幅、无端的猜忌等。在精神症状的支配下还可因为冲动而出现攻击行为，严重的患者甚至出现自杀行为。

（4）情感障碍：包括抑郁、焦虑、易发怒、情绪不稳定等。当患者对当前出现的问题不能做出响应或者工作不能完成时，可能出现突然放声大哭或愤怒的反应，即"灾难反应"。

（5）社会功能受损：患者的社会功能受损的程度与患者认知功能缺损程度有密不可分的关系。在痴呆早期，由于认知功能完好，患者的日常生活能力一般没有明显的损害，但其工作效率会有不同程度的降低。随着疾病的进展，患者的社会功能缺损明显，晚期生活不能自理，甚至连穿衣、进食、如厕等生活基本技能都要他人的协助才能完成。

3. 诊断　首先要熟悉患者的病史，患者从何时开始发病，是否包括其他体征如头痛、生活不能自理等。是否有家族史，外伤史，以及酒精、药物滥用等病史。通过智能检查确定患者是否有意识障碍、认知功能缺损及社会功能缺损的表现。通过体格检查确定患者神经系统定位体征，可帮助明确诊断。实验室检查也有助于明确诊断。

4. 治疗　首先应及早治疗原发性疾病；其次，需要从患者认知功能和社会功能损害程度，以及患者的精神症状、行为问题、家庭与社区资源等方面对患者进行评估。治疗痴呆患者的原则是提高患者的生活质量，并减轻患者给家庭及社会造成的负担。为患者提供良好的、舒适的、安全的生活环境，提供给患者充足的营养、保证患者安全的前提下进行适当的运动及力所能及的家务。还需要为患者家属提供相应的指导，可以在日常生活中提供患者所需的帮助。

另一方面可使用抗精神病药物控制患者的精神病症状或攻击行为，调节患者的情绪问题。但是由于抗精神病药物可以导致椎体外系不良反应，还可导致迟发性锥体外系症状，故使用该类药物时应从小剂量开始，根据病情逐渐加量。当患者症状得到改善后需根据患者情况逐渐减量或停止给药。抗抑郁药可用于痴呆伴发抑郁的患者，可明显改善痴呆综合征。但必须注意的是，部分药物可以加重患者的认知功能障碍，使用抗精神病药物时应选择不良反应相对小的，不会因为用药而加重患者的病情。如安眠镇静药虽然可控制痴呆者的行为问题，但也可以引起患者的意识混浊、跌倒和容易引起药物依赖等，故使用该类药物时应特别谨慎。

（三）遗忘综合征

遗忘综合征（amnestic syndrome）是由脑器质性病理改变所引起的一种选择性或局灶性认知功能障碍，主要以近记忆障碍为特征，无意识障碍，智能相对完好。

1. 病因　遗忘综合征最为常见的病因是长期大量饮酒所导致的酒精中毒，引起 B 族维生素缺乏，造成间脑和边缘颞叶结构损害。一般胃癌或者严重营养不良所致维生素 B_1 缺乏也可发生本病症。

2. 临床表现　主要临床表现为近事记忆障碍，尤其是近期接触的地名及人名等最容易遗忘，有时患者为了弥补记忆的缺陷，往往可以产生错构和虚构。患者意识清晰，其他认知功能尚可保持良好。但是严重的记忆缺损患者可出现定向障碍，尤其是对时间及地点不可辨认。患者学习新知识的能力显著下降，甚至新学的知识很快就会忘记，影响患者社交和其职业功能。

3. 诊断　主要诊断依据是以记忆损害为主，尤其以短时记忆比近事记忆损害明显，患者往往无即刻记忆损害、无意识障碍、注意障碍或完全性痴呆；躯体、神经系统及实验室相关检查发现患者有相关脑损伤或脑部疾病史。

4. 治疗　主要针对病因，维生素 B_1 缺乏导致此病的患者，应及时补充 B 族维生素，但酒精依赖患者即使进行补充 B 族维生素治疗，也很少能完全恢复。

第二节　脑器质性精神障碍的护理

脑器质性精神障碍是指一组包括各种病因如脑部感染、血管性疾病、肿瘤、外伤、中毒、脑变性病等因素直接损害脑组织所导致的精神障碍。其特点是脑部明确存在确切的病理生理和组织结构方面的变化，并且这些变化与精神异常有明确的因果关系。

案例 6-1

患者，男，73 岁。家属诉患者于 8 个月前无明显诱因开始出现记忆力减退，以近记忆力减退为主，表现为刚说过的话、刚做过的事不能回忆，或者原本打算去做的事情不能想起，在家人提示后可想起，并经常和家人说起过去的事情，患者家属未予重视，未系统诊治。后患者上述症状逐渐加重，近 2 个月尤为明显，表现为时常寻找现金及银行卡，经常去银行取钱等，注意力有所下降，理解力无明显异常，同时伴有性格改变，表现为性格较以前沉闷，说话较以前减少。兴趣减退，以前爱看新闻和军事节目，现在不感兴趣。现为求系统诊治来我院，门诊以“痴呆？”收入我科。入院体检：记忆力、计算力、判断力、定向力下降，理解力尚可。诊断：认知功能障碍原因待查，阿尔茨海默病。

问题：对于患者的以上问题，可以提出哪些护理诊断？

一、阿尔茨海默病

（一）概述

阿尔茨海默病（Alzheimer disease，AD）是一种中枢神经系统原发性退行性变性疾病，主要的临床表现为痴呆综合征。本病是导致老年前期和老年期痴呆的首要原因。

AD 是一种与年龄呈正相关的疾病，患病率随年龄的增长而上升。除了年龄因素之外，其患病率还存在性别上的差异。AD 的发病率以女性较男性多见。除此之外，AD 的患病率还和社会人口学因素有关。

（二）病因与发病机制

1. 遗传学　经研究发现本病是一种家族性的遗传性疾病，在患者的家庭成员中，患病的概率高于一般人群，AD 具有一定的家族聚集性，说明遗传因素在本病发病中起着一定的作用。

2. 社会心理因素　也可能是本病的发病诱因。从知识水平程度看，文化水平低的人群本病患病率高于文化水平高的。从婚姻状况来看，丧偶人群本病的患病率高于有配偶者；从经济水平看，经济水平低的人群本病患病率高于经济水平高者。

（三）临床表现

AD 起病隐匿，病程发展比较缓慢，没有明显的起病期，导致患者及家属往往不能准确说出患者发病的时间。临床表现为持续进行性的记忆及智能障碍，并伴有言语障碍、定向障碍、情感障碍、人格改变及心境障碍等。

1. 早期表现　早期的患者主要表现为记忆障碍，学习和掌握新知识的能力明显下降，近期记忆受损特别明显，远期记忆轻微受损不明显。患者往往是在经历了重大的躯体疾病或者遭受了严重的精神创伤后才会开始显现早期症状。早期患者会出现定向障碍，情感淡漠，活动减少，自私，兴趣减少，对人物及事物缺乏热情，对亲人漠不关心，情绪变化大，易发怒，抑郁。本期患者生活尚能自理，不需要家人照料。

2. 中期表现　患者的近期和远期记忆力均严重受损，空间定向障碍进一步加重，往往不能回忆自己的出生年月、工作经历等重要的信息。严重的患者常以虚构的形式来弥补记忆方面的空白，本期患者可出现错构或者虚构症状，因此患者常会出现嫉妒妄想、被害妄想、偷窃妄想等，但是随着病情的加重此类妄想可逐渐消退。本期患者情感淡漠和易发怒更为明显，常表现为坐立不安，理解力受损，概括、分析能力丧失，判断力差，逻辑和推理能力也明显受损。患者偶有尿、便失禁，进食时不会使用筷子，洗漱时不会使用牙刷等情况，故本期患者生活完全需要他人照顾。

3. 晚期表现　本期患者的远期和近期记忆力完全受损，除了无法回忆往事之外，严重的患者还会出现某些神经系统的症状。本期患者仅能发出不可理解的声音，甚至完全缄默不语，思维内容贫乏。出现睡眠节律的紊乱或者睡眠颠倒。部分患者甚至出现本能活动亢进，与病前判若两人，当众裸体，或出现性行为异常。运动障碍明显，终日卧床不起。尿、便失禁。生活完全需要他人照顾。常伴有感染、压力性损伤、肺炎、下肢深静脉血栓等其他躯体疾患或因器官衰竭而导致死亡。

（四）辅助检查

可采用影像学检查及智力测验来明确诊断。

案例 6-2

患者，女，70 岁。半个月之前，患者家属午后发现患者不认家人，重复动作（如反复系扣），重复言语（如我要吃饭），情绪不稳定，易发脾气，门诊行颅脑 CT 提示无明显变化，逐渐家人发现患者有沉默寡言，不思饮食，拒绝进食、服药，大小便失禁等症状。入院体检：查体欠配合，反应迟钝，回答不切题，缄默，思维缓慢，注意力不集中，无法查定向力、理解力、判断力及自知力。实验室检查：颅脑 MRI 示脑梗死。诊断：脑梗死，脑血管病，精神障碍，血管性痴呆。

问题：对于痴呆状态的患者，应给予哪些护理措施？

二、血管性痴呆

（一）概述

血管性痴呆（vascular dementia，VD）是指由于脑血管病变所引起的痴呆，是以痴呆为主要临床表现的疾病。VD 也是一种很常见的痴呆，其患病率仅低于 AD。一般多在中老年起病，男性多于女性，患病率也是随着年龄的增长而增加。

（二）病因与发病机制

VD 的病因是各种原因引起的脑血管疾病使脑组织血液供应障碍，从而导致脑部功能衰退。脑血管发生病变的部位及脑血流量降低的程度与痴呆发生及严重程度有着重要的关系。一般认为导致 VD 的危险因素与脑卒中的危险因素类似，如糖尿病、高血压、高血脂、高龄、心房颤动、吸烟等不良生活习惯。

（三）临床表现

VD 的潜伏期比较长，一般不易被及早发现，其早期的症状主要是以脑衰弱综合征（asthenic syndrome）为主，因为导致 VD 的原发性疾病是脑血管病，所以也可以出现脑血管病变的不同神经系统定位体征。VD 的主要表现是以记忆障碍为主的局限性痴呆。早期一般以近记忆障碍为主，晚期患者可出现远记忆障碍。但是其不同于 AD 的记忆障碍是患者可以在相当长的时间内保持良好的自知力。智能损害有时也只涉及某些特定的、局限的认知功能，一般患者推理及判断能力可在相当长的时间内保持完好，人格的改变也只是到痴呆的晚期才会变得明显。而随着病情的发展，部分患者也会出现精神病性症状，如嫉妒、被害、被偷等妄想等。

（四）辅助检查

CT、MRI、DSA 等影像学检查及神经介入检查可以发现脑血管有明显的病理改变，可作为诊断的依据。

案例 6-3

患者，男，42 岁。患者于 3 个月前撞伤头部，伴意识不清，呼之不应，经诊治后出院。现患者仍时有躁动不安，易激惹，头晕，来回走动，记忆力减退，自控能力差，有时有攻击冲动。为求进一步诊治收入我院。入院检查：神清，记忆力、计算力差，理解力及定向力尚可，余查体无明显异常。实验室检查：颅脑 CT 示左侧额叶脑挫伤，左侧额部可疑少许硬膜下血肿，右侧小脑幕旁及右侧顶叶密度增高影，可疑少量出血。诊断：闭合性颅脑损伤，脑挫伤所致精神障碍。

问题：医护人员应实施哪些措施保护患者的人身安全？

三、颅脑外伤所致的精神障碍

（一）概述

脑外伤（cerebral trauma）对人体的躯体和精神状态都会构成严重的创伤。一般脑外伤所引起的精神障碍是指颅脑遭受直接或间接的外伤后，在脑组织损伤的基础上产生的各种精神障碍，这种精神障碍可在伤后立即出现，也可以在外伤后很长的一段时间后出现。

（二）病因及发病机制

颅脑外伤伴发精神障碍的病因比较复杂，与脑损伤的部位、严重程度、急性期的病理生理改变及康复期的恢复情况等多种因素有关。急性期的精神障碍多是由于脑外伤后弥漫性脑损伤所致，如颅脑外伤导致脑出血、脑组织水肿、颅内压增高等。慢性期精神障碍则与脑细胞坏死、瘢痕形成、粘连、积水等病变有关。除了器质性因素外，颅脑外伤后还会对患者产生一些心理上的变化，包括患者对外伤的态度、外伤后患者的外貌有无改变，外伤后患者的人格改变，外伤对患者家庭、工作及生活的影响。这些因素都是患者精神症状持续的重要原因。

（三）临床表现

1. 急性期精神障碍 急性脑外伤的患者可伴有不同程度的意识障碍及遗忘。患者神志的变化可由清楚到昏迷。恢复后会出现暂时性的记忆障碍，对受伤时及之后经历的遗忘称为顺行性遗忘。对受伤之前一段时间内的事物出现遗忘症状被称为逆行性遗忘。在严重的颅脑损伤后患者可表现出紧张、兴奋、定向障碍、冲动行为、幻觉及妄想等。

2. 慢性期精神障碍 患者主要表现为头晕、头疼、易激惹、注意力不集中、失眠等。部分患者可伴有焦虑、抑郁或癔症发作。颅脑外伤后遗忘症状超过 24 小时，容易导致患者持久性认知功能障碍，其严重程度与脑组织受损程度有关。部分外伤后的患者会出现人格的改变，表现为情绪不稳、易激惹、自我控制能力减退、有攻击行为等，但是这些症状可随着治疗的进行得到改善。脑外伤也可以诱发精神分裂症、严重抑郁、躁狂，而且患者自杀的倾向增高。

（四）辅助检查

可根据脑电图、CT 或者 MRI 检查发现异常，而神经症患者检查往往无异常。

定向力、记忆力下降。患者既往有梅毒病史，未进行相关治疗。诊断：认知功能障碍原因待查，麻痹性痴呆可能性大。

四、颅内感染所致的精神障碍——麻痹性痴呆

颅内感染（intracranial infection）所致的精神障碍是由病毒、细菌、螺旋体、立克次体及寄生

虫等病原体直接损害脑组织所引起的脑功能紊乱导致的精神障碍。如病毒性脑炎、流行性乙型脑炎、艾滋病、结核性或化脓性脑膜炎、脑梅毒等均可伴发精神障碍，本章仅介绍比较有特点的麻痹性痴呆。

（一）概述

麻痹性神经梅毒又被称为麻痹性痴呆（dementia paralvtica），是神经系统梅毒中最常见的一类慢性脑膜炎，它是由梅毒螺旋体侵犯大脑引起的一组认知障碍、行为障碍及精神症状的临床表现。本病以神经麻痹、进行性痴呆及人格障碍为典型的特点，随后出现进行性痴呆。

（二）病因及发病机制

麻痹性痴呆是梅毒螺旋体侵入脑组织后产生慢性炎性反应的结果。虽然梅毒螺旋体是本病的病原体，但是否能产生麻痹性痴呆还要取决于机体对梅毒的反应和机体的状态。

（三）临床表现

麻痹性痴呆早期起病隐匿，不宜被患者及家属发现察觉，早期常出现类似神经衰弱的症状，如头晕、头痛、睡眠障碍、易激惹、易疲劳、易兴奋，注意力、理解力、判断力下降。当病程发展到中期，患者可有个性和智能方面的改变。行为举止和之前判若两人，变得衣冠不整、不修边幅。计算力丧失，推理、概括、抽象能力受损，患者情绪不稳定，部分患者出现情感脆弱及强制性哭笑。病程后期患者智能衰退严重，无法理解十分简单的问题，言语障碍，不知所云，情感淡漠，还可伴有痉挛性瘫痪及抽搐性发作。

（四）辅助检查

神经影像学检查常呈现脑梗死、动脉炎、皮质损害及脑膜增厚，病变常累及额叶和颞叶、脑干、基底部位，其中以额叶和颞叶的功能损害最为严重。脑脊液穿刺检查可见脑脊液细胞数增加，数值高反映疾病正处于活动期。

五、颅内肿瘤所致的精神障碍

（一）概述

脑肿瘤（cerebral tumor）的患者在其病程的某些阶段可出现精神障碍，并且在小部分患者中其精神障碍为首发症状，从而引起误诊。

（二）病因及发病机制

肿瘤的来源可为原发肿瘤也可以是身体其他部位的肿瘤转移而来。脑肿瘤引起精神障碍的机制也比较复杂，一般与肿瘤的部位、性质、肿瘤的生长速度及个体反应有关。

（三）临床表现

脑肿瘤的患者大多会以神经系统症状及体征到神经科就诊，但是少数患者在早期只有精神症状，而没有神经系统的症状及体征，因此到精神科就诊的患者中也可发现颅内的肿瘤病变，应引起高度重视以避免误诊。

部分脑肿瘤患者在发病初期可出现情绪不稳，焦虑、抑郁等症状。脑肿瘤导致的精神障碍往往取决于肿瘤的部位、性质、大小及生长速度。肿瘤生长迅速并伴有颅内压升高的患者容易产生精神障碍，大多以意识障碍为主。而肿瘤生长缓慢的患者较少产生精神障碍，这类患者往往在后期发生认知功能障碍和痴呆综合征的发生。

精神障碍往往多见于星形细胞瘤，脑膜瘤的患者仅在后期颅内压增高时出现精神障碍。幕上肿瘤比幕下肿瘤更容易出现精神障碍，尤其以额叶及颞叶的肿瘤比较常见。双侧大脑半球均有脑肿瘤产生精神障碍的概率要比一侧大脑半球的脑肿瘤的概率高很多，即使肿瘤的体积很小，也会很容易出现精神障碍。肿瘤生长的部位不同也会引起不同的症状，如额叶的肿瘤很少产生神经系统体征，往往可以产生幻嗅、幻味等精神症状。颞叶肿瘤可出现类精神分裂症症状或情感障碍症状，以及意识障碍、幻觉、感知障碍和行为紊乱等。

（四）辅助检查

CT 及 MRI 检查可见脑内占位，腰椎穿刺可评估颅内压的高低，但是要注意腰椎穿刺的禁忌，避免因腰椎穿刺发生脑疝。

案例 6-4

患者，女，63 岁。患者 6 天前无明显诱因出现身体抽搐，伴双眼向上方凝视及上肢屈曲，无恶心呕吐，无头晕头痛，无二便失禁，伴有短暂意识丧失，持续 3 分钟后缓解。此后症状间断发作，持续时间增加。2 天前患者开始出现幻听症状，时常听见有人呼喊她并跟她说些她无法理解的言语。患者为求进一步诊治来我院。实验室检查：异常脑电，各期右侧颞区棘波散发，可波及同侧额极、额区。磁共振癫痫序列：透明隔间隙扩大，透明隔囊肿形成。诊断：症状性癫痫，癫痫所致精神障碍。

问题：患者癫痫发作时的护理措施有哪些？

六、癫痫所致精神障碍

（一）概述

癫痫（epilepsy）所导致的精神障碍在原发性及继发性癫痫患者中均有发生，在癫痫发作前、发作时和发作后产生，也可以表现为持续的精神障碍。

（二）病因及发病机制

癫痫的发病机制目前还未完全明确，但不管什么原因引起的癫痫，其本质都是电生理的改变，即发作时大脑神经元出现异常的、过度的同步性放电。

（三）临床表现

1. 发作前精神障碍　主要是指癫痫发作的先兆和其前驱症状。先兆是指癫痫在发作前数秒或者数分钟之前出现，而先兆对判断致痫病灶的定位及诊断有着重要的价值。前驱症状是指发作前的数小时或者数天出现的精神异常的表现，患者主要表现为紧张、烦躁不安、情绪抑郁或埋怨他人等，出现这些症状常常预示着患者即将有癫痫的发作。

2. 发作时精神障碍　主要是指精神运动性发作，包括特殊感觉性发作，如幻觉和错觉，患者常表现为嗅幻觉、味幻觉、视幻觉、听幻觉；内脏感觉性发作，最为常见的表现为腹气或胸气上升感，也可伴有心悸、腹痛等；记忆障碍性发作，患者常表现为似曾相识感、环境失真感或陌生感等；思维障碍发作，表现为强迫思维；情感障碍发作，患者常在发作时感到恐惧、抑郁或者愤怒；自动症，常表现为无目的的咀嚼、解系纽扣或者机械性地重复其发作前正在进行的活动，此外自动症还可表现为梦游症和神游症。

3. 发作后精神障碍　患者癫痫发作后常呈现意识模糊、反应迟钝、定向障碍、有幻觉错觉、自动症；也有部分患者出现易怒、惊恐及躁狂的行为，一般持续时间数分钟到数小时不等。

4. 发作间精神障碍　部分癫痫患者经过反复多年发作后，可在意识清醒状态下依然出现联想障碍、被害妄想和幻听等类似偏执型精神分裂症的症状，被称为慢性分裂样精神病。这时的患者癫痫发作次数已经减少或停止，但是其精神症状可持续数月或者数年之久。研究认为，患者的这种表现可能与治疗过程中长期服用抗癫痫药物有关。部分患者随着癫痫的发作，逐渐发生人格改变，表现为冲动、固执、好争论及情感暴发等。少数癫痫患者，可出现智能改变，尤其是在频繁地出现癫痫大发作的患者中智能损害最为严重。

（四）辅助检查

辅助检查中最为重要的就是脑电图的检查，应把脑电图的检查作为诊断及鉴别诊断的金标准，约 90%的癫痫患者可出现脑电图异常。而对于癫痫病因的诊断比较有价值的是 MRI 的检查。

七、脑器质性精神障碍的治疗原则

（一）积极治疗原发疾病

1. 阿尔茨海默病的治疗原则

（1）心理社会治疗：对病情较轻的患者应加强其心理支持与行为指导，鼓励患者积极参加适当的活动及力所能及的劳动；对病情较重的患者应注重生活上的照顾和护理。心理社会治疗的目的是尽可能保持患者的认知和社会功能，帮助患者延缓其精神衰退的速度。

（2）药物治疗：可短时间、小剂量使用抗精神病药物控制患者的精神行为症状，如幻觉、妄想，一旦患者的症状得到缓解或者消失，应根据患者的病情减少抗精神病药物的用量或者停药。对于患者认知功能障碍的主要用药目的是改善患者的认知功能和延缓病情的进展。

2. 血管性痴呆的治疗原则

（1）脑卒中急性期的治疗：根据患者脑卒中发生的类型采取针对性的扩容抗凝、溶栓、止血、降颅压、手术等治疗。鼓励患者早期进行神经功能的康复。

（2）恢复期的治疗：积极治疗基础疾病，如高血压、糖尿病、心房颤动、肥胖、高脂血症等，预防血管疾病的再次发生。

3. 颅脑外伤导致精神障碍的治疗原则

（1）外科治疗：根据患者外伤的部位、严重程度制订神经外科的治疗计划，积极治疗患者原发外伤，如药物、手术等。

（2）心理治疗：评估患者躯体及社会功能，应了解患者潜在的心理社会问题，并根据患者病情给予抗焦虑药或抗抑郁药，对有严重冲动和易激惹的患者可以使用抗惊厥剂。

4. 麻痹性痴呆的治疗原则

（1）梅毒的治疗：积极治疗梅毒。一般采用英国国家指南推荐治疗方案或者采用美国 CDC“性病治疗指南”所推荐的治疗方案。

（2）精神症状的处理：如果患者的梅毒活动期能够很好地得到控制，其精神症状和认知功能都可以获得改善。对于兴奋或者幻觉妄想的患者可给予小剂量抗精神病药物。抑郁症状的患者可给予抗抑郁剂。控制患者智能障碍的发展，可在早期使用神经营养药。

5. 颅内肿瘤导致精神障碍的治疗原则

（1）外科治疗：颅内肿瘤的治疗应以手术为主。可根据神经外科的治疗原则处理颅内肿瘤。

（2）精神症状的治疗：应该从最小剂量开始使用抗精神病药物控制患者的精神症状。对于兴奋躁动的患者，一定要注意避免发生因为患者颅内压增高导致的昏迷，在给予患者抗精神病药物的同时，还应该注意给予患者脱水剂以降低颅内压。

6. 癫痫导致精神障碍的治疗原则

（1）癫痫的治疗：不管什么类型的癫痫患者，一旦确诊，应尽快治疗，较早的治疗可防止脑部损伤进一步加重，从而降低精神障碍的发生概率。目前癫痫的治疗主要是以药物控制症状和手术切除致痫病灶。

（2）癫痫性精神障碍的治疗：对于精神运动性发作的患者，在患者朦胧状态伴冲动时可给予小剂量的镇静剂。由于长期使用抗癫痫药物可以引起精神症状，必要的时候可适当地减少抗癫痫药物的剂量。对于慢性精神障碍的患者，精神症状无明显改善时可合并使用适量的抗精神病药物，但是要注意选择诱发痉挛作用相对较轻的药物。对于癫痫性格改变即痴呆状态的患者，目前尚无有效的药物。采用电休克治疗对出现情绪异常、有明显的幻觉和妄想的患者，有一定的疗效。

（二）控制精神症状

对脑器质性疾病引起的精神障碍的患者在用药时应格外注意，特别是抗精神病药物，要根据患者的病情类型、原发疾病的特点、患者年龄、精神障碍的表现、药物之间的相互作用选择安全性比较高的，不良反应小的，用量小的短效药物。可以在有效控制患者精神症状的同时不会影响原发疾病的治疗。对伴有幻觉、妄想或者冲动的患者，可以考虑短期使用抗精神病药物。对于严重失眠或者焦虑的患者，可以短期小剂量使用抗焦虑药物。对于有严重抑郁的患者，也可以选用小剂量的抗抑郁药物。对于记忆障碍、痴呆的患者可以选用改善认知功能的药物。

（三）支持治疗

保证患者的营养及水分，及时纠正酸碱平衡及电解质紊乱，保持心脑血管系统的功能，以促进脑细胞功能的恢复。

脑器质性精神障碍患者在使用抗精神病药物、抗焦虑药物、抗抑郁药物治疗的过程中，更容易发生某些药物不良反应，而且由于脑器质病变的病因及表现形式比较复杂多样，有可能造成某些药物不良反应与原发疾病相互影响，相互作用，使病情更为复杂，使治疗及护理难度加大，护理人员应对此有充足的认识及扎实的知识，严密观察患者的病情变化，对患者出现的不良反应应及早发现、与医生沟通，及早给予患者恰当的处理，以保证患者的安全及早日康复。

八、脑器质性精神障碍的护理

（一）护理评估

1. 一般情况的评估 评估患者的日常生活能力、睡眠、饮食、二便是否正常等情况，患者对事物的关心程度，以及对治疗的态度等。

2. 躯体情况评估 首先评估患者的生命体征、营养状况、个人卫生等情况。再评估患者神经系统症状和体征，包括患者的神志、瞳孔、肌力，有无感觉、言语、运动功能障碍。了解患者原发性疾病的病因、临床表现及伴随症状，患者的治疗情况及疗效，患者精神症状的类型及严重程度。评估患者既往有无高血压、糖尿病、心脑血管疾病、癫痫、外伤等病史。

3. 认知活动

（1）意识障碍：在脑器质性精神障碍中非常常见，尤其是脑外伤的患者，临床上可以从感知、注意力、定向、记忆、思维及表情等方面评估患者有无意识障碍及意识障碍的类型、严重程度。

（2）思维障碍：是大脑弥漫性损害的结果，患者主要表现为缺乏主动性思维、持续言语、思维缺乏远瞻性、妄想等。可以通过物品的联想、转换问题、完形填空、让患者解释抽象的名词、物品归类等任务去评估患者的症状。

（3）注意障碍：临床表现多种多样，可有注意涣散、注意固定、注意狭窄等。在与患者交谈的过程中进行观察时，还可以给予患者一定的刺激并观察其反应，如听觉刺激、视觉刺激、触觉刺激。

（4）记忆障碍：脑器质性疾病患者容易发生记忆障碍，表现为远、近记忆障碍，但是近记忆一般较远记忆首先受损。在对患者进行评估时，要选择在很自然的情况下进行，这样有助于患者从容的回忆，同时要注意将远、近记忆结合起来进行评估。

（5）智能障碍：脑器质性疾病多伴有智能障碍，但是患者的智能缺陷程度是不同的，表现形式也不一样。在评估患者的时候，可以让患者进行一些数学计算、故事重复、物品分类整理等任务。

（6）情感障碍：脑器质性疾病患者的情感障碍是比较明显的，临床上主要通过对患者的观察和与患者交谈评估患者的情感障碍类型，其主要临床表现为情感迟钝、淡漠、易激惹等。

4. 社会心理状况评估 脑器质性精神障碍与脑的原发性疾病有关，但是在某些方面也与患者的个性特征、应对事件的承受能力、家庭亲属的态度、社会的压力等心理社会因素密不可分。

5. 检查及治疗评估　包括评估患者原发的脑器质性疾病及精神症状的用药、治疗效果及各项检查的结果。

（二）护理诊断/问题

1. 急性/慢性意识障碍　嗜睡、意识模糊、谵妄等　与脑部感染、外伤、变性改变、肿瘤等疾病有关。

2. 睡眠形态紊乱　入睡困难、易醒、睡不实、睡眠颠倒　与脑部病变导致缺氧有关；与意识障碍早期表现嗜睡有关。

3. 有外伤的危险　与意识障碍、运动障碍、感觉障碍有关。

4. 语言沟通障碍　与认知功能障碍有关。

5. 有营养失调的危险：低于机体需要量　与情感应激所致厌食有关。

6. 有感染的危险　与体质虚弱、生活自理能力差有关。

7. 有对他人或自己施行暴力的危险　与精神运动性兴奋、幻觉、错觉、妄想等精神症状有关。

8. 卫生/穿着/进食/如厕自理缺陷　与意识障碍、痴呆、原发脑部疾患有关；与躯体疾病有关、与精神障碍有关。

9. 有感染的危险　与体质虚弱、生活自理能力差有关。

10. 焦虑　与原发性疾病有关，与精神症状有关，与对疾病的恐惧、紧张有关，与伴发焦虑和抑郁症有关。

11. 有皮肤完整性受损的危险　与长时间卧床有关。

12. 社交障碍　与某些特定因素导致个体不能与社会保持长久依附关系有关。

13. 思维过程异常　与思维奔逸、错觉或幻想有关。

（三）护理目标

脑器质性精神障碍的患者在对症治疗及精心护理下，其症状会获得不同程度的改善。护理目标的方向就是尽最大努力提高患者的各种功能，同时也要提高患者的生活质量。因此，目标的制订必须结合患者的实际情况，根据不同患者的不同程度的病情制订适合患者的个体化目标。

（1）患者住院期间各项认知活动由障碍逐渐恢复到正常。

（2）患者住院期间无意外事件发生。

（3）患者住院期间睡眠质量得到改善。

（四）护理措施

1. 基础护理

（1）生活护理：保持室内安静、干净、整洁、舒适，为患者提供基本生活设施和生活必需品。

（2）饮食护理：保证患者充足的营养、水分。通过对患者躯体情况的评估，了解患者的营养情况，根据患者不同的营养状况，制订相应的对策。一般应给予患者高营养、容易消化的食物。高热的患者要注意保证患者摄入足够多的水分。对于自理能力差的患者，应耐心地喂饭。对于意识障碍伴有吞咽困难的患者不能强行喂食，以避免吸入性肺炎的发生，可给予患者鼻饲饮食或者肠外营养的支持。

（3）睡眠护理：要为患者创造一个安静、舒适、适合睡觉的环境，向患者介绍周围的环境，以消除患者因为陌生而产生的恐惧与不安。为患者做好入睡的准备。对于谵妄状态的患者，有时会出现幻觉及错觉，必要时可给予镇静催眠的药物，帮助患者入睡。对于睡眠颠倒的患者，白天应多与患者交流分散其注意力，让患者多活动，少卧床。

（4）安全护理：确保患者所处环境的安全，减少不良刺激，室内应避免摆放锐利、锋利的东西，以免患者出现伤人或者自伤的情况。

2. 精神症状的护理

（1）意识障碍的护理：对于不同严重程度的意识障碍的患者应有专人看护，做好基础护理的同时要保证患者的安全，为患者安置床挡保护，必要时可遵医嘱对患者进行约束，或者给予患者镇静药物，防止患者在幻觉、错觉及妄想的影响下，出现情绪激动、恐惧、逃避、伤人及自伤的情况。

（2）妄想状态的护理：脑器质性疾病的患者可出现片段的、暂时性的妄想。在妄想状态的影响下，患者会表现出激动、仇视、冲动伤人的行为。所以护理人员应该事先掌握患者的妄想内容及其所怀疑的对象，严密观察患者的病情发展，及时发现其冲动行为的先兆，将其怀疑对象隔离开，以避免不良后果的发生。

（3）人格改变的护理：患者的人格改变有各种表现形式。有的患者表现为不知羞耻，有的患者不知脏净。护理人员要对患者所表现出来的行为表示理解与同情，并最大限度地维持患者的尊严。癫痫性人格改变的患者其性格特点是凶狠、易激惹、易猜疑、好报复，在护理这类患者时，避免激惹患者。如果患者故意挑衅，不要与患者做任何争辩。并且要注意与其他兴奋患者分开管理，以免发生伤人等意外冲突。

（4）木僵状态的护理：脑器质性病变的患者在其病情发展时会出现木僵状态，称为器质性木僵（organic stupor）。需将患者安置于安全的房间内，防止患者突然的兴奋或起床时发生意外。严密观察患者的病情，保护好患者的安全，防止患者伤人及自伤。抑郁性木僵患者的轻生企图比较强烈，特别是在木僵缓解期自杀的成功率比较高，而且患者自杀的形式比较隐蔽，不宜发觉，故护理此类型的患者时需 24 小时严密观察，防止意外事件的发生。

（5）痴呆的护理：根据患者的自理能力为患者提供不同程度的照顾，并帮助患者养成基本的生活习惯，进行与患者病程相符的智力与功能训练，不要埋怨、责备患者的不良表现，要鼓励患者，使其树立信心。

（6）焦虑、抑郁的护理：部分患者可出现自伤、自杀的行为。在护理这类患者的时候，护理人员不可掉以轻心，要时刻关注患者的情绪变化，如果发现患者出现情绪低落、言语减少或者有厌世的念头，要注意时刻陪伴患者，对患者进行心理疏导，避免意外情况的发生。

（7）定向力障碍的护理：患者由于出现找不到要去的地方，不知自己的方位，认不准周围的人物而感到焦虑。护理人员需要每天向患者做自我介绍，并且呼唤患者的名字，以强化患者的记忆。要向患者反复说明其所在地点及周围人物，及时纠正患者的定向错误，帮助患者建立正确的定向。在患者经常活动的地点，可以安放明显的标识，以帮助患者确认。

（8）语言沟通障碍的护理：患者常常因为无法表达自己的需要和情感而产生烦躁、自卑的心情，护士应该耐心解释不能说话或者言语不清的原因，避免刺激患者的自尊心。每次在给患者检查及操作之前，要向患者解释清楚，一是尊重患者，二是避免产生不必要的误会，不能因为患者无法有效沟通而不去和患者交流。要为患者营造一个氛围轻松、安全、安静的交流环境。根据患者的病情制订相应的语言康复训练，一般训练的原则是由少到多、由易到难、由简单到复杂。训练的效果很大程度上与患者的配合和参与度有直接关系。

3. 心理护理 护理人员要尊重患者，不能因为患者生理或精神上的缺陷而嘲笑、讥讽患者。对患者及家属的宣教要有耐心，勤沟通，建立良好的护患关系。有认知障碍的患者，往往会因为行动不便、言语障碍、生活不能自理而产生自卑、绝望的心理反应，护理人员应主动关心患者，以及鼓励和引导患者说出内心的感受，最大程度地给予患者精神上的支持，以帮助患者树立战胜疾病的信心。

（五）健康教育

（1）向患者及家属介绍脑器质性疾病的相关知识，解释精神障碍发生的原因，并告知患者及家属患者的精神症状与脑原发性疾病的性质及严重程度有关，当脑部疾病好转后，患者的精神症状也会减轻或者消失。但是部分患者的精神症状或许会持续一段时间，为了能使患者尽快好转，避免导致严重的后果，应建议患者积极治疗原发性疾病。

（2）向患者及家属介绍患者所服药物的名称、剂量、服药方法、常见的不良反应等。告知患者及家属不能随意停药或减量，以免引起患者病情的反复及影响治疗的效果。

（3）指导家属掌握观察病情变化的方法及要点，如发现患者情绪激动、抑郁、焦虑，或出现幻觉、妄想、意识障碍、定向障碍、智能障碍等症状时应及时到医院就医。

（4）指导患者合理地安排生活，保持作息规律，保持充足的营养，根据自身的健康状况适当地参加文娱活动及力所能及的家务，争取早日恢复自理能力，回归社会。

（六）护理评价

（1）患者的精神症状应该得到比较好的控制或者缓解。

（2）患者的营养状况可以维持其均衡状态。

（3）睡眠质量得到改善，并能有效纠正患者白夜颠倒的症状。

（4）排便功能恢复正常。

（5）未出现因冲动行为而导致的自伤或伤人的情况发生。

（6）未出现因生活自理能力下降而发生感染、褥疮、静脉血栓、骨折等并发症。

（7）未出现因观察不当而发生严重的不良反应。

（8）患者早日恢复生活和社会功能。

第三节　躯体疾病所致精神障碍患者的护理

躯体疾病所致精神障碍（mental disorders due to physical diseases）主要是指由中枢神经系统以外的疾病，如躯体的感染、内脏器官疾病、内分泌疾病、代谢性疾病及免疫性疾病等造成的躯体血流动力学改变、代谢障碍、水及电解质平衡紊乱等，从而引起中枢神经系统功能紊乱所致的精神障碍。

躯体疾病所致的精神障碍一般表现在两个方面，一方面主要是认知功能障碍，如意识障碍、智能障碍、定向障碍、记忆障碍、注意障碍等；另一方面可出现如感知、思维、情感、行为等障碍，以及人格的改变。在临床中，精神症状的严重程度往往随躯体疾病的严重程度而波动。

对躯体疾病所致精神障碍的诊断，首先是对躯体疾病的诊断，然后根据患者的精神症状和躯体疾病的关系来判断精神症状是因躯体疾病而起。治疗主要是对躯体疾病的治疗和对精神症状的治疗，包括药物治疗、心理治疗、支持性治疗及对躯体疾病和精神症状的护理。

一、概　　述

（一）概念

躯体疾病所致的精神障碍（mental disorders due to physical diseases）主要是指由中枢神经系统以外的疾病，如躯体的感染、内脏器官疾病、内分泌疾病、代谢性疾病及免疫性疾病等造成的躯体血流动力学改变、代谢障碍、水及电解质平衡紊乱、染色体异常、物理因素等疾病所致的精神障碍。除此此外，饥饿、疲劳、手术所致的精神障碍也归属于躯体疾病所致的精神障碍范围。

（二）病因及发病机制

各种躯体疾病是本病的主要病因。躯体疾病导致患者出现精神症状主要是因为躯体疾病引起了中枢神经系统功能的紊乱。可有很多原因造成患者中枢神经系统功能的紊乱，进而导致患者出现精神症状，如代谢障碍、毒性物质作用于中枢神经系统、中枢神经系统缺氧、躯体水和电解质代谢紊乱、酸碱平衡失调、神经生化改变造成中枢神经系统功能紊乱、躯体对各种外源性有害因素的应激反应。另外，患者的遗传因素、营养状况、当时机体的状态，以及患者所处家庭、社会环境等也与患者的疾病相关。需要特别注意的是情绪因素也会对躯体疾病导致精神障碍产生一定的作用。

（三）常见临床表现

1. 急性脑综合征（acute brain syndrome） 主要特点是起病较急，往往以意识障碍为主要临床表现，其余的症状均在此基础上发生。患者在意识清晰度改变的情况下，出现错觉、幻觉、思维不连贯、记忆受损、定向障碍、情感障碍，如易激惹、焦虑、抑郁、恐惧、欣快、淡漠等，并伴有不协调的精神运动兴奋等症状。

2. 慢性脑综合征（chronic brain syndrome） 是由慢性躯体疾病引起的，或发生于严重躯体疾病之后，或是由急性脑综合征发展而来的一组精神障碍综合征的总称。其共同特点为发病缓慢，病程迁延和不伴意识障碍。主要的表现有智能障碍、人格改变、遗忘综合征等。慢性脑综合征还可以表现出躁狂、抑郁、精神分裂、焦虑、抑郁、强迫、癔症样等表现。以上各种表现可以非常典型，也可以比较隐匿，也可以不同的表现同时出现在一个患者身上。

3. 脑衰弱综合征（asthenic syndrome） 常见于躯体疾病初期、恢复期及慢性躯体疾病的过程中，病程比较长。其主要的临床表现为思维迟钝、注意力不集中、情绪不稳定、疲劳无力，常伴有头晕、头痛、躯体不适等症状。

（四）病程与预后

躯体疾病所致精神障碍的病程与预后主要取决于躯体原发疾病的治疗效果及恢复情况。如果患者躯体原发疾病的治疗效果比较好，那么其精神障碍的一般预后也较好，病程时间不会太长，也不会留下后遗症状。但是，如果躯体原发疾病处理不及时，治疗效果不乐观，可能导致精神症状迁延，转为慢性脑病，出现智能减退、记忆缺陷和人格的改变等。

案例 6-5

患者，男，18 岁。该患于 5 天前出现发热，鼻塞，流涕。于当地输液治疗。发病初期无行为异常。于近 2 天同学发现患者不言语，不与他人交流。不能参加考试，无目的地于室外行走，有行为异常，2 天来夜晚不能入睡。为求诊治来我院，于门诊查颅脑 CT 未见异常。门诊以“精神障碍待查”收入院。入院体检：问话不答，不能与他人交流。实验室检查：颅脑 CT 未见异常。诊断：精神障碍原因待查，发热原因待查，上呼吸道感染。

问题：针对该患者，如何进行护理评估？

二、躯体感染所致的精神障碍

（一）流行性感冒所致精神障碍

流行性感冒所致精神障碍（mental disorders due to influenza）的急性期和恢复期均可出现一些精神症状。一般在发病早期可有脑衰弱综合征；如果患者出现高热时可以出现意识障碍或谵妄状态；在疾病恢复期可以出现焦虑、抑郁等症状，部分患者可出现片段的幻觉和妄想。

（二）肺炎所致精神障碍

各种肺炎都有可能出现精神症状，最为常见的精神症状一般会出现在患者高热时，患者在高热时会出现谵妄症状，以老年患者及儿童最为多见。病毒性支气管炎患者较少出现谵妄，其临床表现多为焦虑、烦躁及嗜睡等。

（三）伤寒所致精神障碍

伤寒所致精神障碍（mental disorders due to typhoid）的主要临床表现为以谵妄状态为表现的意识障碍，以情感淡漠为表现的情感障碍，某些伤寒患者中，精神症状会是伤寒的首发症状，之后才出现相应的躯体症状，在恢复期仍然坚信急性期所出现的妄想内容。

（四）病毒性肝炎所致精神障碍

病毒性肝炎所致精神障碍主要表现为情绪不稳定、精神和躯体容易疲劳等；患者可出现意识障碍，多数表现为嗜睡，在病情严重的时候，患者可出现谵妄甚至昏迷；某些患者还会伴有情感障碍，表现为焦虑、抑郁、情感低落、有自杀的想法。

（五）细菌性心内膜炎所致精神障碍

患者可有轻微的精神症状，极少部分患者出现严重的精神症状。但是心内膜炎并发脑膜炎的患者常会出现意识障碍，并可伴有局部神经系统体征。

案例 6-6

患者，女，77 岁。一天前患者透析治疗后出现精神异常，胡言乱语、幻听、幻视，躁动不安，口中秽语，骂人、毁物，自行咬碎玻璃杯，家属劝解无效，一天来症状持续未缓解，口服镇静药物无效，为求进一步治疗就诊于我院，急诊以“尿毒症”收住院。入院体检：面色晦暗，贫血貌，神智欠清除，问答欠合理，定位、定向、认知力下降，自言自语，口中秽语，大喊大叫，全身皮肤黏膜略苍白。口唇可见暗红色血迹。诊断：慢性肾衰竭，尿毒症，器质性精神障碍可能性大。

问题：对内脏器官所致精神障碍的患者，应如何进行健康宣教？

三、内脏器官所致的精神障碍

（一）肺脑综合征所致的精神障碍

肺脑综合征（pulmono-cerebral syndrome）的主要临床表现有意识障碍，也是肺脑综合征最常见的临床表现，患者常表现为嗜睡、昏睡、谵妄状态等，严重的患者可以出现昏迷；脑衰弱综合征的表现，有些患者肺部疾病进展缓慢、患者肺功能较好，或在出现意识障碍以前，许多患者均可有易疲劳、感到记忆力下降、注意力不集中、睡眠质量差、情绪不稳定等。部分患者可以出现精神病性症状，如听幻觉、错觉、妄想等。

（二）心脏疾病所致的精神障碍

1. 冠心病所致精神障碍　患者可出现明显的类似焦虑发作的症状，主要表现为烦躁、惊恐、濒死感等；部分患者还可出现焦虑、抑郁等症状。患者病后的情绪对冠心病的预后有很大的影响。

2. 风湿性心脏病所致精神障碍　常以脑衰弱综合征为主要表现；有的患者可以出现情绪低落、兴趣下降、思维迟缓、疲乏无力、言语减少、语速缓慢等症状；还有的患者可以出现片段的幻觉、妄想等精神病性症状；当病情持续较长时间以后，患者可出现性格的改变。

3. 二尖瓣脱垂所致精神障碍　患者主要表现为急性的焦虑发作，每次发作时间持续数分钟或数小时，不同的患者发作频度不同。平时可出现脑衰弱综合征的表现。

（三）肝脏疾病所致精神障碍

严重的肝脏疾病引起的以中枢神经系统功能障碍为主要表现的综合征在临床上统称为肝脑综合征（hepato-cerebral syndrome）或又称为肝性脑病（hepatic encephalopathy）。

1. 前驱期　以行为障碍和情绪障碍为主要表现。患者可出现情绪低落、情感淡漠、意志减退、生活懒散、反应迟钝、记忆力减退、嗜睡等。

2. 昏迷前期　此时期的患者可表现为明显的嗜睡，并伴有定向力障碍、近记忆减退、判断力减退等症状。随着肝脏疾病的继续发展，患者可出现谵妄、错觉、幻觉等情况。

3. 昏睡期　此时期患者意识清晰度明显下降，对言语刺激的应答反应基本消失，而对较强的声、光、冷、热、疼痛的刺激等非语言刺激尚有部分应答反应。此时患者不能被完全唤醒。

4. 昏迷期 此时期患者对应答无反应，患者不能被任何刺激所唤醒。言语和非言语刺激完全没有任何应答反应。随着昏迷程度的加深，患者可出现震颤、抽搐、肌张力增高、腱反射亢进等阳性体征。当患者昏迷程度继续加深，可表现为各种形式的震颤及抽搐均停止、肌张力明显下降、膝反射消失、各种病理征消失、瞳孔对光反射迟钝等。

急性肝性脑病的病情发展特别迅速，有时患者可从第一期快速进展到第四期，而慢性肝病性脑病发展缓慢，精神症状的表现也可时轻时重。此外，慢性肝性脑病的患者还可出现人格改变、智能障碍、幻觉、妄想等症状。

（四）肾脏疾病引起的精神障碍

肾脏疾病所致精神障碍主要出现在慢性肾功能不全的失代偿期、衰竭期和尿毒症期。其主要临床表现为脑衰弱综合征，如记忆力下降、乏力、注意力不集中等；睡眠障碍，如入睡困难、早醒、夜间觉醒次数增多、过度睡眠等；情绪改变，如情绪低落、焦虑等；肾衰竭期的患者可出现人格改变，出现敏感、多疑、冲动、以自我为中心等表现；部分患者还可出现幻觉、妄想、兴奋和谵妄等表现。

部分接受透析的患者，会出现透析性脑病，是因为透析可导致血、脑脊液中尿素比例失调，脑脊液渗透压升高，引起颅内压增高、脑肿胀，患者可出现头晕、情绪波动、意识障碍。

四、内分泌疾病所致精神障碍

（一）垂体前叶功能异常所致精神障碍

垂体前叶功能异常所致精神障碍的主要临床表现为患者个性的改变，部分患者可表现为行动力变差、懒散、情绪不稳定、冲动等；患者的认知水平也有所下降，有的患者甚至出现智能障碍的表现；有些患者可表现出敏感、多疑甚至抑郁。

（二）甲状腺功能障碍所致精神障碍

1. 甲状腺功能减退症（hypothyroidism） 简称甲减。在成年期主要表现为抑郁综合征、智能障碍、情感淡漠、痴呆、幻觉、妄想等精神病症状。有的患者可发生黏液性水肿，以痴呆及谵妄最为常见，严重的患者导致昏迷。绝大多数患者的临床表现均是在躯体发育明显障碍的基础上伴有明显的智能发育的迟滞，患者智能水平极低。

2. 甲状腺功能亢进症（hyperthyroidism） 简称甲亢。患者精神症状可表现为运动性兴奋，如烦躁、易激惹、注意力不集中、失眠等；部分严重的患者可出现幻觉、妄想等精神病症状；有的患者还可出现典型的精神分裂综合征或躁狂综合征。甲状腺危象时，患者可出现意识障碍，谵妄、昏迷并伴有明显的体温增高。

（三）甲状旁腺功能障碍所致精神障碍

1. 甲状旁腺功能减退 患者精神症状的发生主要是在甲状腺切除后引起血钙的下降导致谵妄。

2. 甲状旁腺功能亢进 其主要临床表现为易激惹、情绪低落、乏力、记忆减退和思维迟缓等。甲状旁腺危象可出现器质性精神障碍，患者可出现幻觉、妄想及攻击行为等，患者还可出现抽搐、昏睡、昏迷等。

（四）肾上腺皮质功能异常导致精神障碍

1. 肾上腺皮质功能亢进（库欣综合征，Cushing syndrome） 库欣综合征符合心身疾病的许多特点，患者常表现为情绪低落、抑郁、妄想、自杀等。

2. 慢性肾上腺皮质功能减退症（chronic adrenocortical hypofunction） 其临床表现主要有记

忆障碍、意志减退、人格改变、情感不稳、睡眠障碍、意识障碍等。

（五）性腺功能异常所致精神障碍

1. 经前期综合征（premenstrual syndrome）　临床表现为情绪不稳定、抑郁、焦虑、睡眠障碍及脑衰弱综合征。

2. 妊娠期精神障碍（mental disorders in the gestational period）　其临床表现主要有躁狂综合征、焦虑、抑郁、睡眠障碍、敏感、多疑、脑衰弱综合征等。

3. 围绝经期精神障碍（involutional mental disorders）　主要的临床表现为焦虑、抑郁、偏执、敏感、妄想、脑衰弱综合征等。

五、风湿免疫性疾病所致精神障碍

系统红斑狼疮（systemic lupus erythematosus，SLE）患者的精神症状出现较早，可有幻觉、妄想、躁狂、抑郁综合征、焦虑、意识障碍等；神经系统症状患者可有癫痫发作、偏瘫、失语、颅内压增高等表现。

六、恶性肿瘤所致精神障碍

许多肿瘤患者存在明显的精神问题，值得引起医务人员的高度重视。不同的恶性肿瘤所表现出来的精神障碍的严重程度也不相同，如消化系统肿瘤的患者特别是肝癌的患者容易出现抑郁综合征。乳腺癌的患者出现焦虑状态的概率高于其他类型肿瘤。

恶性肿瘤患者所致精神障碍的主要表现为焦虑综合征，一般出现在肿瘤确诊的早期及肿瘤复发的患者；抑郁综合征，一般出现在肿瘤的中晚期，部分患者会出现自杀的想法；精神病性症状，包括错觉、幻觉、妄想等；睡眠障碍，失眠、入睡困难、早醒、部分患者出现睡眠节律障碍及过度睡眠。肿瘤患者出现睡眠障碍可以是单独存在的表现也可以是焦虑、抑郁的表现。

七、躯体疾病所致精神障碍的治疗原则

1. 病因治疗　是指在将其躯体疾病作为精神障碍产生的原因情况下，针对躯体原发疾病的治疗。

（1）躯体感染疾病：积极寻找发生感染的原因，针对患者的病情抗感染治疗。

（2）内脏器官疾病：积极治疗内脏器官原发疾病，在对这类患者进行治疗时，需要注意选择药物及制订治疗方案应避免对患者脏器的进一步损害，精神药物的用量应偏小，并注意观察患者各脏器的功能。

（3）内分泌疾病：积极调整各内分泌器官的功能，稳定各激素水平是治疗本病的关键。

（4）风湿系统疾病：控制患者病情的进一步发展，维持患者病情逐渐缓解。对于病重的患者给予强有力的药物，待病情稳定后给予患者维持性治疗。

（5）恶性肿瘤：根据肿瘤学的治疗原则治疗肿瘤，当患者出现精神症状时给予相应的对症处理。

2. 支持治疗　保证患者所需的营养，维持水、电解质及酸碱平衡，改善患者代谢及中枢神经系统循环等。

3. 控制精神症状　如抗焦虑、抗抑郁、抗躁狂、治疗精神病性症状、控制兴奋躁动、心理治疗等。根据精神障碍的类型选择适合患者的药物，但是不论使用何种药物，都要充分考虑到抗精神病药物对患者原发性躯体疾病的影响，避免加重患者原有躯体疾病。

八、躯体疾病所致精神障碍的护理

（一）护理评估

1. 一般情况的评估 评估患者生命体征、进食、营养、排泄、睡眠等情况。

2. 躯体疾病方面的评估 评估患者起病的主要症状、病因、临床表现及精神症状等。

3. 实验室及治疗情况 收集患者各种检查及实验室报告，以及患者对于原发性疾病与精神障碍的治疗进展及效果。

4. 心理社会状态的评估 包括患者发病前的职业、经历、学历、生活方式等；有无酒精或者药物滥用史；患者的性格特点，有无焦虑、抑郁等人格特点；患者是否存在长期的心理矛盾；以及家庭成员对患者的态度、支持、关心程度。

5. 认知活动 评估患者有无幻觉、错觉、妄想等症状；了解患者的注意力、判断力、记忆力等情况。

6. 情感活动 评估患者有无焦虑、抑郁等情感障碍。

7. 意识的评估 评估患者有无意识改变及意识改变的程度。

（二）护理诊断/问题

1. 营养失调 低于机体需要量 与慢性躯体疾病消耗大、营养摄入不足有关。

2. 睡眠形态紊乱 与情绪不稳、环境改变、躯体不适等有关。

3. 有受伤害的危险 与意识障碍、神经系统症状、精神症状有关。

4. 感知觉紊乱 与躯体疾病导致的病理生理改变、注意力改变、思维障碍等有关，如注意力过于集中或分散，而对躯体的症状刺激反应夸大或减弱。

5. 生活自理缺陷 与意识障碍、智能障碍、躯体疾病等导致患者活动受限或受精神症状影响的行为紊乱等有关。

6. 焦虑 与对疾病缺乏恰当的认识和评价、环境改变等有关。

7. 恐惧 与对疾病缺乏恰当的认识评价、担心疾病的预后等有关。

8. 自我认同紊乱 与躯体疾病所致的外表或功能改变，精神障碍对外表的不现实感，以及自我概念对自我尊重、角色表现和个人认同的影响有关。

9. 语言沟通障碍 与躯体疾病所致局部功能障碍或意识障碍有关。

10. 健康维护能力低下 与躯体疾病所造成的感觉与知觉受损、沟通障碍、个人应对无效、缺乏相关知识等有关。

11. 缺乏娱乐活动 与对活动冷淡、不能进行有目的的活动和技能丧失有关。

12. 社交障碍 与身体多处疾病和疾病对人际关系的影响作用有关。

13. 穿衣或修饰自理缺陷 与缺乏技能及对身体外貌缺乏兴趣有关。

（三）护理目标

1. 生理方面

（1）患者能够摄入充足的营养，保证水、水电解质平衡。

（2）患者的睡眠状态得到改善，恢复正常的睡眠型态。

（3）患者没有受伤，并能够掌握预防受伤的知识和方法。

2. 心理方法

（1）患者保持良好的意识状态，意识障碍得到恢复。

（2）患者未因感觉、知觉等障碍改变发生意外。

（3）患者可以对自己和疾病有恰当的认识和评价，学会调节负面情绪的能力。

3. 社会方面

（1）患者的生活自理能力及生活质量逐步恢复、提高。

（2）患者维护健康的能力和信心得到提高，能采取正确的方法维持或增进健康。

（3）患者在家庭、社会的理解度、支持度得到提高。

（4）患者能够认识到文娱活动对其身心健康的意义及效果，能够主动参加力所能及的文娱活动。

（四）护理措施

1. 基础护理

（1）饮食护理：为患者营造一个安静、舒适的进餐环境。为患者提供营养丰富、容易消化的饮食，保证患者充足的营养及水分的摄入。根据患者原发病的情况，如果患者伴有吞咽困难、呛咳等问题，应为患者选择适合的进食方式，如鼻饲饮食或肠外营养支持。

（2）睡眠护理：评估患者睡眠障碍的原因及程度，减轻患者紧张、焦虑的情绪。为患者创造良好的睡眠环境及帮助患者建立良好的睡眠规律和生活习惯，避免白天长时间卧床，避免睡前讨论激烈的话题及喝刺激性的饮料。指导患者掌握一些辅助睡眠的方法，密切观察患者的睡眠情况，必要时可遵医嘱给予睡眠药物。

（3）排泄护理：密切观察患者的排泄情况，针对患者的问题采取相应的措施。鼓励患者多饮水、多活动，多进食粗纤维的食物或水果，以保持大便通畅。对于便秘的患者，可遵医嘱给予缓泻剂或者灌肠，但是要注意某些原发疾病。对有尿潴留的患者可遵医嘱导尿。

（4）个人卫生：根据患者躯体疾病及精神症状对患者个人自理能力的影响程度，为患者提供不同程度的护理。定时督促或者协助患者料理其个人卫生，如沐浴、更衣、洗漱、理发、如厕等；协助并指导患者做好皮肤的护理，保持床单位的整洁、干燥以防止患者发生压力性损伤及感染。

2. 安全护理

（1）提供安全的环境：病房环境安静、温湿度适宜、避免噪声等刺激符合患者治疗和护理的要求，病室内减少障碍物的摆放，危险物品一律不得带入病房。

（2）根据患者的病情安排合适的病房：重症患者应在易于监护的重症室，由专人看护；对有意识障碍或出现错觉、幻觉及妄想等精神症状的患者应实施保护性措施；对有行为紊乱、兴奋躁动的患者应安置在单独的房间，密切观察患者，及时发现患者冲动行为的先兆，保证患者和他人的安全；对有自杀倾向或企图的患者应安置于护理人员易于观察的房间，避免患者独处，防止意外发生。

（3）严密观察病情变化：根据精神科护理等级，做好安全巡视和危险物品的检查及管理，及时发现隐患，防止患者出现冲动、自杀、自伤、伤人等行为。

3. 心理护理　与患者及家属建立良好的护患关系，主动关心患者，保证其生活所需；经常鼓励患者主动表达自己的想法和感受，给予患者发泄负面情绪和悲伤的机会，帮助患者减轻焦虑和抑郁的情绪，从而树立战胜疾病的信心；对于严重焦虑、抑郁的患者，尤其是有自杀或者自伤倾向的患者，更应重点关注，专人看护，密切观察患者的情绪和行为变化，并为患者尽早提供心理干预。同时鼓励患者多参加活动、转移患者对疾病的注意力，帮助患者释放不愉快的情绪；对于兴奋状态的患者，护士应耐心并用温和的态度对待患者，避免语气刺激到患者，鼓励患者用合适的方法表达自己的想法，当患者出现冲动行为时应给予保护性约束，防止患者出现意外情况。

（五）护理评价

（1）患者营养、水分摄入能够满足机体需要。

（2）患者睡眠障碍得到缓解或恢复正常，患者可掌握促进睡眠的辅助方法。

（3）患者意识障碍得到缓解，意识恢复或正常。

（4）患者学会控制情绪和行为的方法。

（5）患者生活可以自理或者部分自理。

（6）患者没有发生意外。

（7）患者可回归社会。

（六）健康指导

（1）提供正确的疾病信息，向患者及家属介绍躯体疾病与精神症状的关系，并告知患者随着躯体疾病的好转，精神症状会好转或消失，以缓解患者及家属的紧张情绪。

（2）指导患者及家属按照正确的医嘱用药，不得随意停药或减量，并告知其如何观察药品不良反应。

（3）指导家属学习和掌握患者原发疾病与精神症状的相关知识，使家属能尽早发现患者疾病早期症状和复发的表现，及时就医，避免延误病情。

（4）给予心理健康教育，帮助患者正确认识目前自身的不足，指导患者掌握处理压力、应对问题、解决困难及控制不良行为的方法。

（刘子龙）

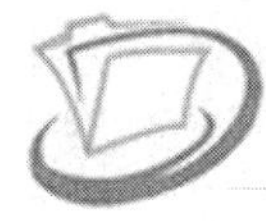

第七章　精神分裂症患者的护理

学习目标

掌握：精神分裂症的基本概念；不同类型精神分裂症的主要临床表现；精神分裂症患者的护理。

熟悉：精神分裂症的治疗原则；精神分裂症的主要病因。

了解：精神分裂症的发病机制。

案例 7-1

张某，男，21 岁，大学 3 年级学生。患者发病半年，现休学在家。发病时无明显诱因，先是夜里不睡，在宿舍楼道里来回走动，时而比比画画，时而愤怒生气，上课注意力不集中，学习成绩明显下降，在宿舍里还多次和同学发生冲突，认为同学合伙挤对他，2 个月前干脆不去上课，回到家不吃家人做的饭，自己做饭吃，买矿泉水喝，总说哪儿都不安全，因病情加重，治疗护理不配合，遂由家人骗来医院。患者对医生反复强调，“我精神没问题，你们得让我出去，否则有什么后果你们是要负责任的”。经劝说后，患者简单回答了医生的问题，称近半年来一到晚上耳边就能听到几个人的说话声，男女都有，自己干什么就说对或不对，有时还骂自己，承认自己比比画画、生气愤怒都与声音有关；患者还称回家后吃的饭、喝的水都有一种怪味，有时还能嗅到一股怪味，“是有人给我下毒了”，但什么人说不清，患者还坚持认为同学、老师在背后议论自己，虽没点名，但肯定是指桑骂槐讽刺自己，这种情况最早出现是在半年前，一次进教室，突然感觉气氛不对，以后就感觉不对头了。患者还称，近日还感觉有什么力量控制自己，交谈期间患者表情多无变化，但曾有两次突然表现十分愤怒，问其怎么了，患者称，“你们没听见，他们不准我说了，说我是个大傻瓜，你们也是大傻瓜”，之后哈哈大笑。

问题：

1. 该患者的精神症状有哪些？
2. 针对该患者的主要护理措施有哪些？

第一节　精神分裂症

一、概　　述

精神分裂症（schizophrenia）是一组病因未明的精神病，多在青壮年发病，起病往往较为缓慢，临床上可表现出思维、情感、行为等不同程度的障碍，以精神活动与环境不协调为特征，并导致明显的职业和社会功能损害。患者一般意识清楚，大部分患者在疾病过程中可以出现认知功能损害。该组疾病一般病程迁延，部分患者可最终出现精神衰退和精神残疾，而部分患者经治疗可保持痊愈或基本痊愈的状态。

精神分裂症可见于各种社会文化和各个社会阶层中。该病在成年人口的终生患病率为 1%左右（0.5%～1.6%），年患病率为 0.26%～0.45%。总的来看，发展中国家的平均患病率要低于发达国家。这种差异除了地域、种族、文化等因素之外，诊断标准的采用与掌握上的不一致也是相当重要的原因。精神分裂症的发病高峰集中在成年早期这一年龄段：男性为 15～25 岁，女性稍晚。精神分裂症患者有 50%的患者曾试图自杀，10%的患者最终死于自杀。此外，精神分裂症患者遭受意外伤害的概率也高于普通人群，平均预期寿命缩短约 10 年。我国的大部分流行病学调查资料都提示性别差异在 35 岁以上年龄组较明显；城市患病率高于农村。同时发现，无论城乡，精神分裂症的患病率均与家庭经济水平呈负相关。该病的预后不良，大约 2/3 的精神分裂症患者长期存在明显的慢性精神病症状，精神残疾率高，社会功能明显损害。全国残疾人行病学调查数据显示精神分裂症约占精神残疾人数的 70%。

二、病因和发病机制

目前，精神分裂症的病因与发病机制尚未十分清楚，越来越多的证据表明，精神分裂症与遗传、神经发育异常、神经生化异常及心理社会因素等多方面有关。

（一）病因

1. 遗传 以下几方面研究证据提示精神分裂症有遗传倾向：

（1）家系调查：通过国内外家系研究发现，与精神分裂症患者的血缘关系越近，患病率越高。家系调查发现，如果是精神分裂症患者的一级亲属的话，患病率就达到 5%以上。父母一方有病，其子女的患病率为 16%（约 1/6），而正常人的患病率仅为 6‰。

（2）双生子研究：单卵双生子的同病率是双卵双生子的 4～6 倍。

（3）寄养子研究：精神分裂症患者所生子女从小寄养出去，生活在正常家庭环境中，其成年后精神分裂症患病率依然较高。

2. 心理社会因素 不少研究表明精神分裂症的发生不仅与遗传因素有关，还与心理社会因素密切有关。

（1）病前个性：精神分裂症患者往往在病前就已存在一些个性特征，常见的如孤僻、内向、敏感多疑、思想缺乏逻辑性及好幻想等，也称之为“分裂性人格”，表现为内倾和主动性差。内倾者遇到应激时不能及时求助于支持系统，主动性差使患者缺乏上进心和竞争力，导致其社会地位较低，而社会地位较低又削弱了应激的能力。

（2）精神因素：在精神分裂症的发病过程中主要作为诱发因素，表现为：①某些精神因素并不强烈，患者痊愈后，回忆当时精神因素并未引起强烈的情感体验；②某些精神因素是病态行为的结果，而不是原因；③虽有强烈精神因素，但离起病时间较远；④虽在强烈精神因素下起病，起初可有心理反应色彩，但随着时间的推移，病态内容与精神因素逐渐失去联系，而精神分裂症的特有症状日益明显。

（3）社会因素：精神分裂症多发生于低社会阶层，推测这可能与经济水平低、社会生活环境差、生活动荡、职业无保障等心理社会应激的负荷大有关。

（二）发病机制

1. 神经生化异常 精神分裂症神经生化方面的研究主要有三方面的假说。

（1）多巴胺（DA）功能亢进假说：多巴胺是神经递质，用于传达人的情绪和知觉程度。20 世纪 60 年代提出了精神分裂症的多巴胺假说，即认为精神分裂症患者中枢 DA 功能亢进。该假说有不少支持的证据。长期使用可卡因或苯丙胺，会在一个无任何精神病遗传背景的人身上产生幻觉和妄想。苯丙胺和可卡因的主要神经药理学作用是可以升高大脑神经突触间多巴胺的水平。而阻断多巴 2（D_2）受体的药物可用来治疗精神分裂症的阳性症状。经典抗精神病药物均是通过阻断 DA 受体发挥治疗作用的。研究还进一步证实传统抗精神病药物的效价与 D_2受体的亲和力有关。

（2）5-羟色胺（5-HT）假说：Wolley 等于 1954 年提出了精神分裂症可能与 5-HT 代谢障碍有关的假说。近 10 年来，非典型（新型）抗精神病药，如奥氮平、利培酮等在临床的广泛应用，使 5-HT 在精神分裂症病理生理机制中的作用再次受到重视。这类药物除了对中枢 DA 受体有拮抗作用外，还对 5-HT_{2A} 受体有很强的拮抗作用。5-HT_{2A} 受体可能与情感、行为控制及 DA 调节释放有关。

（3）谷氨酸生化假说：谷氨酸是皮层神经元的一种主要的兴奋性递质。该学说认为，中枢谷氨酸功能不足可能是精神分裂症的病因之一。相当多的证据表明，与正常人群相比，精神分裂症患者大脑某些区域（如中颞叶）谷氨酸受体亚型减少，抗精神病药物的作用机制之一就是增加中枢谷氨酸功能。

2. 神经发育异常　近年来的研究发现精神分裂症的发生可能与神经发育异常有关。通过脑解剖和神经病理学、脑影像学研究发现，精神分裂症患者的大脑结构与年龄一致的正常人对照有明显异常，部分患者有脑室，尤其是侧脑室和第三脑室的扩大及脑皮质萎缩，脑部结构的变化在病前就明显存在，与神经发育损害一致；部分患者有额叶功能低下；脑结构异常部分与遗传因素有关。同时，研究还发现此类患者脑发育异常也可以在患者外部有表现。

三、临床表现

精神分裂症的临床表现复杂多样。不同个体、不同类型、不同疾病阶段其临床表现可有很大差异。但这类患者均具有感知、思维、情感、意志及行为的不协调和脱离现实环境的特点。

（一）前驱症状

所谓前驱症状，是指在典型精神分裂症症状出现以前，患者所出现的一些非特异性的症状。精神分裂症前驱症状多种多样，与起病类型有关，可持续数周、数月或数年。主要表现为以下几方面：

1. 个性改变　可表现为对亲属、同事或同学的态度从热情变得冷淡、从勤快逐渐变得较为懒散，出现不注意个人卫生、不收拾房间、不勤换衣裤等，从过去的循规蹈矩逐渐变得不严格遵守劳动纪律、不拘小节等。

2. 类神经症症状　患者可以表现出不明原因的焦虑、抑郁、不典型的强迫、感到记忆力下降、注意力不集中、失眠及白天萎靡不振等症状，学生可以出现成绩下降。

3. 零星出现不可理解的行为　例如，患者突然做出一些出乎他人意料的、不可理解的决定。患者可以突然决定放弃一份很好的工作，或突然决定停学，例如，某高校成绩很好的二年级学生在没有任何原因，也没有和任何人商量的情况下，突然决定退学，并很快办理了退学手续，当亲属问其原因时，回答是“很累”，想休息 1～2 年，先自学，以后再说。某学校学生将皮鞋泡在洗脸盆里刷洗，当同学问其原因时，回答是“各人有各人的刷鞋方法”。有的患者可以突然出现冲动行为，如某高三学生在一天晚上联欢会结束后，突然跑到校长办公室的门外小便，当老师和家长问及此事时，回答是“憋不住了”；但公厕的距离比校长办公室要近得多。还有的患者会出现突然攻击亲属的行为。

4. 多疑　有的患者可以出现对周围环境的恐惧、害怕，虽然从理智上自己也觉得没有什么不妥，但就是感到对周围环境的恐惧和对某些人的不放心。

5. 对自身某个部位的不合理关注　例如，一个 22 岁的男性患者在典型症状出现以前的 6 个月左右逐渐感到自己的鼻子有点歪，长得不对称，虽然家属及朋友均认为患者的面部是协调、对称的，只是在十分仔细地观察中才能够发现其鼻子略偏向右侧，但患者由此而不愿意上班，在家里十分频繁地照镜子，并多次到医院要求手术矫正，虽然医生解释说他的面部正常，不需进行手术，但患者仍为自己的鼻子而苦恼。

由于早期症状不具有特异性，并且出现的频率较低，加上患者此时其他方面基本保持正常，因而很容易被忽略。因患者对早期症状均有合理化的解释，早期症状一般不为外人所注意，亲属虽然感到患者在某些方面的变化，但也多站在患者的角度去理解患者的症状，因而可能不会及时就医，从而错过最佳治疗时机，影响预后。因此普及精神分裂症前驱期症状的识别知识，对于精神分裂症的早期诊断和治疗具有重要意义。

（二）感知觉障碍

精神分裂症患者最突出的感知觉障碍是幻觉，幻听、幻视、幻嗅、幻味、幻触均可出现，其中幻听最常见。在意识清楚的情况下反复出现持续性的、顽固性的幻听，是该病重要的症状。幻听可以是言语性的幻听，言语性幻听可以是争议性的，如患者可听到两个声音议论患者的好坏；可以是评论性的，如患者听到声音不断对患者的所作所为指手画脚。如一位 50 多岁的女性患者出门买菜，声音讲"她又出门了"，患者听后掉头回家，声音马上又说"装洋蒜"。幻听也可以是命令性的，如在医生检查患者时，询问患者的姓名，声音告诉患者"别说你的真名"，患者就随口编了一个假名。幻听还可以思维鸣响的方式表现出来，即患者所进行的思考，都被自己的声音读了出来。一般来说，在意识清晰状态下出现评论性幻听或命令性幻听时常指向精神分裂症。

精神分裂症患者幻视亦较常见。其幻视的形象往往很逼真，颜色、大小、形状清晰可见，内容单调离奇。如看见一只手、半边脸、墙壁上有小人等，再如一位患者拒绝进食，因为她看到家中盘子里装有碎玻璃。幻视的形象也可在脑内出现，患者说是用"内眼"看见的，即假性幻视。这类幻觉一旦出现，则首先考虑是否由于躯体疾病、中毒或脑器质性疾病所致。有的患者可能出现内脏幻觉，如大脑烧灼感、血管的冲动感和骨髓切割感等。

精神分裂症的幻觉体验可以是十分逼真、生动，也可以是朦胧模糊的，但多会给患者的思维、行动带来显著的影响，患者会在幻觉的支配下做出违背本性、不合常理的举动。如有的患者在幻听的影响下辱骂甚至殴打亲人；有的患者为了躲避幻听的"骚扰"频频上访，要求有关部门拆除安装在自己脑子里的"播音器"。

（三）思维障碍

思维障碍是精神分裂症的核心症状。思维障碍可通过患者的语言和文字反映出来。思维障碍的特点是在意识清楚的情况下，出现各种思维障碍，主要表现在思维内容、逻辑进程和思维形式的异常等方面。

1. 妄想　是思维内容障碍最主要的表现，也是精神分裂症患者出现频率最高的精神症状之一。一个患者可表现一种或多种妄想，妄想的内容与患者的生活经历、教育程度及文化背景有一定的联系，这也说明妄想是大脑本身的病态产物，而非客观存在。如一位在化工行业工作的工程师认为自己喝水的杯子被人做了手脚，每天都会释放出定量的毒药，造成自己慢性中毒；一位没有文化的家庭妇女称自己丢了一块价值 5 万元的罗马表，是被邻居偷走送给了国家领导人等。

精神分裂症患者的妄想往往带有显而易见的荒谬性。也许在疾病的初期，患者对自己的某些明显不合常理的想法持将信将疑的态度，但随着疾病的进展，患者逐渐与病态的信念融为一体，病态信念进而成为患者日常生活不可缺少的组成部分。思维内容缺乏事实根据，患者却坚信不疑，其内容与患者的社会地位和文化水平不相称，患者的观念、信念、对外部事物的认知方面均有改变。一般认为，在意识清晰的基础上出现的原发性妄想、妄想心境、妄想知觉、妄想回忆及某些离奇古怪的妄想，常提示精神分裂症的诊断。

妄想在临床上以被害、关系、夸大、钟情、嫉妒、非血统、宗教或躯体妄想等多见，最多见的是被害妄想与关系妄想。害人者从最初可能是与患者有过矛盾的某个人渐渐扩展到同事、朋友、亲人，直至陌生人。他人的一颦一笑、一举一动都暗有所指，寒暄问候、家常聊天都别有深意；严重者甚至觉得连报纸杂志、广播电视都与己有关；年轻患者多见非血统妄想，如坚信自己的父母非亲生、自己是名门之后；老年患者多见被窃妄想；女性患者多见色情妄想，如一老妇认为某年轻片警爱上了自己，常借查户口来与自己调情。

2. 被动体验　正常人对自己的精神和躯体活动有着充分的自主性，即能够自由支配自己的思维和行为，并在整个过程中时刻体验到这种主观上的支配感。但在精神分裂症患者中，常常会出现精神与躯体活动自主性方面的障碍。患者丧失了支配感，并且感到自己的躯体运动、思维活动、情感活动都是受他人控制的，有一种被强加的被动体验。

被动体验常常会与被害妄想联系起来，患者对这种完全陌生的被动体验赋予种种妄想性的解释（影响妄想），如“受到某种射线影响”（物理影响妄想）、“被骗服了某种药物”、“身上被安装上先进仪器”等。

3. 思维形式障碍　包括思维联想障碍和思维逻辑障碍。由于原发的精神活动损害，精神分裂症患者常在言语的流畅性和叙事的完整性方面出现问题，表现为多种思维形式障碍，如思维贫乏、思维散漫、思维破裂、思维不连贯、词的杂拌、语词新作、模仿语言、重复语言、刻板言语、思维中断（插入）、思维云集、思维被夺、持续语言、逻辑倒错性思维、病理性象征性思维（如将衣服反穿称为表里如一）等。不同患者、不同疾病阶段的思维形式障碍表现各异，可通过与患者交谈和从患者的书写材料中获得，为主观性判断。

（1）思维散漫：是指思维的目的性、连贯性障碍。患者在交谈时对问题的回答不切题，所述内容让人难以理解、游移于主题之外、结构松散、目的不明确，说不到点子上但句句似乎又都沾点儿边。

（2）思维破裂：通常发生在病情严重者身上，其联想失去正常规律，思维结构断裂，句与句之间互不相关，甚至词与词或字与字之间无意义上的联系，听者完全无法理解，言语支离破碎，出现词的杂拌，根本无法交谈。

（3）思维贫乏：是指患者联想数量减少，脑子空空，没有东西可想。其表现为沉默少语，很少加以发挥，概念与词汇贫乏，缺乏主动言语，回答问题时异常简短，空洞单调。

（4）思维逻辑障碍：主要为逻辑推理荒谬离奇（如逻辑倒错）、病理性象征性思维（如将衣服反穿称为表里如一）、词语新作等。

（四）情感障碍

情感淡漠、情感不协调是本病情感障碍的特征。

1. 情感淡漠　情感淡漠并不仅仅以表情呆板、缺乏变化为表现，患者同时还有自发动作减少、缺乏体态语言，在谈话中很少或几乎根本不使用任何辅助表达思想的手势和肢体姿势，讲话语调很单调、缺乏抑扬顿挫，同人交谈时很少与对方有眼神接触，多茫然凝视前方；患者丧失了幽默感及对幽默的反应，检查者的诙谐很难引起患者会心的微笑；患者对亲人感情冷淡，亲人的伤病痛苦对患者来说无关痛痒。最早受损的是较细致的情感，如对同事、朋友的关怀、同情，对亲人的体贴。随着疾病的发展，患者的情感体验日益贫乏，对一切无动于衷，甚至对那些使一般人产生莫大悲哀和痛苦的事件，患者表现为冷漠无情、无动于衷，丧失了与周围环境的情感联系。

2. 情感不协调　精神分裂症患者的另一种情感障碍的形式是情感反应与思维内容不相符。患者对情绪刺激的反应过度或不适当，表现为一点小事极端暴怒、高兴或焦虑，或高兴的事情表现出悲伤体验，悲伤的事情出现愉快体验，表现为情感倒错。抑郁与焦虑情绪在精神分裂症患者中也不少见。

（五）意志和行为障碍

1. 意志减退、缺乏　多数患者出现意志减退或缺乏，表现为孤僻离群，活动减少，社交、工作和学习缺乏应有的积极性和主动性，行为被动懒散，故在坚持工作、完成学业、料理家务等方面有巨大困难。患者往往对自己的前途毫不关心、没有任何打算，或者虽有计划，却从不施行。活动减少，可以连续坐几个小时而没有任何自发活动。严重时患者可终日卧床或呆坐，无所事事，生活不知自理，有的患者自称“我就喜欢在床上躺着”。患者忽视自己的仪表，不知料理个人卫生。随着意志活动越来越低，患者日益孤僻，脱离现实，甚至可出现意向倒错，吃一些不能吃的食物或伤害自己的身体，也有患者可表现为违拗或被动服从。

2. 紧张综合征　以患者全身肌张力增高而得名，包括紧张性木僵和紧张性兴奋两种状态，有时可交替出现，是精神分裂症紧张型的典型表现。木僵以缄默、随意运动减少及精神运动无反应为特征，严重时患者保持一个固定姿势，不语不动、不进饮食、不自动排便，对任何刺激均不起反应。在木僵患者中，可出现蜡样屈曲（waxy flexibility），特征是患者的肢体可任人摆布，即使被摆成不舒服的姿势，也较长时间似蜡塑一样维持不变。如将患者的头部抬高，好像枕着枕头，患者也能保持这样的姿势一段时间，称之为“空气枕头”。木僵患者有时可以突然出现冲动行为，即紧张性兴奋。

3. 行为障碍 指行为动作不受自己意愿的支配，是具有特征性的症状。患者可出现怪异行为，如无故发笑、扮鬼脸、发呆，做一些常人不能理解的动作或一些幼稚的行为。

（六）自知力障碍

精神分裂症患者常对自身疾病的性质和严重程度缺乏自知，从而导致治疗依从性差，患者一般不承认自己有病，不愿意接受治疗，甚至拒绝、逃避治疗。当病情好转时，自知力恢复，患者会渐渐主动配合治疗。

四、临床分型

按照临床症状群、起病、疗效及预后情况等将精神分裂症分为以下类型。

（一）偏执型

偏执型（paranoid type）是精神分裂症最常见的类型，又称妄想型，在群体普查中约占半数。多在中年或更晚年龄起病，起病隐匿，病程较长，主要表现以相对稳定的妄想为主，多伴有幻觉，幻听多见。病初表现为敏感多疑，逐渐发展成妄想，以关系、被害妄想多见，妄想内容大多脱离现实，并有泛化趋势，不少患者可伴有幻觉。幻觉以批评、嘲笑、威胁、命令等令人不愉快的内容多见。情感和行为常受幻觉和妄想支配，表现为多疑、恐惧、跟踪、报复、闭门不出或甚至出现自伤及伤人行为等。此型病程发展较其他类型缓慢，精神衰退现象较不明显，自发缓解者较少，但对抗精神病药物治疗反应较好，如能及时系统治疗，预后较好。

案例 7-2

李某，男，42 岁，一年前因生意失败，回北京借居在父母家。入院半年前的一个深夜，患者发现对面楼里有灯光打到自己的房间。此后渐渐发现街坊邻里常常“话里有话”，内容多涉及患者的隐私，开始怀疑自己的房间被人录音、摄像。入院前 3 个月，患者听到脑子里有一个自称“国家安全部少校”的人同自己讲话，声称他已成为“全国一号嫌犯”，正在对他实施全面监控，后来又出现一个自称是“老书记”的女声为患者辩解，说患者是一个好同志，“少校”与“书记”在许多方面都发表针锋相对的意见，令患者不胜其扰。入院前半个月，患者多次走访各个政府部门，要求“澄清事实”、“洗脱罪名”，并计划给世界各大报刊写信，申诉自己“受人迫害”的经过。

诊断：精神分裂症，偏执型。

问题：该患者存在的护理问题有哪些？

（二）单纯型

单纯型（simplex type）较为少见。多数为青少年时期起病，起病缓慢，病情持续发展，以阴性症状为主，极少有幻觉妄想，或仅出现一过性的幻觉妄想。临床主要表现为日益加重的孤僻、被动退缩、生活懒散、对工作学习兴趣日渐减少、缺乏进取心、本能欲望不足。情感日益淡漠，对情绪刺激缺乏相应反应。此型患者在发病早期常不被人注意，或认为是“不求上进”、“性格不够开朗”或“受到打击后意志消沉”等。在多种因素影响下，往往经过数年病情发展，较严重时才被发现，此型自动缓解者少，治疗效果和预后差。

案例 7-3

患者，男，18 岁，学生，约在 4 年前，患者无原因逐渐与人交往减少，生活懒散，孤独少语，不与同学来往，不能像往常那样踏实地读书，表现为东张西望，听课后不能理解老师所讲的内容。初中毕业考试的成绩比以前明显下降，高中入学考试后落榜。家长送患者到另一高中就读，但是在上课时不看黑板而发呆看地面。患者对教师提问不做回答，不与同学交往，不做作业，常独自呆坐在教室内。

于 2012 年 9 月，曾往当地精神病院求治，诊治情况不详。出院后人独处，不出家门。生活懒散，表现为不主动进食，不出家门，不洗澡，不漱口，白天不去厕所就在自己房间内大小便。看见家人就躲起来。有时患者认为别人吐痰是表示对自己的反感。

诊断：精神分裂症，单纯型。

问题：针对该患者的护理措施有哪些？

（三）青春型

青春型（hebephrenic type）发病于青春期，常急性或亚急性起病，病情发展较快。主要表现为思维、情感和行为的不协调。患者可出现思维破裂、言语凌乱、内容荒谬、幼稚情感、表情做作、喜怒无常、常扮鬼脸、傻笑等，伴有片断妄想和幻觉，行为怪异紊乱，常有兴奋冲动，不少患者行为紊乱带有明显的性色彩，性欲、食欲亢进，意向倒错。此型病程发展较快，可自发缓解，但易复发。抗精神病药物系统治疗和维持治疗可延长缓解期，减少发病，预后较偏执型稍差。

案例 7-4

患者，男，19 岁，学生，3 个月前，常突然半夜起来学鸡学狗叫。以后常独自外跑，去向不明。在家打人，砸玻璃，有时裸体，乱蹦乱跳，有时吃草、纸、木头。常提出奇怪的问题，如“鸡的血压是多少？”，“人是生出来的还是蹦出来的？”一会儿哭，一会儿笑。言语极不连贯，如说“别人要解剖他”，“医生要害他”，“老神仙不让他吃饭”。患者称他的病是“害怕天文试验而得的”。

诊断：精神分裂症，青春型。

问题：针对该患者的护理措施有哪些？

（四）紧张型

紧张型（catatonic type）较少见，多在中、青年起病，急性发病多见，病程多呈发作性。以紧张综合征为主要临床表现。紧张性抑制和紧张性兴奋交替出现，亦可单独发生，以木僵为多见。

（1）紧张性木僵：患者表现为运动抑制，轻者行为缓慢，严重者终日卧床，不语不动、不吃不喝、不解二便、不吐唾液，对周围刺激没有反应，但意识仍然清醒。患者肌张力高，有时可出现蜡样屈曲，也有患者出现被动服从、主动性违拗、模仿动作和模仿语言。患者意识清楚，能感知周围事物，病后能回忆，常持续数周至数月。幻觉妄想少见。

（2）紧张性兴奋：突然发生，行为冲动，不可理解。言语内容单调刻板，行为无目的性，常有毁物伤人行为，持续时间可为数小时，数日或数周。紧张性兴奋可自发缓解，或转入木僵状态。此型治疗效果较好，预后最好。

案例 7-5

患者，男，22 岁，大学生，2 周前，患者较以前沉闷，下课后就回宿舍卧床，注视屋顶一角，后呆坐床上。听课时常发愣，有时低声自言自语，或冷笑，常迟到或旷课。1 周前，患者动作迟缓，一顿饭需一个多小时，有时走到厕所边就站住不动。5 天前，整天卧床，不吃不喝，叫他推他均无反应，表情呆板。入院检查时，全身肌张力增高，将四肢上举或抬高头部，患者保持此姿势很久不变。患者住院 20 天后，突然起床，在屋中不断来回走动，反复高喊“冲、冲”，表情紧张。

诊断：精神分裂症，紧张型。

问题：该患者的护理诊断有哪些？

（五）其他类型

1. 未分化型（undifferentiated type） 有相当数量的患者无法被归入上述分型中的任一类别，临床上有时会将其放到“未分化型”中，表明患者的临床表现同时具备一种以上亚型的特点，但没有明显的分组特征。

2. 衰退型 有部分患者符合精神分裂症诊断标准，病程多在 3 年以上，但最近 1 年以阴性症状为主，社会功能严重受损，成为精神残疾，称之为衰退型。

3. 残留型 还有部分患者的临床表现过去符合精神分裂症诊断标准，至少 2 年一直未完全缓解。目前病情虽有好转，但残留个别阳性症状或个别阴性症状，称之为残留型。

4. 精神分裂症后抑郁 部分患者症状部分控制或病情基本稳定后，出现抑郁状态，称为精神分裂症后抑郁。抑郁既可以是疾病本身的组成部分，也可以是患者在症状控制后出现的心理反应，也可能是抗精神病药物治疗所引起，因存在自杀的危险性，应予重视。

上述分型是以临床现象学为基础进行的。事实上精神分裂症亚型划分的方法很多。20 世纪 80 年代初，Crow 根据前人与自己的研究，提出精神分裂症生物异质性的观点，且以生物学和现象学相统一的观点，进行了多维度的比较和分析，将精神分裂症按阳性、阴性症状群进行分型。阳性症状指精神功能的异常或亢进，包括幻觉、妄想、明显的思维形式障碍、反复的行为紊乱和失控等。阴性症状指精神功能的减退或缺失，包括情感平淡、言语贫乏、意志缺乏、无快感体验、注意障碍等。Ⅰ型精神分裂症（阳性精神分裂症）以阳性症状为特征，对抗精神病药物反应良好，无认知功能改变，预后良好，生物学基础是多巴胺功能亢进；Ⅱ型精神分裂症（阴性精神分裂症）以阴性症状为主，对抗精神病药物反应差，伴有认知功能改变，预后差，脑细胞丧失、退化（额叶萎缩），多巴胺功能没有特别变化；混合型精神分裂症包括不符合Ⅰ型和Ⅱ型精神分裂症的标准或同时符合的患者。

五、诊断要点

做出精神分裂症的诊断绝非易事。复杂而多变的临床相关病程，混杂其中的社会、心理因素，加上有时缺乏知情者提供可靠的病史，都造成了诊断上的困难。

（一）精神分裂症诊断中必须考虑的因素

1. 起病 大多数精神分裂症患者初次发病的年龄在青春期至 30 岁之间。起病多较隐匿，急性起病者较少。

2. 前驱期症状 在出现典型的精神分裂症症状前，患者常常伴有不寻常的行为方式和态度的变化。由于这种变化较缓慢，可能持续几个月甚至数年，或者这些变化不太引人注目，一般并没有马上被看作是病态的变化，有时是在回溯病史时才能发现。

3. 症状学 有关精神分裂症的临床表现，在上文中已有描述，但需要指出的是，有些症状的临床诊断一致性不高。Schneider 在 1959 年提出了所谓精神分裂症的“一级症状”，临床应用表明，临床医生可以就此达成相当高的一致性，因此，无论是美国的精神障碍诊断标准、国际疾病分类诊断标准，还是我国的精神障碍诊断标准，都以此作为精神分裂症症状学标准的基本框架。

（二）相关检查

1. 精神检查 重点评估有无感知觉障碍，如幻觉、感知综合障碍等；有无思维形式障碍，如思维散漫、破裂、贫乏等；有无思维内容障碍，如妄想等；有无情感障碍，如情感淡漠、迟钝、抑郁等异常情绪；有无意志和行为障碍，如怪异行为、多动行为、刻板、仪式化或强迫行为、攻击冲动、自杀自伤行为、违拗或品行问题等。可使用精神科常用症状评定量表，如简明精神病评定量表、阳性与阴性症状量表、汉密尔顿抑郁量表等。

2. 自知力评定 自知力是衡量患者疾病严重程度、诊疗依从性及治疗效果的重要指标，可用自知力与治疗态度量表进行测定。

3. 日常生活自理能力评估 采用日常生活自理能力量表评估患者能否自行进食、如厕、穿衣、料理个人卫生等。

4. 躯体检查 一方面需要通过常规体格检查排除其他躯体疾病、脑器质性疾病所致的精神障碍；另一方面，患者确诊精神分裂症后，通过体检发现有无其他躯体疾病而采取相应的治疗、护理措施。

（三）CCMD-3 关于精神分裂症的诊断标准

精神分裂症的诊断应结合病史、临床症状、病程及体格检查、实验室检查的结果来做出。CCMD-3 关于精神分裂症的诊断标准如下：

1. 症状标准 至少有下列两项，并非继发于意识障碍、智能障碍、情感高涨或低落，单纯型分裂症另有规定：①反复出现的言语性幻听；②明显的思维松弛、思维破裂、言语不连贯或思维贫乏或思维内容贫乏；③思维被插入、被撤走、被播散，思维中断或强制性思维；④被动、被控制或被洞悉体验；⑤原发性妄想（包括妄想知觉、妄想心境）或其他荒谬的妄想；⑥思维逻辑倒错，病理性象征性思维或语词新作；⑦情感倒错或明显的情感淡漠；⑧紧张综合征、怪异行为或愚蠢行为；⑨明显的意志减退或缺乏。

2. 严重标准 自知力障碍，并有社会功能严重受损或无法进行有效交谈。

3. 病程标准 ①符合症状标准和严重标准至少已持续 1 个月，单纯型另有规定。②若同时符合分裂症和情感性精神障碍的症状标准，当情感症状减轻到不能满足情感精神障碍症状标准时，分裂症状需继续满足为分裂症的症状标准至少 2 周以上，方可诊断为分裂症。

4. 排除标准 排除器质性精神障碍及精神活性物质和非成瘾物质所致精神障碍。尚未缓解的精神分裂症患者，若又罹患本项中前述两类疾病，应并列诊断。

（四）鉴别诊断

在精神科临床上，如果没有智能的下降就不能诊断痴呆，没有意识的改变就不能诊断谵妄。无情感活性的改变就不能诊断躁郁症。但在精神分裂症，却没有这样的中心的心理学特征。任何有关精神分裂症的诊断，都必须确认不存在可导致类似变化的大脑疾病与情感障碍，因此，实际上精神分裂症是依靠排除法做出的诊断。

1. 神经衰弱 部分精神分裂症患者，尤其是单纯型患者，早期可出现失眠、易疲劳、工作效率下降等类似神经衰弱的症状。但神经衰弱患者的自知力是完整的，患者完全了解自己病情变化，情感反应强烈，积极要求治疗，有时甚至对自己的病情估计过重。早期精神分裂症患者有时虽有一些头痛、失眠的叙述，但没有相应的情感反应，无迫切治疗要求。若仔细追溯病史，则可发现这些患者早已有人格改变、不能适应环境、兴趣减少、情感迟钝、行为孤僻、不修边幅或思维离奇等症状。

2. 强迫性神经症 部分精神分裂症的临床症状以强迫状态为主，此时需要与强迫症鉴别。本病的强迫症状内容较荒谬离奇，患者对强迫性体验的情感反应不鲜明，自知力不完整，缺乏迫切摆脱病态体验的强烈愿望和要求，这些都与强迫性神经症不同。

3. 脑器质性及症状性精神病 精神分裂症应该排除脑器质性及症状性精神病。不少脑器质性病变如癫痫、颅内感染、脑肿瘤和某些躯体疾病如系统性红斑狼疮，以及药物中毒，都可引起类似精神分裂症的表现，如生动鲜明的幻觉和被害妄想。但仔细观察就会发现，这类患者往往同时伴有意识障碍，症状有昼轻夜重的波动性，幻觉多为恐怖性幻视。更为关键的是，有临床及实验室确凿的证据表明，患者的精神状态与脑器质性或躯体疾病有密切的联系。一般情况是，精神症状在脑或躯体疾病的基础上发生，随着脑或躯体疾病的恶化而加重，躯体疾病的改善会带来精神症状的好转。

4. 心境障碍 精神分裂症应该与心境障碍相鉴别。无论是在躁狂状态还是在抑郁状态，都可能伴有精神分裂症的症状。多数情况下，精神病性症状是在心境高涨或抑郁的背景下产生的，与患者的心境相协调。如躁狂患者出现夸大妄想，抑郁患者出现贫穷或自罪妄想。但有时也会出现一些与当前心境相矛盾的幻觉、妄想症状，这就需要结合既往病史、病程、疾病转归等因素做出判断。

六、治疗与预后

（一）治疗

抗精神病药物治疗应作为首选的治疗措施，同时健康教育、工娱疗法、心理社会干预等措施也应该贯穿于治疗的全程。对部分药物治疗效果不佳和/或有木僵违拗、频繁自杀、攻击冲动的患者，急性治疗期可以单用或合用电抽搐（ECT）治疗。

1. 药物治疗 精神分裂症患者长期受到监禁、束缚，20 世纪 30 年代起采用的电休克、胰岛素昏迷治疗，才使精神分裂症患者接触到科学、人道的治疗。20 世纪 50 年代初，氯丙嗪引入精神科临床，此后数十年又有多种抗精神病药被用来治疗精神分裂症，使精神分裂症的预后大为改观。

（1）一般原则：药物治疗应系统而规范，强调早期、足量、足疗程、一般单一用药、个体化用药的原则。一旦明确诊断应及早开始用药。一般急性期治疗为期 2 个月。治疗由小剂量逐渐增加到有效推荐剂量，药物剂量增加速度宜根据药物特性及患者特质而定，维持剂量可酌情减少，通常为巩固治疗期间剂量的 1/2～2/3（要求个体化）。一般情况下不能突然停药，维持用药时应定期门诊复查，根据病情调整药量。高剂量时应密切评估药物的治疗反应和不良反应，并给予合理的调整。有些患者、家属甚至医生过分担心药物不良反应往往采取低剂量用药，症状长期得不到控制，达不到应有的治疗效果。

（2）选药原则：药物的选择应根据患者年龄、性别、对药物的依从性、个体反应、不良反应大小、长期治疗计划及经济状况等而定。

抗精神病药物按作用机制可分为经典药物与非经典药物两类。经典药物又称神经阻滞剂，主要通过阻断 D_2 受体起到抗幻觉妄想的作用，按临床特点分为低效价和高效价两类。前者以氯丙嗪为代表，镇静作用强，抗胆碱能作用明显，对心血管和肝功能影响较大，锥体外系不良反应较小，治疗剂量比较大；后者以氟哌啶醇为代表，抗幻觉妄想作用突出，镇静作用很弱，心血管及肝脏毒性小，但锥体外系不良反应较大。

临床推荐非典型抗精神病药物如奥氮平、利培酮、喹硫平作为一线药物选用，氯氮平有较明显的镇静和抗精神病症状的作用，锥体外系不良反应轻，可作为二线药物使用。氯氮平诱发的不良反应较其他抗精神病药物多见，应谨慎使用。典型药物氯丙嗪、奋乃静、舒必利在我国不少地区仍广为使用，可作为首选药物。此外，既往治疗有效的药物本次治疗仍然有效。近年来问世的非经典抗精神病药物通过平衡阻滞 5-HT 与 D_2 受体，起到治疗作用，不但对幻觉妄想等阳性症状有效，对情感平淡、意志减退等阴性症状也有一定疗效。代表药物有利培酮、奥氮平、喹硫平、氯氮平等。

（3）疗程与时间：治疗程序包括急性治疗期、巩固治疗期和维持治疗期。急性治疗期至少 6 周。治疗目标是尽力减轻和缓解急性症状，重建和恢复患者的社会功能。巩固治疗期需要 3～6 个月。治疗目的是减少对患者的应激，降低复发可能性和增强患者适应社会生活的能力。维持治疗期要求一年以上。维持治疗的剂量通常比有效剂量低，治疗目的是预防复发、改善患者的生活质量（包括阴性症状的治疗）、减轻或减少不良反应。维持治疗对于减少复发或再住院具有肯定的作用。首次发作的患者，且在一年的维持治疗期间无阳性症状及复发迹象，可试行停药观察方案。对目前症状控制良好已一年，但既往有1次或多次发作的患者，应长期维持治疗，除非有不可耐受的不良反应及某些禁忌证的出现。维持治疗的剂量应个体化，一般为急性治疗期剂量的1/2～2/3。美国精神分裂症结局研究组的研究结论是，经典抗精神病药物维持治疗剂量不应低于300mg/d（以氯丙嗪折算），否则预防复发的效果会降低。非经典抗精神病药物维持剂量比急性期治疗量适当减少，但具体减少到何种程度，尚缺乏成熟的模式。

（4）合并用药：不管是急性期还是维持治疗，原则上单一用药，作用机制相似的药物原则上不宜合用。对于出现抑郁情绪、躁狂状态、睡眠障碍的患者可酌情选用抗抑郁剂、心境稳定剂、镇静催眠药，有锥体外系反应可合用盐酸苯海索（安坦），达到预期治疗目标后仍以单一用药为宜。

（5）安全原则：抗精神病药物治疗应注意药物不良反应，服药前应常规检查血常规、肝功能、肾功能、心功能和血糖，服药期间定期复查对比。用药剂量不宜过大，因大剂量使用非但不能提高治疗效率，相反会增加毒副作用发生率。对老年人、儿童、有躯体疾病及脑损害的患者治疗剂量要减低。

2. 发展社会心理干预　心理社会干预是精神分裂症治疗的另一个重要手段。心理社会干预不但可以改善患者的精神症状，促进自知力的恢复，也可改善家庭成员间的关系，促进患者与社会的接触。精神分裂症患者的治疗仅仅让患者消除症状是不够的，康复的理想状态是恢复原有的工作或学习，重建稳定的人际关系。需要进一步配合行为治疗、家庭干预及社区服务等各方面的努力才有助于患者的全面康复。主要方法如下：

（1）行为治疗（社会技能训练）：是以减轻或改善患者的症状或不良行为为目标的一类心理治疗技术的总称，包括系统脱敏法、厌恶疗法、行为塑造法、暴露疗法、松弛反应训练等，运用多种方式训练患者的各种技能。大多数研究认为，行为治疗对减少精神病理症状和再住院无明显疗效，但能使患者获得某些有目的的技能，能改进个体的社会适应能力。

（2）家庭干预：作为精神分裂症患者心理与社会康复的重要措施，可提高家庭成员对疾病的认识，能有效地促进家庭、患者和医生的配合治疗，主要包括心理教育、行为问题的解决方法、家庭支持及危机处理措施等内容。

（3）社区服务：精神分裂症患者最终都需要生活在社区，因此如何在社区中管理精神分裂症患者是目前世界各国的重要课题。个案管理是针对精神病患者（尤其是精神分裂症患者）的一种新的社区服务模式，目的是提高患者在社区中的适应和生存能力，促进患者身心的全面康复。

（4）认知行为治疗（cognitive-behavioral therapy，CBT）：是一大类包括了认知治疗和行为治疗的心理治疗方法，是通过改变个人非适应性的思维和行为模式来减少失调情绪和行为，改善心理问题的一系列心理治疗方法的总和。目前，越来越多的治疗师应用CBT，而非仅仅用药物治疗精神分裂症患者。国内外的研究和实践经验证明认知行为治疗的疗效很好，与药物配合治疗，疗效好于单用药物，并且可以预防复发。

3. 社会康复　仅仅让患者消除精神症状是不够的。临床症状消失，自知力恢复，仅达到临床痊愈的标准。理想状态是，患者恢复了由于疾病所致的精力与体力下降，达到并保持良好的健康状态，恢复原有的工作或学习能力，重建恰当稳定的人际关系，这样才算达到全面的社会康复。

对临床痊愈的患者，应当鼓励其参加社会活动和从事力所能及的工作。对慢性精神分裂症有退缩表现的患者，可进行日常生活能力、人际交往技能的训练和职业劳动训练，使患者尽可能保留一部分社会生活功能，减轻残疾程度。

（二）预后

精神分裂症在初次发病缓解后可有不同的病程变化。大约1/3的患者可获临床痊愈，即不再存有精神病理症状。但即使在这些“康复者”中，由于精神分裂症深刻地影响了患者的正常生活和体验，患者在病愈后也会发现自我感受与过去有所改变。另一些患者可呈发作性病程，其间歇期长短不一，复发的次数也不尽相同，复发与社会心理因素或停药减药有关，每次发作多持续 3 个月之久。与抑郁和躁狂发作不同，精神分裂症的发作与中止无明显的界限，在发作的间歇期，患者的表现可以完全正常。

一些患者在反复发作后可出现人格改变、社会功能下降，临床上呈现为各种程度的残疾状态。残疾状态较轻时，患者尚保留一定的社会适应能力和工作能力。只有大约 1/4 的患者病程为渐进性发展，或每次发作都造成人格的进一步衰败和瓦解，病情的不断加重最终导致患者长期住院或反复入院治疗。

在第一次发作的精神分裂症患者中，有 75%可以治愈，其中 20%可保持终生健康，因此精神分裂症的预后并不像人们所想象的那样悲观。由于现代治疗学的不断进步，大约 60%的患者可以达到社会性缓解（即具备一定的工作能力）。

第二节　精神分裂症患者的护理

一、护 理 评 估

（一）健康史

1. 现病史　评估患者此次发病有无明显诱因、发病时间、就诊原因、具体表现、对社会功能的影响程度、有无自知力、就医经过、目前身体一般状况、服药情况等。

2. 既往史　评估患者既往健康状况，评估既往精神疾病状况，包括过去是否有发病、发病的情形、治疗经过、是否坚持服药等，评估既往躯体疾病等。

3. 个人史　评估了解患者母亲怀孕时健康状况及分娩史，患者身体发育、精神发育史，有无神经系统病史，学习及家庭教育情况；评估患者受教育程度、学业情况，工作情况及工作表现，生活中有无特殊遭遇；评估患者婚姻情况，配偶个性，生活情况；评估患者的性格特点、兴趣爱好、交友范围、宗教信仰等，与病后情况比较，判断有无精神异常等。

4. 家族史　评估双亲的年龄、职业、人格特点，评估家庭结构、经济状况、家庭成员之间的关系；评估家族成员中是否有精神病患者等。

（二）生理功能方面

1. 躯体评估　评估意识状态、生命体征、有无睡眠节律改变、睡眠质量好坏、排泄、进食、个人卫生、生活自理等方面的情况。

2. 治疗情况的评估　评估用药情况、药物不良反应。

3. 实验室及其他辅助检查　评估血常规、尿常规、便常规、血生化、心电图、脑电图等检查结果。

（三）心理功能方面

1. 病前个性特点　评估患者病前个性特点，是内向还是外向；评估患者兴趣爱好有哪些；评估患者入院前学习、生活、工作能力如何，对各种应激的应对方式；评估患者对住院的态度，治疗依从性如何。

2. 认知活动　①思维障碍情况，有无幻觉、妄想；②幻觉妄想的种类、内容；③对患者的影响。

3. 情感活动　①判断患者的情感改变情况；②情感活动与思维及环境是否相协调。

4. 意志行为活动　①意志增强或减弱程度；②有无兴奋、冲动、伤人、毁物、木僵等异常行为；③有无自伤、自杀念头、企图或行为。

（四）社会状况

评估患者病前的社会交往能力，是否善于与人交往，人际关系如何，与亲戚、朋友、同事或其他人员相处情况等。包括①家庭环境；②各成员之间关系是否融洽；③患者在家中的地位；④经济状况；⑤工作环境；⑥受教育情况；⑦社会支持系统；⑧能否坚持正常工作；⑨同事、家人能否正常相处等。

二、护理诊断/问题

1. 有暴力行为的危险（自伤或伤人、毁物）　与幻觉、妄想、精神运动性兴奋、自知力缺乏等有关。

2. 有受伤的危险　与木僵状态、感觉功能紊乱、药物不良反应等有关。

3. 进食障碍　与意向倒错、食欲亢进、木僵状态、药物不良反应等有关。

4. 思维感知改变（幻觉、妄想）　与感知障碍、思维障碍有关。

5. 躯体移动障碍（木僵）　与意志行为障碍有关。

6. 不合作、有出走行为的危险　与自知力丧失、不安心住院等有关。

7. 社交孤立（不能与人正常交往）　与精神状态异常有关。

8. 自我形象紊乱　与感知综合障碍、幻觉、妄想、抑郁有关。

9. 个人应对无效　与应对能力、应对动力下降或缺乏、社会歧视等而感到难以应对有关。

10. 睡眠型态紊乱　与患者感知觉改变、注意力不集中有关。

11. 营养失调：低于机体需要量　与幻觉、妄想、躁动、消耗量增加、摄入量减少等有关。

12. 生活自理能力下降　与幻觉、紧张性木僵、精神衰退等有关。

三、护理目标

1. 患者能用可以理解的语言或非语言方式与他人进行适度有效的沟通。

2. 患者能学会控制自己的情绪和行为，用恰当的方式发泄自己的愤怒，住院期间未发生暴力事件。

3. 患者幻觉症状得到最大限度的控制。

4. 木僵患者的生命体征稳定，生活自理能力下降或缺失期间保持清洁，不发生并发症。木僵解除后生活恢复自理能力，且社会功能恢复较好。

5. 患者按时按量进食，能够得到足够的营养供给，体重维持正常。

四、护理措施

（一）安全护理

患者在精神症状支配下会出现自杀、自伤行为，出走行为，冲动攻击等暴力行为，因此护士要有高度的安全意识，做好患者安全护理工作。

1. 掌握病情　做到重点患者心中有数，了解病情的变化特点；严密观察病情变化，了解幻觉妄想的内容，注意相应的情感表现；对异常行为要劝说阻止，防止发生意外。

2. 加强巡视，防止意外发生　定时巡视，清点患者数目，确保患者安全；对极度兴奋、冲动毁物的患者要隔离，必要时可采取保护性约束措施；对有严重自杀观念的患者，要专人护理，24小时监护，使患者在护理人员的视线内。护理过程中加强重点患者、关键环节、特殊时段的护理，切实保证患者的安全。对不合作的患者要适当限制其活动范围，防止患者出现逃离医院的行为；鼓励患者参加文娱活动，减少病态行为，促进患者康复。

3. 安全管理 首先做好病房的安全管理工作，严格执行安全检查制度，禁止将危险物品带入病房，以防意外的发生。加强病区环境检查，发现设施损坏应及时修理，病区办公室、治疗室、配膳室、浴室、杂物间等处，必须随手锁门。加强患者物品管理，在患者入院、返院时及家属探视后，护理人员认真做好安全检查，严防危险物品带入病房。避免患者单独使用危险物品，必要时必须有医务人员监督，以防发生意外。加强患者床单位检查，防止患者在精神症状支配下存放危险物品，导致危险行为发生。

（二）基础护理

精神分裂症患者因自身疾病影响，不知生活料理，或服用抗精神病药后出现生活自理能力下降或完全丧失，常出现饮食、睡眠及个人生活卫生方面的障碍，因此，做好此类患者基础护理工作是重要内容。

1. 饮食护理 精神分裂症患者常因疾病原因出现拒食、抢食和暴饮暴食等情况，进入治疗阶段后因服用抗精神病药后可出现吞咽困难，容易导致噎食的发生。因此，护士应评估患者进食情况，分析具体原因，采取相应的措施保证患者机体营养需要。如有的患者因受被害妄想支配，害怕饭里有毒而不敢进食，可采取集体进餐制，或者采取示范法，让其看到其他患者取走食物的场景；对于自罪自责的患者，认为自己有罪不配吃饭而拒食，可以把饭菜混拌在一起，让其觉得是剩饭，以达到诱导进食的作用；对于慢性精神衰退者，需要专人看护，耐心等待，不要催促；对于木僵、不合作者，诱导进食无效时可采取必要措施，给予鼻饲或静脉输液，保证患者的营养需求；对于兴奋躁动患者出现抢食或者暴饮暴食者，应尽量安排单独进餐，专人看护，以防噎食，并适当限制患者过量进食；对于药物不良反应导致的吞咽困难患者，应加强监护，给予软食或流质饮食，以防噎食。

饮食护理对精神分裂症的治疗至关重要。因为抗精神病药物一般用量较大，如果饮食供应不足会导致营养失调，抗精神病药物就不能用到治疗量，从而会贻误治疗，加重病情。因此护理人员要认真仔细观察和分析患者拒食原因，并注意观察有无电解质、酸碱平衡失调。

2. 睡眠护理 精神分裂症患者受兴奋、抑郁、紧张、幻觉、妄想等症状支配，加之客观因素的影响，如室温不适宜、不良噪音刺激等，容易引起睡眠上的障碍，包括失眠、睡眠倒错、嗜睡等，给患者身体健康带来了不良的影响，同时也容易引起患者烦躁、苦闷，甚至发生意外事件。精神分裂症患者睡眠质量的高低常预示疾病的轻重，夜间睡眠时间也常是精神科患者出现意外的高峰时间段，因此，睡眠护理是精神科护理的重要内容。

（1）对失眠患者引起的失眠原因要认真查找。如因精神症状引起，应报告医生并给予适当的镇静剂或催眠药物；由于恐惧紧张引起的失眠要加强心理护理，消除恐惧焦虑等情绪。

（2）消除环境的不良刺激，使患者有一个安静的睡眠环境。及时处置吵闹患者，病室内可装暗灯，使光线暗又便于观察病情，护士夜间巡视病房时要做到说话轻、走路轻、关门轻、操作轻。

（3）密切观察患者睡眠情况，针对不同原因，对症处理。对于入睡困难的患者，鼓励其白天多参加工娱活动，减少白天睡眠时间，必要时可增加白天体力活动量，睡前可指导患者用热水泡脚，避免饮用咖啡、茶类等兴奋性饮料，有条件者可睡前喝一杯温牛奶。对于由于服用抗精神病药物而引起睡眠过多者，应培养良好的作息规律，尽量鼓励患者在病室外活动，适当减少白天睡眠时间。夜间巡视病房需掌握睡眠障碍患者的具体表现，重点观察蒙头睡觉、辗转不眠、假寐及经常如厕的患者，防止意外发生。

3. 个人卫生护理 慢性精神患者疏于料理个人卫生，严重影响其生活质量。护士应客观评估患者的自理能力，向患者宣讲卫生知识，使其养成良好的卫生习惯。生活可以自理的患者，护士督促或协助其料理个人生活，督促患者每日晨晚洗漱，饭前饭后洗手，定期剪指甲、洗澡、更换床单和衣物。对于年老体弱、严重药物不良反应等生活不能自理的患者，应有专人做好相应护理，重点注意口腔、皮肤护理，女性患者还要加强经期卫生护理。

（三）心理护理

1. 与患者建立良好的护患关系　精神分裂症患者意识清晰，智能良好，无自知力，不安心住院，对医护人员有抵触情绪。护士应加强与患者心理沟通，建立良好的护患关系，取得患者的信任，找出主要问题。采取主动热情、耐心细致的工作方法，用适当的言语技巧为患者解决所出现的症状，体贴尊重患者，使患者体会到温暖，安心住院，为治疗奠定良好的基础。

2. 正确运用沟通技巧　善于运用沟通技巧，主动与患者交流，使患者感到被关心、被重视，从而探究其内心体验。护理人员耐心倾听患者的诉说，鼓励其用语言表达内心感受而非冲动行为，并作出行为约定，承诺今后用其他方式表达愤怒和激动情绪。与患者交谈时，态度亲切温和，语言具体、简单、明确，给患者足够的时间回答问题，不训斥、责备、讽刺患者，不与患者争论有关妄想的内容，而是适当提出自己的不同感受，避免一再追问妄想内容的细节。对思维贫乏的患者，护士不要过多提要求，即使患者反应迟钝，接触被动，也应积极与之交流，以期延缓精神衰退。对有严重自杀企图的患者，了解患者内心体验，帮助患者分析病态的思维方式，鼓励患者参加集体活动，消除自杀想法，积极配合治疗。帮助患者正确对待疾病，鼓励患者判断自己在认知、情感和行为方面存在的问题，确认哪些需要改变。同时争取患者家庭和社会的支持，共同树立战胜疾病的信心。

患者恢复期自知力恢复后，会出现心理变化和精神负担，如疾病对生活的不良影响，担心出院后社会、同事、朋友甚至家人不能接纳自己，担心自己能否继续工作、学习，过正常人的生活等，易出现自卑、抑郁等情绪，此时应耐心给予支持性心理护理。要重视患者的心理问题，注意使用倾听技巧，及时做好心理上的疏导。指导患者制订近期、远期的康复目标，让其学会如何尊重他人，克服自己性格上的缺陷，掌握一些科学适宜的方法完善性格。教会患者正确处理与自己有关的社会矛盾和生活事件，避免有害应激源造成的不良影响。协助患者维持身心平衡，使其在生理、心理各方面处于接受治疗和管理的最佳状态，达到维护健康、预防疾病、促进健康的目标。

（四）常见症状护理

1. 自杀、自伤　处于明显的抑郁、焦虑或在相应的妄想和幻觉影响下的患者，极易发生自杀行为。20%左右的住院患者有消极观念，此种消极观念在精神分裂症的各个阶段都可发生。为了实现其自杀目的，患者往往事先不暴露其动机，乘人不备而采取行动，因此护理人员必须仔细观察，从患者的言行或书信中发现消极悲观情绪，发现自杀先兆，及早预防。常见的先兆有，患者写遗书及向亲属嘱托后事；严重抑郁的患者突然情绪好转，收藏剪刀、绳索及玻璃等危险品或积存药物，探听药物的毒性或致死剂量；无明显原因的失眠，当工作人员巡视时又伪装入睡；探听工作人员值班规律等。护理人员应加强责任心，做好护理工作，严防意外事件发生。

2. 妄想状态的护理　是精神分裂症患者最常见的思维改变。妄想状态的患者意识清晰，但其对妄想内容坚信不疑，无自知力，在妄想支配下可发生自杀、伤人、毁物或出走等行为。护士要根据妄想的内容，有针对性的护理。被害妄想者，护士应耐心劝导，外出有人陪伴，如拒食可采用集体进餐，如对同病房患者有被害嫌疑时，及时将患者安置在不同病房，如护士也被牵连进其妄想内容，护士不要过多解释，注意安全，必要时进行调整。有关系妄想者，护士在接触时，语言应谨慎，避免在患者看不到却听得到的地方低耳轻语、发出笑声或谈论其病情症状，以免加重病情。如患者对妄想内容十分敏感，不愿暴露，先尽量不触及患者的妄想内容，如患者主动叙述其内容，应耐心倾听，接受其真实感，不可与其争辩。掌握患者妄想内容后，在护理过程中要注意避免引导患者反复重复其妄想体验，使症状更加顽固。对于不同内容的患者，应根据症状的特点，采取不同的护理措施。随着治疗的进行，患者对妄想的病理信念逐渐开始动摇，这时应抓住时机与患者进行治疗性沟通，启发患者进一步认识病态思维，帮助其分析病情，使其逐步恢复自知力。对有自杀倾向的患者，要禁止其在危险场所逗留，禁止单独活动，外出要严格执行陪伴制度。

3. 幻觉状态的护理　护理人员要密切观察病情，掌握幻觉出现的征兆。从患者的言语、动作、姿势和情感反应中，判断患者有无幻觉。如患者端坐于床，侧耳倾听，其面部表情或欣喜或愤怒，有时出现自语、焦虑不安或高声谩骂等。护理过程中注意不要轻易批评患者的幻觉或者与患者争论幻觉内容，如护士可对幻听患者说："我没有听到那个声音，他说什么了"。借此了解幻觉的主题，预见安全隐患。对于因幻觉而产生焦虑的患者，护士应主动询问，提供帮助。随着病情的好转，可逐渐诱导患者怀疑幻觉的现实性，使其对幻觉产生动摇。幻视患者看到恐怖的影像时，恐惧不安，可发生攻击行为，要注意安抚其紧张情绪，加强安全护理。尽量不要让幻觉状态的患者在室内独处，防止沉湎于幻觉中。在患者幻觉中断期，护士可向患者讲解关于幻觉的基本知识，并指导患者学会应对幻觉的方法。病情稳定后，护士可试着与患者讨论幻觉，鼓励其表达内心感受，帮助区分现实与虚幻，促使患者逐渐学会自我控制，对抗幻觉的发生。

4. 兴奋状态的护理 精神分裂症患者的兴奋状态多为不协调性精神运动兴奋，常出现冲动行为，故安全防范护理工作尤为重要。

首先要全面评估患者，了解其兴奋状态的特点、规律和发生暴力攻击行为的可能性，评估冲动可能发生的原因，掌握患者出现冲动暴力的前驱症状，提前做好防范。对于情绪波动大，冲动行为明显的患者应安置在重管室，确保患者周围环境安全，尽量与其他兴奋状态的患者分开安置，避免相互影响。护士接触患者时应温和冷静，尽量满足患者的合理要求。当患者出现冲动时，护士要沉着、冷静、机智、敏捷，有效控制患者行为。一方面分散患者注意力，另一方面从侧面快速有效控制患者，及时保护被攻击目标，迅速将患者隔离，避免危险行为的再次发生。患者的危险行为结束后，及时给予心理重建，帮助患者认识自身疾病症状，指导患者正确表达自己的情绪，并学会求助。

5. 木僵状态的护理 木僵状态是比较深的精神运动抑制，多见于紧张型精神分裂症。临床主要表现为不语、不动、不食、面无表情，对任何刺激都不发生反应，终日卧床不起。口中充满唾液，大小便潴留，生活不能自理。木僵状态一般可维持数日或数月。木僵患者丧失了生活自理能力和自我保护能力，因此护理工作是保证木僵患者躯体健康与安全的重要保证。对这类患者如护理得当，则能保证治疗的顺利进行，避免压疮、吸入性肺炎和口腔溃疡等并发症的发生。

护理人员必须关心、体贴、耐心、细致地护理。此类患者的大脑皮层运动分析器处于抑制状态，所以对外界刺激不发生反应。然而多数患者对外界仍有一定感受能力，所以在患者面前必须注意语言态度，避免给患者带来不良刺激。护理工作要有计划地进行，减少对患者的干扰。

为了保证患者的安全，满足其基本需求，应将患者安置在单间病室，室内要保持安静、光线柔和，注意通风，重点护理。密切观察病情变化，防止其他患者的干扰和伤害，也防止患者突然转为兴奋出现冲动伤害行为。

木僵患者丧失生活自理能力，护士须帮助患者完成个人卫生、沐浴、大小便、口腔、皮肤及饮食护理。护理人员应掌握木僵患者的特点，即在夜深人静或环境安静时，患者可在床上翻身或活动肢体，有时还主动进食或去厕所解便。如对患者小声耳语，有时偶尔可回答，从而了解病情，但注意不可惊扰患者。这类患者多数长期拒食，应尽量劝说耐心喂食，对于拒食或少食者必须借助于鼻饲维持营养，保证入量。鼻饲的混合奶必须营养丰富，要有足够的蛋白质、脂肪、糖类、无机盐和维生素。为了减少刺激，可保留鼻饲管，定期更换。

木僵患者可突然转变为激动期，此时患者极度兴奋，行为暴烈，可导致自伤、伤人或毁物等。护理人员要掌握病情特点，不可麻痹大意，激动期的护理与兴奋躁动患者的护理相同。

6. 出走 精神分裂症患者由于自知力缺乏，否认有病，不安心住院而出走；也有因受幻觉妄想支配，为实现某种愿望而出走；还有的因住院环境不适应，想家心切而出走。患者拒绝治疗，独居一处，东张西望，夜间不眠等。有的患者则伪装病情，取得工作人员的信任，乘其不备而出走。出走发生的时间大多在工作比较忙乱的早晨，据统计，上午 8～9 时发生率最高。发生地点多为从门窗溜走或发生在外出参加工娱活动、检查的途中。患者离院出走后，后果不堪设想，甚至乘机自伤或伤及他人或被伤、自杀，影响社会治安，给自身和社会造成危害。故应采取有效措施，严防患者出走。

（五）药物治疗护理

药物治疗是精神分裂症治疗的主要方法，药物依从性差是治疗效果不佳及复发的重要原因，因此药物护理对于精神分裂症患者尤为重要。

精神分裂症急性期患者大多无自知力，常会出现拒药、藏药等行为，护士在护理过程中应评估患者的依从性，分析其具体原因，做好健康宣教工作，提高服药依从性。发药时要做到服药到口，有拒药、藏药史患者服药后进行相应检查，确保药物服下。对于拒不服药患者，可改用其他给药方式，如肌内注射等。药物治疗过程中要密切观察患者用药后的效果和不良反应，并给予及时处理。

五、护理评价

1. 患者的精神症状缓解的情况，自知力恢复的情况。

2. 患者有无意外事件和并发症的发生。

3. 患者最基本的生理需要是否得到满足。

4. 患者是否配合治疗、护理，并参加工娱活动。

5. 患者的生活技能和社会交往技巧的恢复情况。

6. 患者对疾病的看法和对治疗的态度是否改变。

7. 患者及其家属对疾病的知识是否有所了解。

六、健康指导

精神分裂症是一种慢性精神疾病，且有反复发作的特点，复发次数越多，其功能损害和人格改变愈严重，最终导致精神衰退和人格瓦解，对患者、家庭和社会造成很大损失。精神分裂症患者在接受治疗过程中，待症状基本消失后，仍需较长时间的药物维持治疗和接受心理方面的治疗和训练；有效地控制症状复发，使其社会功能和行为最大限度地调整和恢复，是精神分裂症患者系统治疗的一个重要步骤。患者及家属对维持治疗的依从性较差，可能是不了解疾病的特点，不能耐受药物的不良反应等，也可能是对疾病的治疗失去信心等原因，最终导致疾病加重。因此，对恢复期患者及其家属做好卫生知识的教育，是精神科护理工作的重点。

1. 教会患者和家属有关精神分裂症的基本知识，使其认识到疾病复发的危害，认识到药物维持治疗、心理治疗对预防疾病复发、防止疾病恶化的重要性。

2. 让患者及家属知道有关精神药物的知识，对药物的作用及不良反应有所了解，告诉患者服用药物应维持的年限及服用中的注意事项。教育患者按时复诊，在医生指导下服药，不擅自增药、减药或停药。教育患者及家属能识别药物不良反应的表现，并能采取适当的应急措施。

3. 教育患者及家属能早期识别疾病复发的早期征兆，如睡眠障碍、情绪不稳、生活不自理、懒散、不能正常完成社会功能等现象，应及时到医院就诊。

4. 保持良好生活习惯，避免精神刺激。保持与亲朋好友的交往，引导患者扩大接触面，克服自卑心理，进一步锻炼生活和工作技能，能尽早回归社会。

（于丽荣）

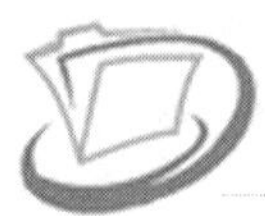

第八章　心境障碍患者的护理

学习目标

掌握： 躁狂状态和抑郁状态的护理措施。

熟悉： 躁狂状态、抑郁状态的临床表现。

了解： 心境障碍的概念、临床分型、病因、发病机制、诊断和治疗。

第一节　心 境 障 碍

心境障碍（mood disorder），又称情感障碍（affective disorder），是指由各种原因引起的，以情感或心境发生显著而持久改变为主要特征的一组疾病，临床上主要表现为情感高涨或低落，伴有相应的认知和行为改变，可有幻觉、妄想等精神病性症状。多数患者有周期发作倾向，有较为明确的发作期和缓解期，缓解期精神状态基本正常。

临床上通常将情感障碍分为躁狂发作、双相情感障碍、抑郁发作、持续性心境障碍，以及躯体疾病、脑器质疾病所伴发的情感障碍等几种类型。

一、概　　述

（一）流行病学

据许多学者统计，在世界范围内，心境障碍的患病率为 3‰～4‰，女性患病率高于男性，大约为 3∶2。在单相抑郁症发生中，男女比例约为 1∶2，这可能与激素水平的差异，妊娠、分娩和哺乳，心理社会应急事件及应对方式等有关。流行病学调查还发现抑郁症平均起病年龄为 27 岁。1945 年以后出生的人群抑郁患病率可能有所增加，在失业人群中患病率较高。重性抑郁与其他障碍的共病率很高，尤其是与焦虑障碍和物质滥用的共病。

WHO 有关全球疾病总负担的统计显示，1990 年抑郁症和双向情感障碍分别排在第 5 位和第 18 位，抑郁症与自杀合在一起占 5.9%，列第二位；预计到 2020 年抑郁症的疾病负担将上升到第二位，列在冠心病之后。在我国，1990 年抑郁症和双向障碍分别排在第 2 位和第 12 位。

（二）病因与发病机制

心境障碍的病因目前还不十分清楚，大量研究资料提示遗传因素、神经生化因素和心理社会因素等对本病的发生有明显影响。

1. 遗传因素　经过大样本人群流行病学调查，揭示心境障碍患者的生物学亲属的患病风险明显增加，同病率为一般人群的 10～30 倍，血缘关系越近，患病概率越高。一级亲戚患病率远高于其他亲戚。单、双相患者一级亲戚终生患病危险率很高，为 15%～20%，说明本病与遗传有密切关系。双相患者一级亲属有较高的单相患病率，单相一级亲属中双相的患病率却比较低，看来单、双相的遗传分布既有差异，也有交叉。

2. 神经生化因素　一些研究初步证实了中枢神经递质代谢异常及相应受体功能改变和神经内分泌紊乱可能与心境障碍的发生有关。

去甲肾上腺素（NE）和 5-羟色胺（5-HT）与心境障碍的发生有密切关系。有研究报道，抑郁发作时患者的肾上腺素能使受体敏感性升高，而抗抑郁药可降低受体敏感性，抑制其对 NE 的再摄取。外周 5-羟色胺功能研究也发现抑郁患者血小板 SH 丙咪嗪受体结合位点密度减少，但随病情缓解而逐渐恢复正常。

资料可证明神经内分泌功能与心境障碍的发病关系密切，最重要的有下丘脑-垂体-肾上腺轴（HPA）和下丘脑-垂体-甲状腺轴（HPT）的改变。抑郁患者的血浆皮质醇增加、尿游离皮质醇排出量升高。地塞米松抑制试验（DST）可反映 HPA 轴功能是否正常，抑郁患者口服地塞米松后可见皮质醇抑制现象。促甲状腺素释放激素兴奋试验（TRH-ST）是检验 HPT 轴功能的方法，抑郁患者多呈迟钝反应。

3. 心理社会因素　研究发现心理社会因素对本病的影响非常大，应激性生活事件与心境障碍，尤其是与抑郁症的关系很密切。抑郁症患者患病前负性生活事件发生率远高于一般人群。有调查表明，如果以往 6 个月内有重大生活事件发生者，其抑郁发病的危险性增加 6 倍，自杀的危险率增加 7 倍。常见负性生活事件，如丧偶、离婚、婚姻不和谐、失业、严重躯体疾病、家庭成员患重病或突然病故，均可导致抑郁发作。另外经济状况差、社会阶层低下者易患本病。

二、临床表现

案例 8-1

李某，男，26 岁，未婚，自由职业。以“兴奋、话多、暴食、自夸 1 个月，病史 5 年余”为主诉入院。患者 5 年前无明显诱因出现兴奋、话多、自夸。具体表现为说话时滔滔不绝，吹嘘自己有本事，才华出众，腰缠万贯、神通广大，可上清华北大，也可以当上国家主席，自己的女朋友的父亲是某市市长。感觉自己脑子转的特别快，人也变聪明了，什么事一学就会。说话语音高、语速快，声嘶力竭，却毫无倦意。说话时旁人不能打断，否则非打即骂。食欲亢进，吃饭时用盆吃。每天精力充沛，兴高采烈。在病房端着一个茶杯到处找人说话，一见医生就用沙哑的声音说：“医生，你好，Good morning! Good afternoon，Good bye!”医生问他感觉怎么样，立即回答说：“很好，精力充沛，精神抖擞，力气过人，威力无穷，穷则思变，变化万千，千姿百态……”医生要求他即兴作诗一首，他随即用 11 位医护人员的姓，串起来做了一首 4 句话的诗。平日情绪不稳定，易激惹，经常因为小事发火，稍有不遂则大发雷霆，指责、辱骂他人，语言粗俗尖刻，但转瞬即逝，很快转怒为喜。

问题：

1. 躁狂状态的护理问题有哪些?
2. 针对该患者存在的护理问题，护理人员应该提供什么样的护理措施?

心境障碍典型临床表现可有躁狂发作、抑郁发作和混合发作。

（一）躁狂发作

躁狂发作（manic episode）的典型临床症状是情感高涨、思维奔逸、活动增多“三高”症状，可伴有夸大观念或妄想、冲动行为等。发作应至少持续一周，并有不同程度的社会功能损害，可给自己或他人造成危险或不良后果。躁狂可一生仅发作一次，也可反复发作。

1. 情感高涨　是躁狂发作的主要原发症状。典型表现为患者主观体验特别愉快，自我感觉良好，整天兴高采烈，得意扬扬，笑逐颜开，洋溢着欢乐的风趣和神态，甚至感到天空格外晴朗，周围事物的色彩格外绚丽，自己亦感到无比快乐和幸福。患者这种高涨的心境具有一定的感染力，言语诙谐风趣，常博得周围人的共鸣，引起阵阵欢笑。有的患者尽管情感高涨，但情绪不稳、变幻莫测，时而欢乐愉悦，时而激动暴怒。部分患者临床上是以愤怒、易激惹、敌意为特征，并不表现为情感高涨。故动辄暴跳如雷、怒不可遏，甚至可出现破坏及攻击行为，但常常很快转怒为喜或赔礼道歉。

2. 思维奔逸　患者表现为联想速度明显加快，自觉思维非常敏捷，思想内容丰富多变，头脑中的概念接踵而至，有时感到自己的舌头和思想赛跑，言语跟不上思维的速度，常表现为言语增多、滔滔不绝、手舞足蹈、眉飞色舞，即使口干舌燥、声音嘶哑，仍要讲个不停。但讲话的内容较肤浅，且凌乱不切实际，常给人以信口开河之感。由于患者注意力随境转移，思维活动常受周围环境变化的影响致使话题突然改变，讲话的内容常从一个主题很快转到另一个主题，即表现为意念飘忽化（flight of ideas），严重者可出现"音联"和"意联"。其认知功能具有不受约束和思潮加速的特征。

3. 活动增多 患者表现为精力旺盛，兴趣范围广，动作快速敏捷，活动明显增多，且忍耐不住，整天忙忙碌碌，但做任何事常常是虎头蛇尾，有始无终，一事无成。爱管闲事，对自己的行为缺乏正确判断，常常是随心所欲，不考虑后果，如任意挥霍钱财，十分慷慨，随意将礼物赠送给同事或路人。注重打扮装饰，但并不得体，招引周围人注意，甚至当众表演，乱开玩笑。在工作上，自认为有过人的才智，可解决所有的问题，乱指挥别人，训斥同事，专横跋扈，狂妄自大，但毫无收获。社交活动增强，随便请客，经常去娱乐场所，行为轻浮，且好接近异性。自觉精力充沛，有使不完的劲，不知疲倦。病情严重时，自我控制能力下降，举止粗鲁，甚至有冲动毁物行为。

4. 夸大观念及夸大妄想 患者的思维内容多与心境高涨一致，在心境高涨的背景下，常出现夸大观念（常涉及健康、容貌、能力、地位和财富等），自我评价过高，言语内容夸大，说话漫无边际，认为自己才华出众、出身名门、腰缠万贯、神通广大等，自命不凡，盛气凌人。严重时可达到妄想的程度。有时也可出现关系妄想、被害妄想等，但内容多与现实接近，持续时间也较短。

5. 躯体症状 患者自我感觉良好，精力充沛，故很少有躯体不适主诉，常表现为面色红润，两眼有神，体格检查可发现瞳孔轻度扩大，心率加快，便秘。患者食欲增强，但因极度兴奋，体力过度消耗，容易引起失水，体重减轻等。睡眠明显减少，患者常诉"我的睡眠质量非常高，不愿把有限的时间浪费在睡眠上"，终日奔波但无困倦感，是躁狂发作特征之一。患者对性行为的兴趣和需求增加，导致性行为轻浮，频繁发生新的性关系或乱交。病情严重时，由于注意随境转移而难以维持既往的性关系。

6. 其他症状 患者可以有不同的严重程度，临床表现较轻者称为轻躁狂，患者可存在持续至少数天情感高涨、精力充沛、活动增多，有显著的自我感觉良好，注意力不集中。有时表现为易激惹，自负自傲，行为较莽撞，但不伴有幻觉、妄想等精神病性症状，一般人常不易觉察。在发作极为严重时，患者呈极度的兴奋躁动状态，可有短暂、片断的幻听，行为紊乱而毫无目的的指向，伴有冲动行为，也可出现意识障碍，有错觉、幻觉及思维不连贯等症状，称为谵妄性躁狂（delirious mania）。

儿童、老年患者常不典型。儿童患者思维活动较简单，症状较单调，多表现为活动和要求增多。老年患者临床上表现为心境高涨的较少，主要表现为易激惹，狂妄自大，倚老卖老，有夸大观念及妄想，言语增多，但常较啰唆，可有攻击行为，意念飘忽和性欲亢进等症状亦较少见，病程较为迁延。

案例 8-2

赵某，女，46 岁，已婚，工人。一年前出现注意力不集中，心烦、胸闷，情绪低落。整日忧心忡忡、郁郁寡欢，做什么事都高兴不起来。对什么都没兴趣，整天无精打采，不愿意与周围的朋友接触，不愿出门，不想干事，在家唉声叹气，有时独自流泪，总是觉得自己很委屈，家人问时偶尔回答："我脑子没用了，想事情想不出来了。"以前喜欢的电视剧也不感兴趣。行动迟缓，就座时需人搀扶着，低着头，愁眉不展，偶见叹气，问多答少，音低沉，语慢，有时点点头，有时摇摇头。称："我的病治不好"，"我做错了事，我有罪啊"，"我不应该拿国家的钱，我该死……"。食欲差，无饥饿感，明显消瘦。睡眠差，早醒、夜间易醒。来回走动，拧衣服、揪头发，表情紧张。感觉处处不如人，自己一无是处，活着没意思，前途没希望，有轻生的念头。害怕黑暗和晚上，感觉自己快要崩溃了。

问题：

1. 抑郁状态的护理问题有哪些？
2. 针对该患者存在的护理问题，护理人员应该提供什么样的护理措施？

（二）抑郁发作

抑郁发作（depressive episode），可单次发作，可反复发作，临床上典型的症状是情感低落、思维迟缓、意志活动减退“三低”症状，但重度抑郁发作时典型症状不一定出现在所有的抑郁障碍患者中。发作应至少持续两周，并且不同程度地损害社会功能，或给本人造成痛苦或不良后果。

1. 情感低落 主要表现为显著而持久的情感低落，抑郁悲观。患者终日忧心忡忡、郁郁寡欢、愁眉苦脸、长吁短叹。程度较轻患者感到闷闷不乐，无愉快感，凡事缺乏兴趣，平时非常爱好的活动如看足球比赛、打牌、种花草等也觉乏味，任何事都提不起劲，感到“心里有压制感”、“高兴不起来”；程度重的可痛不欲生，悲观绝望，有度日如年、生不如死之感，患者常诉说“活着没有意思”、“心里难受”等。部分患者可伴有焦虑、激越症状，表现为紧张、局促不安、惶惶不可终日，或不停地踱步、揪头发、拧衣服，甚至表现明显易激惹性，特别是更年期和老年抑郁症患者更明显。典型病例其抑郁心境具有晨重夜轻节律改变的特点，即情绪低落在早晨较为严重，而傍晚时可有所减轻，如出现则有助于诊断。

在情绪低落的影响下，患者自我评价低，自感一切都不如人，将所有的过错归咎于自己，常产生“三无”症状，即无用、无望、无助。觉得自己连累了家庭和社会；回想过去，一事无成，并对过去不重要的、不诚实的行为有负罪感；想到将来，感到前途渺茫，预见自己的工作要失败，财政要崩溃，家庭要出现不幸，自己的健康必然会恶化。认为自己是无能力的人，活在世上是家庭和社会的累赘，有时可出现罪恶妄想，也可出现关系妄想和强迫妄想等。

2. 思维迟缓 患者出现思维联想速度缓慢，反应迟钝，思路闭塞，理解和判断能力下降，自觉“脑子好像是生了锈的机器”、“脑子像涂了一层糨糊一样开不动了”。临床表现为主动言语减少，语速明显减慢，声音低沉，患者感到脑子不能用了，思考问题困难，工作和学习能力下降，严重者应答及交流困难。

3. 意志活动减退 患者意志活动呈显著持久的抑制。临床表现为行为缓慢，生活被动、疏懒，不想做事，不愿和周围人接触交往，常独坐一旁，或整日卧床，不想去上班，不愿外出，不愿参加平常喜欢的活动和业余爱好，常闭门独居、疏远亲友、回避社交。严重时，连吃、喝、个人卫生都不顾，甚至发展为不语、不动、不食，可达木僵状态，称为“抑郁性木僵（depressive stupor）”，但仔细精神检查，患者仍流露痛苦抑郁情绪。伴有焦虑的患者，可有坐立不安、手指抓握、搓手顿足或踱来踱去等症状。严重抑郁发作的患者常伴有消极自杀的观念或行为。消极悲观的思想及自责自罪可萌发绝望的念头，认为“结束自己的生命是一种解脱”、“自己活在世上是多余的人”，并会促进计划自杀，发展成自杀行为。这是抑郁症最危险的症状，应提高警惕。长期追踪发现，约15%的抑郁症患者最终死于自杀。自杀观念通常逐渐产生，轻者仅感到生活没意思，不值得留恋，逐渐产生突然死去的念头，随抑郁加重，自杀观念日趋强烈，千方百计试图了却自己。有的患者还会出现“扩大性自杀”，可在杀死他人后再自杀，导致极其严重的后果。

4. 躯体症状 主要有睡眠障碍、食欲减退、体重下降、性欲减退、便秘、身体任何部位的疼痛、阳痿、闭经、乏力等。躯体不适主诉可涉及各脏器。自主神经功能失调的症状也较常见。障碍主要表现为早醒，一般比平时早醒2～3小时，醒后不能再入睡，醒后即陷入苦闷的思考之中，悲观情绪随之加重。这对抑郁发作诊断具有特征性意义，有的表现为入睡困难，睡眠不深；少数患者表现为睡眠过多。体重减轻与食欲减退不一定成比例，少数患者可出现食欲增强、体重增加。

5. 其他 抑郁发作时也可出现人格解体、现实解体及强迫、恐怖、癔症症状。抑郁发作临床较轻者称之为轻度抑郁。主要表现为情感低落、兴趣和愉快感的丧失、易疲劳，不会出现幻觉和妄想等精神病性症状。

案例 8-3

张某，女，16 岁，未婚，学生。患者 1 年前因考试成绩不理想渐出现睡眠时间减少，兴奋话多、夸大，整日喜气洋洋，兴高采烈，活动多而快，忙忙碌碌，但精力旺盛，不知疲倦。喜欢打扮自己，并网购一些色彩异常鲜艳的衣服，而且狂购乱买，随意馈送他人，挥霍无度，不考虑以后的生活。举止轻浮，好接触异性。但 1 个月前又变得少语、少动，不愿出门，干什么事情都无兴趣、无快感，自卑自责，总以批判的眼光、消极否定的态度看待自己，把自己说的一无是处，自觉世界一片灰暗，穷途末日，认为自己罪孽深重，对过去的事情内疚和自责，觉得自己应受到惩罚。在家中用易拉罐拉环割腕自杀，被家人及时发现制止。面容憔悴、目光呆滞，终日不思茶饭，体重下降明显。

问题：

1. 双向情感障碍的护理问题有哪些？
2. 针对该患者存在的护理问题，护理人员应该提供什么样的护理措施？

（三）混合发作

躁狂症状和抑郁症状可在一次发作中同时出现，临床特点是反复（至少两次）出现心境和活动水平明显紊乱的发作，有时表现为心境高涨、精力充沛和活动增加（躁狂或轻躁狂），有时表现为心境低落、精力减退和活动减少（抑郁）。发作间期通常以完全缓解为特征。与其他心境障碍相比，本病在男女性中的发病率较为接近。混合性发作是双相障碍的亚型，指躁狂症状和抑郁症状在一次发作中同时出现，临床上较为少见。通常是在躁狂与抑郁快速转相时发生，例如，一个躁狂发作的患者突然转为抑郁，几小时后又再躁狂，使人得到“混合”的印象。患者既有躁狂，又有抑郁心境，如一个活动明显增多，讲话滔滔不绝的患者，同时有严重的消极想法；又如抑郁心境的患者可有言语和动作的增多。但这种混合状态一般持续时间较短，多数较快转入躁狂相或抑郁相。混合发作时临床上躁狂症状和抑郁症状均不典型，容易误诊为分裂情感障碍或精神分裂症。

某些患者反复在每年的同一时期出现抑郁发作，通常为秋季或冬季。对这些患者而言，这种时间性反映了特定季节对该个体要求的增加，无论是在工作上还是生活的其他方面。而另一些患者则不存在这样的原因。季节性情感障碍被认为可能与季节的变化有关，如日照时间的长短。尽管季节性情感障碍的主要特点在于其发生的时间，但也发现它的某些症状比其他情感障碍更为多见，包括多睡、食欲增加和喜食碳水化合物。季节性情感障碍最常见的形式是起病于秋季或冬季，在春季或夏季缓解，故被称为“冬季抑郁”。有些患者在夏季有轻躁狂或躁狂的表现，提示他们患有季节性双相障碍。日照的缩短对冬季抑郁的病理生理起着重要作用，治疗方法包括在日照较少时让患者暴露于人工光照下数小时。

知识链接

名人与抑郁症

抑郁症已经逐渐成为当前引人注目的话题，也成为危害人类健康的重要心理问题。无论是一般人还是名人都逃脱不了它的魔爪，许多名人与之有过亲密接触。梵·高、丘吉尔、海明威、梦露等，都曾饱受抑郁症的折磨。丘吉尔有一句名言：“心中的抑郁就像一只黑狗（black dog），一有机会就咬住我不放。”黑狗（black dog）也成了英语世界中抑郁症的代名词。

曾经饰演过《乱世佳人》、《魂断蓝桥》、《安娜·卡列尼娜》、《欲望号列车》等多部著名影片的费雯丽，就曾经多次诊断为抑郁症，接受过系统的药物治疗，在病情恶化、难以控制时还使用过电抽搐治疗。曾多次陪同费雯丽去接受电抽搐治疗的美国女演员凯瑟琳·赫本，对女友所遭受的折磨感到十分震惊，以至于当她听到费雯丽逝世的消息时，竟然发出了几乎是“亵渎”的言语：“谢天谢地！”。抑郁症的发生除与遗传因素有关外，与应激性生活事件和不健全的人格特征也有密切联系。费雯丽辉煌的演艺事业与悲惨的家庭生活所形成的强烈对比，以及她追求完美和自恋的人格特征等，是其患抑郁症的危险因素。

三、诊断要点

心境障碍的诊断主要应根据病史、临床症状、病程及体格检查和实验室检查，典型病例诊断一般并不困难。密切的临床观察，把握疾病横断面的主要症状及纵向病程的特点，进行科学的分析是临床诊断的可靠基础。

（一）躁狂发作的诊断标准

根据 CCMD-3，躁狂发作的诊断标准为：躁狂发作以心境高涨为主，与其处境不相称，可以从高兴愉悦到欣喜若狂，某些病例仅以易激惹为主。病情轻者社会功能无损害或仅有轻度损害，严重者可出现幻觉、妄想等精神病性症状。

【症状标准】以情绪高涨或易激惹为主，并至少有下列 3 项（若仅为易激惹，至少需要 4 项）：①注意力不集中或随境转移；②语量增多；③思维奔逸（语速增快、言语迫促等），联想加快或意念飘忽的体验；④自我评价过高或夸大；⑤精力充沛、不感疲乏、活动增多、难以安静，或不断改变计划和活动；⑥鲁莽行为（如挥霍、不负责任或不计后果的行为）；⑦睡眠需要减少；⑧性欲亢进。

【严重标准】严重损害社会功能，或给别人造成危险或不良后果。

【病程标准】①符合症状标准和严重标准至少已持续一周；②可存在某些分裂性症状，但不符合分裂症的诊断标准。若同时符合分裂症的症状标准，在分裂症状缓解后，满足躁狂发作标准至少一周。

【排除标准】排除器质性精神障碍，或精神活性物质和非成瘾物质所致躁狂。

【说明】本躁狂发作标准仅适用于单次发作的诊断。

（二）抑郁发作的诊断标准

根据 CCMD-3，抑郁发作的诊断标准为：抑郁发作以心境低落为主，与其处境不相称，可以从闷闷不乐到悲痛欲绝，甚至发生木僵。严重者可出现幻觉、妄想等精神病性症状。某些病例的焦虑及运动性激越症状很显著。

【症状标准】以心境低落为主，并至少有下述症状中的 4 项：①兴趣丧失、无愉快感；②精力减退或疲乏感；③精神运动性迟滞或激越；④自我评价过低、自责或有内疚感；⑤联想困难或自觉思考能力下降；⑥反复出现想死的念头，或有自杀、自伤行为；⑦睡眠障碍，如失眠、早醒或睡眠增多；⑧食欲降低或体重明显减轻；⑨性欲减退。

【严重标准】社会功能受损或给本人造成痛苦或不良后果。

【病程标准】符合症状标准和严重标准至少已持续两周。可存在某些分裂性症状，但不符合分裂症的诊断。若同时符合分裂症的症状诊断，在分裂症状缓解后，满足抑郁发作标准至少两周。

【排除标准】排除器质性精神障碍或精神活性物质和非成瘾性物质所致抑郁。

（三）双向情感障碍的诊断标准

根据 CCMD-3，双向情感障碍的诊断需符合两条标准：①本次发作符合上述某种发作的标准；②既往至少有过一次其他情感障碍发作。如本次为某种类型的抑郁发作，则即需要有至少一次轻躁狂、躁狂或混合性情感障碍发作。

四、治疗原则

心境障碍的治疗主要采取药物治疗、心理治疗、物理治疗和危机干预等措施。将几种方法合并使用可以获得更好的效果。其治疗的目的在于控制急性发作和预防复发，降低心理社会性不良后果，并增强发作间歇期的心理社会功能。

（一）药物治疗

药物治疗不但可缓解痛苦，有效地防止自杀，同时也可明显地减少社会负担，恢复患者的工作生活能力。

1. 躁狂症的药物治疗 躁狂发作的药物治疗以心境稳定剂为主，必要时可合用抗精神病药物苯二氮䓬类药物。其用药遵循个体化用药、小剂量开始用药、剂量逐步递增及全程治疗等原则。

（1）碳酸锂：是躁狂症的首选治疗药物，治疗效果达 80%以上，并对躁狂有预防作用。碳酸锂起效时间为 1 周左右。其间，对于高度兴奋的患者，可以同时应用氯丙嗪或氟哌啶醇，当锂的作用变得明显时，可逐渐停用。如碳酸锂适当剂量治疗 3～4 周无效，考虑换用其他药治疗；如症状一旦缓解，则逐渐减少剂量，使血锂浓度维持在 0.8～1.0mmol/L，用药 2～3 个月。经常复发的患者需用维持量，血锂浓度维持在 0.6～0.8mmol/L。锂的安全范围较窄，有效量接近中毒量，用药不当易于中毒，可导致死亡。因此，必须严格掌握适应证和禁忌证，及时调整剂量，严密临床观察，严格血锂浓度监测，特别是在大剂量治疗时。

（2）氯丙嗪或氟哌啶醇：控制急性躁狂发作的兴奋症状效果较好，病情重者可选用注射用药的方法，使患者很快镇静下来。

（3）抗惊厥药物卡马西平、丙戊酸钠为锂盐的重要辅助药：卡马西平对难治性躁狂和快速循环患者常有很好的疗效，但常伴有严重的毒副作用。丙戊酸钠使用较安全，且患者对其耐受性好于锂盐和卡马西平。

（4）其他心境稳定剂：拉莫三嗪和加巴喷丁是两种较新的心境稳定剂，但治疗躁狂的研究还不多。目前尚未发现锂盐和拉莫三嗪的治疗效果有差异。

2. 抑郁症的药物治疗 抑郁症是高复发性疾病，目前倡导全程治疗。其全程治疗分为急性期治疗、恢复期治疗和维持期治疗三期。

（1）急性期治疗：推荐 6～8 周。目标为控制症状，尽量达到临床痊愈。治疗抑郁症时，一般药物治疗 2～4 周开始起效。如果患者用药治疗 4～6 周无效，可改用同类其他药物或作用机制不同的药物。

（2）恢复期治疗：治疗至少 4～6 个月，在此期间患者病情不稳，复发风险比较大，原则上应继续使用治疗有效的药物，并剂量不变。

（3）维持期治疗：抑郁症为高复发性疾病，因此需要维持治疗以防止复发，WHO 推荐用于仅发作一次、症状轻、间歇期长（大于等于 5 年）者，一般可不维持治疗。多数意见认为首次抑郁发作维持治疗为 6～8 个月；有两次以上的复发，特别是，近五年有两次发作者应维持治疗，一般至少 2～3 年，多次复发者主张长期维持治疗。

抗抑郁剂的选择主要是依据患者的临床特征、伴随症状、生理特点、躯体情况、药物的临床特点和既往药物治疗的经验，同时还要考虑到药物的不良反应，以及不良反应可能导致的潜在危险及其严重程度。常用的抗抑郁剂包括传统的三环类抗抑郁剂、单胺氧化酶抑制剂、选择性五羟色胺再摄取抑制剂，以及其他新型抗抑郁剂等。

抗抑郁剂在使用过程中应遵循以下原则。①治疗方案个体化：个体对抗抑郁药物的治疗反应存在很大差异，治疗方案应考虑性别、年龄、身体情况、是否同时使用其他药物，以及患者经济能力等多方面因素，还要根据患者用药后的反应情况随时调整药物和剂量。②尽可能单一用药：一般不主张联合用两种以上的抗抑郁药。仅在足量、足疗程治疗和换药无效时，才考虑联合使用。③足量、足疗程：小剂量疗效不佳时，酌情增至足量和够长的疗程。④逐渐递增剂量：尽可能采用最小的效量，以减少不良反应，提高服药依从性。⑤症状缓解后不要立即停药：突然停用抗抑郁药易导致抑郁反复，病情加重；其次，突然停用抗抑郁药易产生撤药反应。⑥联合心理治疗：通过个体化、足量足疗程的治疗可获 50%～80%的成功率，如果其他因素相同，药物联合心理治疗，总体疗效可超过 80%。

3. 双向情感障碍的药物治疗 临床上对于双向情感障碍患者常用的药物包括情感稳定剂如括锂盐，以及抗癫痫药中的丙戊酸盐和卡马西平等，他们的共同特点是不仅对躁狂、抑郁发作有治疗和预防效果，也可以避免在治疗时诱发另外一种状态。双向情感障碍具有反复发作性，因此在躁狂或抑郁发作之后应采取维持治疗。

（1）锂盐：大量证据支持用锂盐维持治疗能有效预防双向障碍患者反复的心境紊乱。这类患者中约 50%的人对锂盐反应很好，而其余的患者有部分反应或没有反应。锂盐的突然撤药可导致患者症状反弹。迄今为止，锂盐仍是有效的预防药物之一。

（2）卡马西平：尽管随机对照研究较少，但似乎卡马西平对双向障碍的预防与锂盐同样有效，因此对不能耐受锂盐的患者可考虑使用卡马西平。此外，锂盐治疗反应欠佳的患者，单用卡马西平或卡马西平与锂盐联合治疗可获得较好的效果。

（3）丙戊酸盐：丙戊酸盐在急性躁狂的治疗中用得越来越多。有很多个案报告宣称丙戊酸盐对难治性双相障碍有预防作用，即使该患者对锂盐和卡马西平的治疗反应很差。

（二）心理治疗

1. 心理干预 由于心境障碍的药物均需要连续服用 2～4 周，甚至更长时间方能出现显著的临床效果，而其不良反应的出现则可在服药后很快即可出现，因此，医护人员应将这种药理学特点向患者及家属加以解释，提高其依从性。此外，心理治疗能够帮助患者分析他们的问题来源，教会他们如何应付生活中的各种诱发抑郁的事件，如学习压力大、失恋、家庭不和、事业失败等造成的暂时情绪低落、心情不愉快等现象。这些问题经心理医生治疗，可减少抑郁行为，促进其康复，减少复发。心理治疗也应贯穿于整个治疗过程，使患者消除不必要的顾虑和悲观情绪，改变患者的不良认知方式，缓解情感症状，尤其对轻、中度的抑郁患者效果好。对于有明显消极自杀观念和行为的患者，应提供及时有效的危机干预措施。

2. 家庭干预和家庭教育 家庭干预针对患者家庭中的主要成员，传授与疾病预防与康复有关的知识并训练应对技巧，使家庭能更好地帮助患者。其内容主要包括①改善家庭氛围；②减少家庭环境中过分的不良刺激；③减轻照料者的心理负担；④提供针对患者症状和疾病行为的应对策略和训练技巧；⑤提高维持治疗的依从性；⑥预防疾病的复发。家庭干预的方法一般可采取多个家庭参加的集体治疗方式或单个家庭的个别化治疗方式。积极干预以 10～30 个家庭中主要承担照料的亲属参加为宜，便于在接受知识教育中结合讨论，不同家庭间相互交流沟通，以利于减轻无助感和孤立感，可获得较大的干预效应。若某个家庭顾忌一些隐私或存在某种特殊情况时，则个别家庭治疗较为合适。个别家庭治疗时根据需要可有患者在场或不在场两种情况。患者不在场有时可避免一些不同观点的矛盾冲突；如果干预涉及改善不当行为时应鼓励患者的参与。

3. 康复及社区干预 坚持做好康复护理工作，使患者能够早日恢复家庭生活，重获社会生活。社区护士要定期进行家庭访视，并提供精神卫生咨询及相应的护理干预，指导患者坚持治疗、合理用药。与有关部门联系，得到社会支持系统的帮助，减少疾病发生的危险因素，提供实质性的帮助来减轻疾病对其经济、法律和职业方面的影响。

（三）电抽搐治疗

对重症躁狂发作或对锂盐治疗无效的患者有一定疗效，可单独使用或合并药物治疗。对强烈自杀观念及使用药物治疗无效的抑郁症患者，电抽搐治疗（ECT）可起到立竿见影的效果。ECT 用于治疗躁狂的时间间隔短于治疗抑郁时的时间间隔。一般每日一次过渡到隔日一次或者一开始就隔日一次，6～12 次为 1 个疗程，一般躁狂状态 6 次左右即可；幻觉妄想状态多需要 8～12 次；抑郁状态介于两者之间。电抽搐治疗后仍需要药物维持治疗。

第二节 心境障碍患者的护理

随着整体护理的深入开展及"以患者为中心"服务理念的不断渗透，患者对护理工作提出了更高的要求。护士要对患者实行针对性的、个性化的护理。

一、护理评估

心境障碍患者的护理评估重点包括活动、认知、情绪、社会功能等方面。护士要系统地分析认识患者的整体健康状况，充分运用治疗性人际交往、会谈及观察的技巧，针对面临的困境与问题，从多方面进行全面细致的分析，通过患者家属、朋友或同事收集资料，也可以借助一些心理、社会功能量表来测定。

（一）躁狂状态的评估

1. 活动过程 ①评估患者的精力是否异常充沛，活动是否明显增多且忍耐不住，而整日忙碌不停且毫无疲倦之感。②评估患者做事是否虎头蛇尾，有始无终，不能持续胜任一件完整的工作。③评估患者是否有行为轻率或追求享乐、挥霍无度不考虑后果且具有冒险性，如夸大奇装异服、好接近异性。④评估患者有无好管闲事和打抱不平。⑤评估患者是否招引众人注意并当众表演，好开玩笑或说俏皮话，且富有一定感染力。⑥评估患者自我照顾能力是否受到影响，患者是否情绪高昂、活动量过高、自我控制能力下降、忽视个人卫生和修饰。⑦评估躁狂发作极为严重时，患者呈重度兴奋状态，自我控制能力是否下降、表现活动紊乱而毫无目的或指向性，甚至伴有攻击行为。

2. 认知过程 ①评估情绪高昂、活动量过高的患者是否冲动、挥霍以致造成家庭经济损失，而迫使家属将其送往医院看病。②评估患者的自知行为，是否在发病初期即有不同程度的损害，极少数患者能认识到自己精神状态的异常。③评估患者是否联想加快，思维活动量增多和转变快速，患者表现语量增多，语流变快，新的概念不断涌现，内容十分丰富，高谈阔论，滔滔不绝，给人以信口开河之感。④评估患者是否有思维活动受周围环境影响而随境转移。⑤评估患者主动和被动注意力是否都有所增强，但不能持久。⑥评估患者是否由于新的概念不断涌现和想象力极为丰富而出现音联和意联。⑦评估患者由于思维内容发生障碍，在心境高涨的背景上，是否出现夸大观念、自我评价过高、自命不凡、盛气凌人的表现。

3. 情绪过程 评估患者的情绪是否不稳定且易激惹，常以敌意和暴怒对待别人的干涉和反对，但易激惹情绪通常维持时间短暂，患者又转怒为喜。

4. 人际互动过程 ①评估患者是否情绪高涨且不稳定又易激惹；是否常会与周围人发生冲突或有攻击行为，以致社交能力受损。②评估患者是否由于好管闲事、好打抱不平、提意见、挑毛病、给别人起绰号、把反复指出的缺点当一件大事，而遭众人的指责。③评估当患者情绪高昂时，谈话内容是否多为快乐而幽默的，同时也有很多与性有关的双关语。

5. 生理过程 ①评估患者是否因自我感觉良好而忽视躯体不适，患者常处于面色红润、心率加快、瞳孔轻度扩大和便秘等，交感神经兴奋状态。②评估患者是否由于极度兴奋，造成体力过度消耗而致体重减轻，睡眠需要减少。③评估患者是否由于极度兴奋，活动量增多、注意力无法集中而无法专心进餐饮水，而致严重脱水或营养不良及大小便异常。

6. 价值判断过程 ①评估患者是否虽然情绪高昂，活动过度，表现自己是能干的，实际患者内心有无力感，认为很多事情无力完成。②评估患者的言行举止是否偶有反社会倾向，实际患者的价值观与正常时的价值观是相冲突的。家属深感患者变了一个人。

（二）抑郁状态的护理评估

1. 活动评估 ①评估有无主动性活动明显减少，生活被动，兴味索然，不愿参加平素感兴趣的活动。②评估患者走路和动作十分缓慢，严重时不语不动，甚至可达木僵程度。③评估在抑郁发作时常见焦虑情绪引起的活动增多，如坐卧不安、踱步或搓手顿足。④评估伴有躯体症状的患者则表现为纠缠医护人员，反复要求给予解释、检查和治疗。⑤评估患者在病情严重时，表现为生活懒于料理，缺乏梳理的精力，个人卫生差。⑥评估患者的睡眠状况，在严重抑郁时的患者主诉不易入睡，而且在清晨三四点钟左右醒来，此时出现孤独感、极度焦虑、无价值感，甚至痛苦难熬、度日如年、生不如死并可出现自伤、自杀行为。

2. 认知评估 ①评估严重抑郁症患者无法集中注意力，并有自责自罪观念，毫无根据地认为自己是家庭和社会的累赘，变成了“废物”，或犯了弥天大罪，过分贬低自己，把自己说的一无是处。故患者常责备自己或惩罚自己。②评估患者在躯体不适基础上产生疑病观念，怀疑自己得了不治之症，甚至有疑病妄想，如认为“肺烂掉了”、“心脏已经破裂了”。③评估患者的主要临床表现是低自尊、长久存在的无价值感，在发病时变得更明显、更严重。因此，他们会较注意一些使自己更感到无价值的情景及别人的态度，而忽视或不能正确识别一些使自己感到有价值感的情景及态度。

3. 生存能力评估 评估患者由于自我照顾能力受到影响，甚至对自己周围环境照顾也有困难，包括日常生活等都无法料理，这本身又造成另一种压力。同时也反映患者的抑郁程度。

4. 情绪评估 ①评估抑郁症患者通常表现出悲观绝望、愁眉不展、罪恶感、忧伤及羞愧。同时患者的这些体验很强烈，即使患者还未主诉护理人员应能观察出来。②评估患者对所有活动都没兴趣，即使是以前他热衷的活动。评估患者抑郁的强度，一般人常将哭泣与抑郁联想在一起，但事实上严重抑郁症患者都可能不会有这种痛苦的表现。患者也会啜泣但不流泪，有时甚至不哭，而脸上充满愁苦的表现。

5. 自杀倾向评估 ①评估患者是否会出现自杀行为。如患者言语中流露出想“解脱”的想法。通常人们所谈的个人想法，其实都是发自内心深处的。评估当一个人提到自己的生命没有存在价值、觉得活着毫无意义或出现自伤行为，这些患者即有自杀的危险。②评估抑郁症患者最可能自杀的时机，是在抑郁情况开始好转之际，因为此时患者仍然有相当强烈的求死意念，同时又有周密计划来实施自杀的行为。评估询问抑郁症患者是否有自杀的想法而会造成患者有自杀的念头，甚至患者会认为自杀是解决问题的最好方法，这种观念是错误的。如果患者对所有的询问都有反应，即应当告诉患者生命的可贵，是值得继续活下去的。评估患者通常回避社交场合，愿独处。

6. 生理情况评估 ①评估患者主要以抑郁心境、思维迟缓和思维内容障碍及意志活动减退为主，多数患者还存在各种躯体症状。故患者常会产生生理上的障碍，如口干、恶心呕吐、食欲下降、体重减轻、便秘、肺炎或各种感染及性欲减退等，但患者常忽视这些症状，而焦虑他们身体上的各种不适并反复纠缠工作人员要求为其检查和治疗。②评估患者由于低自尊、无价值感，认为自己一无是处。通常都是缺乏食欲，也无兴趣和精力去购物和准备食物，而致体重很快减轻。③评估一些较不严重的患者会以吃东西及喝酒当作调适，因此体重大为增加，虽然吃喝可以提供暂时的慰藉，但体重不必要的增加又会成为患者的另一种压力源，更加使患者认为自己一无是处。

7. 价值判断评估 评估患者对于改变整个情境都会觉得无助、无望及充满无力感。患者常说自己毫无价值、一无可取、没有用、是家庭和社会的负担，无故贬低自己。

二、护理诊断/问题

护士确立护理诊断的优先次序，面对患者所表现出来的多种多样的护理问题，将威胁患者生命安全、对患者影响较大的健康问题放在突出的位置。

（一）与躁狂症有关的护理诊断/问题

1. 有暴力行为的危险（对自己或他人） 与情绪不稳定、易激惹有关。

2. 营养失调 低于机体需要量 与精力旺盛、活动过多超过能量的摄取有关。

3. 睡眠型态紊乱 与躁狂、持久兴奋对睡眠毫无要求有关。

4. 思维过程改变 与躁狂兴奋严重时可达妄想程度有关。

5. 个人应对无效 与情绪不稳、自知力不同程度受到损害有关。

6. 社交障碍 与极度兴奋、易激惹，有暴力行为有关。

（二）与抑郁症有关的护理诊断/问题

1. 有自伤（自杀）的危险 与消极观念、无价值感受有关。

2. 营养失调 与乏力、食欲缺乏有关。

3. 保持健康能力改变 与对精神困扰无能为力有关。

4. 睡眠型态紊乱 与不安和激动、充满悲观情绪有关。

5. 思维过程改变 与思维联想受抑制、抑郁情绪影响认知活动和记忆力有关。

6. 社交孤立 与抑郁悲观情绪、社会行为不被接受有关。

7. 个人应对无效 与无力解决问题、不能满足角色期望有关。

三、护 理 目 标

（一）躁狂症的护理目标

1. 通过建立良好的护患关系，患者能接受治疗和护理。
2. 患者能合理控制自己的情感，不发生伤害他人和自伤的行为。
3. 患者情绪高涨、思维奔逸等症状得到基本控制。
4. 患者生活起居有规律，饮水充足，睡眠恢复正常。
5. 患者过多的活动量减少，机体消耗与营养供给达到基本平衡。
6. 在护理人员的协助下，患者生活自理能力显著改善。

（二）抑郁状态的护理目标

1. 维持营养、水分、排泄、休息和睡眠等方面的生理功能。
2. 患者在不服用药物情况下，每晚有 6～8 小时充足的睡眠。
3. 患者学会采用适当方式排解忧郁，住院期间不发生自残、自杀行为。
4. 与患者建立良好的护患关系并协助其建立良好的协助关系。
5. 患者在出院前能主动与其他病友或工作人员互动。
6. 患者出院前能对自己有正确评价，并能积极展望未来。

四、护 理 措 施

现实生活中每个人都是一个独立的生命体，精神障碍的患者也无例外，即使医疗、护理诊断都一致，也会存在着一定的个体差异和特性，因此决定制订护理计划、实施护理措施方面也应该具有独立的个体性。

（一）躁狂状态的护理

通过实施护理措施，使患者高亢的情绪和异常的行为得到改善，有效地保障患者及他人不受意外伤害，满足其基本生理需要，帮助其建立良好地适应社会、适应家庭及正常的工作、学习能力。

1. 安全护理 躁狂状态患者由于精神活动异常高涨、激越，常自控能力降低，稍不遂意即不能自制，易发生伤人、毁物等冲动暴力行为；患者也常因夸大的意念做出超乎自己能力的行为，造成自我伤害而致严重后果，因此安全护理非常重要。

（1）及时了解掌握患者发生暴力行为的原因，设法消除或减少引发暴力行为的因素：护理人员要有效地防范暴力事件在未发生前，能够尽早发现和辨认潜在暴力行为患者的一些先兆表现，如情绪激动、挑剔、质问、无理要求增多、有意违背正常的秩序、出现辱骂性语言、动作多而快等，及早地采取相应的安全措施，设法稳定患者的情绪。在疾病急性阶段尽可能地满足其大部分要求，以避免激惹患者。可以根据当时的情景尝试采取婉转、暂缓、转移等方法，稳定和减缓患者的激越情绪。在与患者接触时，要尊重患者，言谈中不可流露出厌烦的表情和语言。

（2）合理安置患者的居住环境：安置患者于安静、安全、舒适的休养环境中，室内空气应清新，墙壁、窗帘应选择淡雅色，避免鲜艳的色彩、噪声等不良环境的因素的干扰。室内陈设力求简单、实用，一切唾手可得的危险物品应及时移开，以防被患者作为伤人的工具。

2. 基础护理　躁狂状态的患者往往由于终日忙碌、活动过度而忽略了基本生理需求。

（1）饮食护理：护理人员必须为患者提供充足的食物和水，根据患者的具体情况，必要时安排单独进餐，可不受进餐时间的限制，食物的形式可多样，如提供可直接用手拿着吃的食物等。鼓励患者多饮水、多食蔬菜和水果等。

（2）睡眠护理：安排好患者的活动，使患者能得到适当的休息和睡眠。

（3）生活护理：躁狂患者因受症状影响，对自己的行为缺乏判断，可能会出现一些不恰当的言行，如行为轻浮、喜好接近异性，乱穿衣服等。护理人员应鼓励患者自行完成一些有关个人卫生、衣着的活动，对其不恰当的言行给予适当的引导和限制。

3. 症状护理　护理人员应合理安排有意义的活动，引导躁狂患者把过盛的精力运用到正性的活动中去，以减少或避免其可能造成的破坏性行为。护理人员可根据患者病情及医院场地设施等，安排既需要体能又不需要竞争的活动项目，如健身器运动、跑步等。对于患者完成的每一项活动，护理人员应及时给予肯定，以增加患者的自尊，避免有破坏事件的发生。对患者的爱挑衅，护理人员应态度友善，接受患者，鼓励患者合作，避免争论和公开批评。对于好表现自己、夸大自己能力的患者，护理人员不要讥笑和责备他们，而应以缓和、肯定的语言陈述现实状况，从而增加患者的现实感。对于有攻击性言行的患者，不要简单地指责患者，应耐心地协助患者了解此行为产生的后果，以及行为对别人所带来的影响。

4. 药物护理　对于一些病情反复发作的患者来讲，必须维持相当时间的持续用药。护理人员需帮助患者明确维持用药对于巩固疗效、减少复发的意义，并了解患者无法坚持服药的原因及困难，以便有针对性地帮助他们解决和克服。在应用药物治疗过程中，护理人员应注意密切观察患者用药的耐受性和不良反应，特别是对应用锂盐治疗的患者要更加关注，注意血锂浓度的监测。由于锂中毒目前没有特殊的解毒剂，多采用促进锂从体内排除的方法。因此若发现异常情况如恶心、呕吐、手的细小震颤等应果断采取措施，以确保患者的用药安全。

（二）抑郁状态的护理

通过实施以下措施，使抑郁患者改善情绪低落、悲观厌世的心境，调整患者基本生理活动状况，保障患者的生命安全，帮助其建立起正性的人际交往、沟通能力。

1. 基础护理　抑郁症患者的饮食、睡眠、自理能力都不同程度地受到影响，因此做好患者的基础护理至关重要。

（1）饮食护理：根据患者的不同情况，护理人员制订出相应的护理措施，给予高热量、高蛋白、高维生素的饮食，保证患者的营养摄入。便秘的患者应选择患者平常较喜欢的食物且富含纤维，多饮水，督促患者活动。若患者因认为自己没有价值，不值得吃饭时，可让患者从事一些为别人做事的活动，护理人员或将饭菜拌杂，使患者误认为是他人的残汤剩饭而促使进食等，如此可以协助患者接受食物。若患者坚持不吃，或体重持续减轻，则必须采取进一步的护理措施，如喂食、鼻饲、静脉输液等，以维持适当的水分及营养。

（2）睡眠护理：抑郁症患者大部分时间卧床不动、不易入睡、睡眠浅、易醒或早醒。尤以早醒最多见。由于抑郁症有昼重晚轻的特点，早醒时恰为患者一天中抑郁情绪的程度最重时，很多患者的意外事件，如自杀、自伤等，就是在这种情况下发生的。因此，改善抑郁患者的睡眠状态是一项非常重要的工作。护理人员应主动陪伴和鼓励患者白天参加多次短暂的工娱活动，如打球、下棋、唱歌、跳舞等；晚上入睡前喝热饮、热水泡脚或洗热水澡，避免看过于兴奋、激动的电视节目或会客、谈病情。

（3）生活护理：抑郁患者常诉疲乏、无力料理日常生活，甚至连最基本的起居、梳理都感吃力，护理人员应设法改善患者的消极状态，鼓励和支持患者建立生活信心。最好是在耐心劝慰下，鼓励患者自行解决，同时给予积极性的言语鼓励，给患者以心理支持。对重度抑郁，生活完全不能自理的患者，护理人员应协助做好日常生活护理工作。

2. 安全护理 抑郁症患者的自杀率很高，自杀方式很隐蔽，而且特别不容易被发现。对严重抑郁的患者一定要严加防护，避免意外的发生。因此保证抑郁患者安全的需要是重要的护理工作内容之一。

（1）要为患者提供良好的就医环境：对新患者要热情接待，主动介绍医院的环境及病房的一些规章制度，并将其随身携带的危险物品交护士妥善保管，如绳带、玻璃、刀剪等和各类药品，以免被患者利用而发生意外。护理人员应谨慎地安排抑郁患者的居住环境，在疾病的急症期切忌让患者独居一室，住在护理人员易观察的大房间，房间陈设要尽可能简单、安全，光线明亮，空气流通，整洁舒适。

（2）预防患者采取伤害自己的行为：护理人员应密切观察患者的病情变化，对患者的语言、行为、去向等情况应随时做到心中有数，尽可能多地与患者保持接触，与患者建立良好的治疗性人际关系，密切观察自杀的先兆症状，如患者出现焦虑不安、失眠、沉默少语或心情豁然开朗、在出事地点徘徊、忧郁烦躁、拒餐、卧床不起等较为明显的转变，言谈中表情欠自然、交代后事、书写遗书、反复叮嘱重要的问题，均视为危险行为的先兆，提示我们应加倍防范。

（3）加强病房设施及药品的管理：患者病情严重时，常没有精力实施自杀行为。当病情好转时，由于精神运动抑制的改善在先，抑郁情绪尚无明显改善，可使患者的自杀意念付诸行动，要加强对病房设施的安全检查，严格做好药品及危险物品的保管工作，杜绝不安全因素。

3. 症状护理

（1）进行有效的治疗性沟通，鼓励患者抒发内心体验：在与患者交流沟通时，需要护理人员具有高度的耐心和同情心，理解患者的痛苦心境。在与患者交谈时，应保持一种稳定、温和与接受的态度，适当放慢语速，允许患者有足够的反应和思考的时间，并耐心地倾听患者的诉说，不可表现出不耐烦、冷漠，甚至嫌弃的表情和行为。避免使用简单、生硬的语言或一副无所谓的表情，以免加重患者的自卑感。也不要过分认同患者的悲观感受，如避免强化患者的抑郁情绪。交流中应努力选择一些患者感兴趣的、较为关心的话题，鼓励引导他们回忆以往愉快的经历和体验，用讨论的方式抒发和激励他们对美好生活的向往。

（2）改善患者的消极情绪，协助建立新的因应技巧：抑郁症患者的思维方式总是呈现出一种“负性的定式”，对周围的一切事物，总是认为对自己不利，是自己的无能和无力造成的。对此护理人员应设法减少患者的负性思考，帮助患者认识这些想法是负性的、消极的，同时还应努力使患者多回忆自己的优点、长处、成就。积极地创造和利用一切个体和团体人际接触的机会，协助患者改善以往消极被动的交往方式，逐步建立起积极健康的人际交往能力，增加社会交往技巧。

4. 药物护理 抑郁症患者在护理时要多考虑其自杀因素。因此对这种患者服药时要认真细致地去观察，防止患者藏药或大量吞服药物造成不良后果。一般对这种患者要一日三次药，每顿药都要看着患者服下去。比如：让患者张开嘴，看看是否藏在舌下，或是牙齿周围，看着患者确实服下了，再让患者坐一会，待药物充分在身体里发生作用之后，再让患者离开，因为有时有的患者服药后会马上到厕所或洗脸间将药吐掉，另外，在患者用药过程中，护理人员要注意观察药物毒副作用，在患者出现口干、便秘等不良反应时，应做好解释工作。这些不良反应，并不妨碍继续用药，多在2周内患者会逐渐适应，鼓励其多喝水，多食富含纤维素的食物，以缓解上述不良反应。若无特殊情况，决不可间断用药或随意删减剂量。对于病情好转处于康复期的患者，护理人员应督促其维持用药，千万不可病刚好就停药，这会增加复发机会，停药与否，应该在医生指导下进行。

5. 心理护理 针对新入院患者恐惧、孤独、无助无望的心理，护理人员要主动接触患者，了解他们的基本需求。可以通过温和、亲切的语言，以及抚摸、握手等非语言的接触，表达对患者的关心和支持，帮助患者树立起治愈的信心；对治疗期的患者要多与其谈心，鼓励患者宣泄内心的郁闷，诉说心中的感受。在交谈中要注意倾听，及时解答患者提出的疑问。鼓励患者参加各种文娱活动，对其好的表现要及时给予表扬或奖励；对恢复期的患者要帮助其处理好生活中的各种问题。用实际病例去说服患者，帮助患者认识到哪些是病态的行为、哪些是正常的行为，教会患者正确对待个人与家庭、社会的关系。

五、护理评价

对于整个护理过程，护理人员可从情绪、行为及认知等角度来评估个案如何面对现实。解决内在的冲突，增强处理焦虑和压力的能力。增强自信心和自我价值感，重建和维持人际关系和社会生活等各层次的目标。

1. 症状消失情况 患者的异常情绪反应是否按预期目标得到改善，有无超出限定范围和时限的异常表现；护理措施实施过程中，患者是否发生过异常情绪状态下的冲动、伤人、自伤、自杀等意外行为。

2. 患者自知力状况 能否正确认识疾病、了解疾病，掌握疾病的基本知识及处理疾病的方法，以及如何正确面对今后的生活和工作。

3. 一般情况 患者的基本生理需求是否得到满足，如睡眠充足、营养状况良好、生活自理主动料理、生活有规律。

4. 患者在护理措施的干预下，原有的人际交往、沟通能力是否得到良好的改善，对新的因应技巧接受能力如何。

5. 家属是否对疾病的简单知识及如何应对疾病有所了解，掌握一定的照顾患者的方法。

六、健康指导

有相当量的心境障碍患者对所患疾病没有系统的了解，疾病知识的缺乏是疾病康复、巩固治疗、预防复发的不利因素。有些患者疾病好转出院后即不再坚持服药，因此，对患者及家属进行疾病相关知识的宣教非常重要。

1. 讲解心境障碍的相关疾病知识 从疾病的发生、发展、治疗、预后等多层面进行宣教，使用通俗易懂的言语，使患者、家属对疾病知识有比较全面的了解和认识。

2. 讲解持续量药物治疗的重要性和常见的不良反应 由于药物不良反应比较大，且出现于药效前，常使患者不愿服药。因此要使患者了解坚持服药的必要性和掌握处理不良反应的方法。患者出院后，也要嘱其按医嘱服药，不能自行停药或减药。

3. 讲解疾病复发可能出现的先兆表现 如睡眠不佳、情绪不稳、烦躁、疲乏无力等，尽早识别复发症状，及时医院就医。并嘱患者即使病情稳定，也要按时门诊复查，在医生的监护指导下服药，巩固疗效，不可擅自加药、减药或停药。

4. 锻炼培养健康的身心和乐观生活的积极态度 生活要有规律，积极参加社会娱乐活动，避免精神刺激，保持稳定的心境。

另外，家庭与社会的支持系统作用也非常重要，患者能够生活、工作在和谐、轻松、愉快的环境中，减轻心理负担，减少心理应激，对预防复发也具有重要的作用。

（黄燕林）

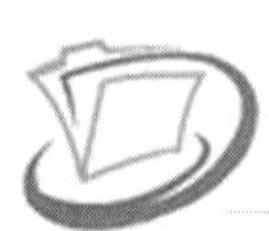

第九章　神经症及分离（转换）性障碍患者的护理

学习目标

掌握：神经症的共同特征及临床分型；强迫症的临床表现；焦虑症的临床类型；分离（转换）性障碍的临床表现；惊恐发作的护理措施；分离（转换）性障碍的护理措施。

熟悉：神经症的概念；恐惧症的临床类型；神经衰弱的临床表现；神经症的护理诊断。

了解：神经症的病因；躯体形式障碍的临床类型；神经症的治疗；分离（转换）性障碍的治疗。

“神经症”这一概念作为疾病的名称，从 18 世纪被提出后，在学术界就争议颇多，其内涵不断发生变化。近些年来，不同国家的学者们对神经症这一类疾病的分类方法有不同的看法。在国际疾病分类第十版（ICD-10）和《美国精神疾病诊断与统计手册第四版》（DSM-Ⅳ）这两个最具权威性的分类系统中就已抛弃了神经症这一术语。不过，与神经症这一概念有过相对稳定关系的几种神经症亚型，实质上在各个分类系统中基本上被保留下来，只是所属类别与名称有所改变而已。我国的精神疾病分类体系中，仍保留了神经症这一疾病单元，而将分离（转换）性障碍单列出来。本章根据临床实践应用及教学需求，在各亚型中主要介绍焦虑症、强迫症、恐惧症、躯体形式障碍、神经衰弱，同时将分离（转换）性障碍单列其后，以示其目前与神经症藕断丝连的关系。

第一节　神　经　症

1769 年苏格兰医生 William Cullen 首先提出“神经症”（neuroses）这个名词。Cullen 的神经症概念泛指“神经系统的一般性疾病”，包括今天器质性和非器质性的神经系统疾病，还包括一些后来证实不属于神经系统的疾病。19 世纪，随着病理解剖学的发展，神经症这个概念用来指神经系统的功能性疾病。因而出现了“植物神经症”这样的概念。19 世纪末至 20 世纪初，神经症的心理成因逐渐流行。逐渐趋向于将神经症归于一种“精神障碍”。然而，神经功能障碍不仅见于精神障碍，还可见于器质性病变出现前后，更多见于心理生理障碍（其心理活动本身并不构成精神障碍）。

神经症（neurosis）旧称神经官能症或精神神经症，是一组主要表现为焦虑、抑郁、恐惧、强迫、疑病或神经衰弱症状的心理障碍的总称，CCMD-3 将神经症分为神经衰弱、强迫症、焦虑症、恐惧症、躯体形式障碍等多种类型。作为一组人为合并起来的心理障碍，无论是病因、发病机制，还是临床表现、病程预后都各有差异，但是各类神经症间仍表现出明显的共同特征。发病前多有一定的易患素质基础和个性特征；疾病的发生与发展常受心理社会（环境）因素的影响；症状没有可以证实的器质性病变作为基础，与患者的现实处境不相称；患者对存在的症状感到痛苦和无能为力，自知力完整或基本完整，有求治要求；病程大多持续迁延。

一、病　　因

神经症的病因是多源性的，至今仍无定论。有关生物学的研究目前无确切的发现，一些遗传学研究虽然发现某些神经症有家族聚集倾向，但较多的学者认为，遗传的仍是一种个性特征或易感素质。目前，比较一致的看法是，外在的心理应激因素与内在的素质因素是神经症发生的必不可少的原因，两者缺一不可。

1. 心理应激因素　长期以来，神经症被认为是一类主要与社会心理应激因素有关的心理障碍。许多研究表明，神经症患者较他人遭受到更多的生活事件，主要以人际关系、婚姻与性关系、经济、家庭、工作等方面的问题多见。一方面可能是遭受生活事件多的个体易患神经症；而另一方面则可能是神经症患者的个性特点更易于对生活感到不满，对生活事件更敏感，或者是其个性特征易于损害人际交往过程，而导致生活中产生更多的冲突与应激。

2. 个性特征　大多数研究者倾向认为，与心理应激事件相比，神经症患者个性特征或个体易感素质对于神经症的病因学意义可能更为重要。一般认为，患者的个性特征首先决定着患神经症的难易程度；其次，不同的个性特征决定着患某种特定的神经症亚型的倾向。甚至某些特殊的人格类型与某些神经症亚型的命名都一样，如表演型人格——癔症神经症、强迫人格——强迫性神经症。

二、临床表现

（一）焦虑症

焦虑症（anxiety neurosis）是以广泛和持续性焦虑或反复发作的惊恐不安为主要特征，常伴有自主神经紊乱、肌肉紧张与运动性不安，临床分为广泛性焦虑与惊恐障碍两种主要形式。焦虑症的焦虑症状是原发的，凡继发于高血压、冠心病、甲状腺功能亢进等躯体疾病的焦虑应诊断为焦虑综合征。其他精神病理状态如幻觉、妄想、强迫症、疑病症、抑郁症、恐惧症等伴发的焦虑，不应诊断为焦虑症。

1. 广泛性焦虑　又称慢性焦虑症，基本特征为广泛和持续的焦虑，表现为经常或持续的、无明确对象或固定内容的紧张不安，或对现实生活中的某些问题过分担心或烦恼，常伴有自主神经功能亢进、运动性不安和过分警惕。

（1）焦虑和烦恼：对未来可能发生的、难以预料的某种危险或不幸事件的持续担心，患者终日心烦意乱、忧心忡忡，好像不幸即将降临在自己或亲人头上，如一位患者每当家人外出就担心他们会出意外，在家提心吊胆，坐卧不宁。患者注意力难以集中，对日常生活中的事务失去兴趣，学习和工作能力下降。

（2）运动性不安：表现为坐立不安，来回走动，面容紧张，搓手顿足，眉头紧锁，可见眼睑、面肌或手指震颤，肌肉紧张，有时疼痛抽动，经常感到疲乏。

（3）自主神经功能亢进：见心悸、气促、呼吸不畅、头昏头晕、多汗、口干、面部发红或苍白、胃肠不适或尿频，有的患者可有阳痿、早泄、月经紊乱、性欲缺乏等性功能障碍。

（4）过分警惕：表现为惶恐，对外界刺激易出现惊跳反应，难以入睡，噩梦易惊，易激惹。

案例 9-1

患者，男，53 岁，一年前因老伴意外摔伤股骨头卧床后出现夜眠障碍，入睡困难，夜间睡眠不实，易惊醒，在家服用睡眠药物后睡眠有所改善（具体不详）。经常因一些小事导致睡眠不好，白天时常出现心烦，坐立不安，经常心慌，出汗，在家间断自服劳拉西泮片，服药后心慌稍有缓解。近半年病情有所加重，患者有时担心家人安全，怕孩子开车出事故，担心老伴躯体疾病加重，为此紧张、心慌、出汗症状加重明显，目前患者饮食及二便正常，日常家务料理能力下降，为求治今日由家人陪同来院治疗。

问题：

1. 该患者的临床表现有哪些？
2. 该患者存在哪些护理问题？

2. 惊恐障碍 又称急性焦虑症，基本特征为反复发作的严重焦虑状态，有濒死感、窒息感或失控感，以及严重的自主神经功能紊乱症状。典型表现为突然出现的强烈恐惧感，似乎即将死去或失去理智，患者感到心慌、胸闷、胸痛，胸前区压迫感，喉头阻塞感、窒息感，自觉透不过气而过度换气，呼出过多的二氧化碳，产生手指甚至面部、四肢麻痹，部分患者有头晕、多汗、手抖、站立不稳、胃肠道不适等自主神经症状，以及运动性不安。发作时间一般在 5～20 分钟，很少超过 1 小时，可自行缓解，发作后症状消失。惊恐发作时有剧烈的心跳加快和呼吸急促症状，患者常去急诊科或心脏科就诊，寻求紧急帮助。由于发作不限于任何场合，没有特殊诱因，是不可预测的，患者常因担心再发而出现焦虑，又害怕发作时得不到帮助而主动回避单独出门，不愿到人多热闹的场所，若外出定要人陪伴。

案例 9-2

患者，男，42 岁，半年前无明显原因突然出现胸闷、气短、心慌、双脚发沉，当即到医院住院治疗，检查未发现明显异常。此后又发作两次，发作时感觉心慌、气短、恶心，有排大便的想法，四肢瘫软无力，手脚发白、冰冷，甚至有窒息及濒死的感觉，害怕死亡，曾先后 2 次拨打 120 求救，到医院诊治，均未查出明显的异常。回家后患者担心自己病情再次发作，兜里也时刻放着速效救心丸及硝酸甘油，以备病情突发。患者社会功能受到影响，入睡困难，睡眠时间短，早醒，对睡眠体验不足，平日里较紧张，对自身病情较担心，时刻担心病情再次发作，饮食不好，体重下降。患者自觉痛苦，为求治，今日由家人陪同自愿住院治疗。

问题：

1. 该患者存在的护理问题有哪些？
2. 针对该患者护理时注意要点有哪些？

（二）强迫症

强迫症（obsessive-compulsive neurosis）指一种以强迫症状为主的神经症，其特点是有意识的自我强迫和反强迫并存，两者强烈冲突使患者感到焦虑和痛苦；患者体验到观念或冲动系来源于自我，但违反自己意愿，虽极力抵抗，却无法控制；患者也意识到强迫症状的异常性，但无法摆脱。病程迁延者要以仪式动作为主而精神痛苦减轻，但社会功能严重受损。发病年龄大多数在青少年期，但有 20%～30%于儿童期起病。多数为缓慢起病，无明显诱因，其基本症状为强迫观念、强迫意向及强迫行为。

强迫症的发病有一定的素质方面的遗传影响。生物化学的研究还提示，脑内神经介质的变化可能与强迫症的发病有关。有学者认为，强迫症是由于脑器质性原因造成的，认为在大脑前额叶、基底神经节等处有了病变，并根据强迫症和脑结构的对应关系而提出采用手术的疗法。

1. 强迫观念 脑子里不由自主地、反复不断地出现某些观念和想法。

（1）强迫怀疑：患者对自己言语、行为（如门窗锁上了没有、水龙头是否关好了）的正确性产生怀疑，明知这样想毫无必要，却又不能摆脱。

（2）强迫回忆：过去生活中经历过的人或事，不由自主地浮现在脑子里，挥之不去。比如有一患者儿时曾见过有人出车祸倒在血泊中的情景，患强迫症后，这一场面总反复出现在脑海中。

（3）强迫性穷思竭虑：对日常生活中的一些事情或自然现象，寻根究底，反复思索，明知没有必要，但又不能控制。比如反复想“人为什么长两只耳朵？”、“先有鸡还是先有蛋？”等。

（4）强迫性对立思维：脑子里出现一个念头或看到一句话，便不由自主地联想起另一个与之完全相反的观念或语句。比如听到别人喊“成功!”，立即控制不住地想喊“失败!”。

2. 强迫意向 内心反复出现一种违背自己意愿的冲动。例如，走到高处时有一种想往下跳的冲动；看见电源插座，就想把手指插进去；为避免不良后果的发生，患者尽量躲开这些地方。

3. 强迫动作和行为 为了摆脱或减轻由于强迫观念而产生的焦虑，不由自主地采取顺应性行为。

（1）强迫检查：由于强迫怀疑，患者总怕因自己的疏忽大意而酿成祸端，而反复地检查、核对，耗费了大量的时间，影响了患者的日常生活和工作。

（2）强迫洗涤：由于怕脏，反复不断地洗手、洗澡或洗衣服等。这种洗涤往往要遵循一定的程序。

（3）强迫计数：患者对数字发生了强迫观念，整日沉浸于无意义的计数动作中，即使对偶然碰到的电话号码、汽车牌号等都要反复默记。

（4）强迫性仪式动作：这是指患者反复地去做一套事先设计好的程序性的仪式动作。例如，一位患者回家时一定要右脚先迈近家门，若不注意把左脚先迈了进去，则一定要退回来重新迈一次；洗脸之前两只脚的脚尖必须对齐等这些仪式程序对他们来说往往象征着吉凶祸福，以及逢凶化吉等。

案例 9-3

患者，男，25 岁，在上高中时因父母离异行为出现异常，表现为反复写字，如果写的不满意，就撕掉重写，写字及画线时必须用格尺量着，反复检查书本摆放的是否整齐，为此影响学业，不愿意上学。一年后去医院求治，具体诊治不详，未坚持服药，病情逐渐加重。近 3 年病情加重明显，表现为反复回忆刚刚发生的事情，做事动作缓慢，如吃饭时总是看手和筷子，并伴有头部左右摆动；每说一句话脑子就想字是怎么写的，喜欢双数，如喝水必须喝两口或四口，锁门必须拽两下，晃头必须左右晃两下；对条条框框的东西要求严格，反复看上下左右是否对齐。为此心烦，睡眠不实，多梦。

问题：

1. 该患者出现的精神症状最主要的特点？
2. 该患者存在的护理问题？

（三）恐惧症

恐惧症（phobic neurosis）对某种特定事物、某种特定境遇所产生的恐惧和紧张不安过分的强烈，达到了不合情理的程度，恐怖发作时常伴有显著的焦虑和自主神经症状。患者明知没有必要，但仍不能防止其发作。患者极力回避所害怕的客体或处境，或是带着畏惧去忍受。

恐惧症多数病程迁延，有慢性化发展的趋势，病程越长预后越差。儿童期起病者、单一恐惧症者预后较好，广泛性恐惧症者预后较差。

1. 场所恐惧症　又称广场恐惧症、旷野恐惧症、聚会恐惧症等，是恐惧症中最常见的一种，多起病于青壮年，女性多于男性。主要表现为对某些特定环境的恐惧，如高处、广场、密闭的环境和拥挤的公共场所等。每当他们身临这些地方，就出现浑身不自在、焦虑不安、紧张恐惧、头昏、心慌、出汗等症状。

2. 社交恐惧症　主要特点是害怕被人注视，一旦发现别人注视自己就不自然，脸红、不敢抬头、不敢与人对视，甚至觉得无地自容，因而回避社交，集会不敢坐在前面，尤其害怕当众讲话。社交恐怖的对象可以是熟人，甚至是自己的亲朋、配偶。较常见的恐怖对象是异性、严厉的上司和未婚夫（妻）的父母亲等。患者若被迫进入社交场合时，便会产生严重的焦虑情绪。

3. 单一恐惧症　指患者对某一具体的物件、动物等有一种不合理的恐惧。最常见的为对某种动物或昆虫的恐惧，如蛇、老鼠、毛毛虫等，也可以是鲜血、尖锐锋利的物品或某些自然现象。单一恐惧症常始于童年，以女性多见。

（四）躯体形式障碍

躯体形式障碍（somatoform disorders）是指患者反复陈述躯体症状，不断要求给予医学检查，无视反复检查的阴性结果，不相信医生的无躯体疾病的解释。有时患者确实存在某种躯体障碍，但那不能解释症状的性质、程度或患者的痛苦。这些躯体症状被认为是心理冲突和个性倾向所致。主要有以下临床类型：

1. 躯体化障碍（somatization disorder） 又称 Briquet 综合征，临床表现为多种多样、反复出现、时常变化的躯体症，但又未发现任何恰当的躯体疾病来解释上诉症状。常见症状为：

（1）胃肠道症状：疼痛、呃逆、呕吐、反酸等症状。

（2）异常皮肤感觉：烧灼感、痒、刺痛、酸痛等。

（3）性功能和月经方面异常：性冷淡、勃起或射精障碍；月经紊乱、经血过多等。

患者不断拒绝多名医生的解释和保证，不遵从医嘱，注意力集中于症状本身及其影响，通常存在明显的抑郁和焦虑。常在成年早期发病，多见于女性，病程至少两年以上。

2. 未分化躯体形式障碍（undifferentiated somatization disorder） 常主诉一种或者多种躯体症状，其症状涉及的部位不如躯体化障碍广泛和丰富，或者完全不伴发社会和家庭功能的损害，可以看作不典型的躯体化障碍。病程在半年以上，但不足两年。

3. 疑病症（hypochondriasis） 又称疑病障碍，主要临床表现为担心或相信自己患有某种严重的躯体疾病，其关注程度与实际健康状况很不相称。反复求医，但各种客观检查的阴性结果及医生的解释均不能打消患者的疑虑。

4. 躯体形式自主神经紊乱 临床特征为患者有明确的自主神经功能紊乱的症状，如心悸、出汗、口干、脸部潮红等，经检查这些症状都不能证明有关器官和系统发生了躯体障碍。

5. 躯体形式疼痛障碍（somatoform pain disorder） 又称心因性疼痛，患者主诉身体各部位没有相关证据的持久性疼痛，影响社会功能。部位涉及广泛、疼痛性质多样，有时可见心理因素对疼痛有明显影响。

（五）神经衰弱

神经衰弱（neurasthenia）是指大脑由于长期的情绪紧张和精神压力，使精神活动能力减弱的神经症，其主要特征是精神易兴奋和脑力易疲乏，常伴有情绪不稳、易激惹、睡眠障碍、头痛及多种躯体不适等症状，这些症状不能归咎于躯体疾病、脑器质性疾病或某种特定的精神疾病。主要有以下临床表现：

1. 脑功能衰弱症状 主要包括精神易兴奋和精神易疲劳两个方面。精神易兴奋表现为回忆和联想增多，患者感到分心却无法控制，但无言语动作的增多，不易专心做事。同时对声响和光线感觉过敏。精神易疲劳是本病的主要特征，患者主诉精力不足、思维迟钝、注意力不能集中、记忆力减退、脑力活动效率明显降低，往往有力不从心之感。

2. 情绪症状 主要表现为烦恼，易激惹与紧张。神经衰弱患者的情绪症状特点：患者感到痛苦而求助；感到难以自控；情绪的强度及持续的时间与生活事件或处境不相称。其他的情绪症状如焦虑、抑郁在神经衰弱的患者中程度较轻，不持久，一般不会产生自杀意念。

案例 9-4

患者，女，45 岁，于 10 年前献血后开始出现头晕，浑身没劲，持续一周后到综合医院检查并服用阿胶等药物治疗，4 个月后头晕及浑身无力症状缓解。两年后因自觉工作压力大病情反复，表现为睡眠欠佳，头晕，觉得头皮发麻，经常觉得双腿无力，走路的时候像是踩在棉花上一样，浑身没劲，多次到各地医院进行检查，结果未见明显异常，但患者仍坚信自己是得了什么病，只是医院没有查出来而已。病情时轻时重，近半年病情加重，有时出现身上忽冷忽热，并伴有身上出汗，有时会有紧张的表现，这个时候头晕及无力的症状会加重，为求治今日由家人陪同来院，门诊以“躯体形式障碍”首次收入院。

检查：体温 36.3℃，脉搏 84 次/分，呼吸 18 次/分，血压 115/72mmHg，心肺听诊未见异常体征，肝脾未触及肿大，神经系统检查未见阳性体征；精神检查：意识清，接触好，答话切题，自诉病史内容，诉经常觉得头晕，头皮发麻，四肢无力，当着急或是紧张的时候这些症状会加重，曾经去过很多综合医院就诊，但是一直都没查出什么毛病，总觉得他这头晕无力的症状是得了什么躯体疾病，只是那些医院没有查出来，认为他这病治不好了，在家的时候懒动，经常躺在床上，因为只有这样不舒服的感觉才会缓解，偶尔会觉得身上忽冷忽热，并伴有出汗的情况，情感反应尚协调，自知力部分存在。

问题：该患者存在哪些护理问题？如何护理？

3. 心理生理症状　神经衰弱患者常有生理功能的障碍，这多与患者的心理状态有关。主要是睡眠障碍与紧张性头痛。睡眠障碍最多见的是入睡困难与易惊醒。紧张性头痛最典型的描述是"头部像有一个紧箍咒，头脑发胀"，往往持续存在，但程度不严重，无明显的部位，似乎整个头部都不适，并可伴有头昏。

三、治　　疗

神经症的治疗主要依靠药物治疗与心理治疗的联合应用。一般来说，药物治疗对于控制神经症的症状是有效的，但因为神经症的发生主要与心理社会应激因素、个性特征有密切关系，因此，有效的心理治疗可能更重要，它不但可以缓解症状，对于一部分患者，还可以达到根治的目的。

1. 心理治疗　由于不同的心理学流派对神经症发病机制有不同的解释，心理治疗的方法也多种多样。然而，经过几十年的实践与发展，当前各种流派已摒弃了门户之见，将各自的理论和技术逐渐进行整合、折中、合作，融合成较广泛、综合和实用的模式，不再拘泥于某一流派与方法。心理治疗方法的选择取决于患者的人格特征、疾病类型，以及治疗者对某种心理治疗方法的熟练程度与经验。

2. 药物治疗　治疗神经症的药物种类较多，如抗焦虑药、抗抑郁药及促大脑代谢药等。药物治疗系对症治疗，可针对患者的症状选药。药物治疗的优点是控制靶症状起效较快，尤其是早期与心理治疗合用，有助于缓解症状，提高患者对治疗的信心，促进心理治疗的效果与患者的遵医行为。应该注意的是，用药前一定要向患者说明所用药物的起效时间及治疗过程中可能出现的不良反应，使其有充分的心理准备，以增加治疗的依从性。否则许多神经症患者可能因求效心切或因过于敏感、焦虑、疑病的性格特征而容易中断、放弃治疗或频繁变更治疗方案。

案例 9-5

患者，女性，42 岁，在年轻时曾数次因生气而出现类似抽搐样发作，每次持续 10～20 分钟不等，表现为双手紧握，四肢僵硬，但无二便失禁及舌咬伤。每次抽搐发作多在别人按压人中穴后缓解，间歇期好如常人。半年前丈夫身体不舒服持续不好转，以为丈夫沾染了不吉利的东西，在邻居建议下遂找巫医治疗，巫医看过后让其到仓房去给保家仙上香。在此过程中患者突然连说带唱，称有仙附在其身上，一会又说死去的婆婆附在其身上，并模仿婆婆的语调说话，说孩子们对她不孝顺，打骂人，也说一些过去的事情。多次请巫医治疗，巫医看过之后病情有所好转，但持续不了多久病情又反复同前。病时几夜不睡，不停地说，甚至说的口干、嗓子沙哑也不停下，多数时候饭也不吃。因其在家护理困难，故由家人强行送入我院。

检查：体温 36.5℃，脉搏 80 次/分，呼吸 18 次/分，血压 134 /80mmHg，心肺听诊未见异常，肝脾未触及肿大，神经系统检查未见阳性体征。精神检查：意识清，接触欠佳，语量大，连说带唱，言语重复，变换音调说话，管自己的儿子叫孙子，吵闹，表情幼稚，行为做作，无自知力。饮食不规律，夜眠欠佳。

问题：

1. 该患者存在的精神症状是什么？
2. 此类患者最常用的心理治疗方法是什么？

第二节　分离（转换）性障碍

分离（转换）性障碍（dissociative-conversion disorder）也称癔症（hysteria）、歇斯底里，是指一种有易感人格基础、起病常受心理社会因素影响的精神障碍，以分离症状和转换症状为主，其表现与患者的现实处境不符。分离症状表现为部分或完全丧失对自我身份的识别和对过去的记忆；转换症状表现为在遭遇无法解决的问题和冲突时所产生的不快心情，以转化为躯体症状的方式出现，但症状无可证实的器质性病变。该病在 CCMD-2 之前的诊断标准里一直归类为神经症，但由于该病的一些临床表现与神经症的特征不相符合，如某些患者无自知力、精神上不痛苦、不会主动求治，或具有明显的精神病性症状等，故在 CCMD-3 中，该病从神经症中划分出来，但根据我国实际情况保留了癔症的名称。

知识扩展

弗洛伊德关于歇斯底里的研究

早期的医学界认为，“歇斯底里症”是因为子宫异常引起的肢体异常收缩，被认为是妇女疾病，往往用切除阴蒂乃至子宫的野蛮方法来医治。弗洛伊德认为“歇斯底里症”是精神系统的疾病，和子宫病变无关，用这个名词来命名疾病，是医学史上的耻辱，表明早期医学的无能。他指出歇斯底里症也常常发生在男性身上，并以催眠暗示等方法引发歇斯底里性的麻痹和收缩。弗洛伊德从巴黎留学归来后不久，向医学会报告自己在巴黎的学习成果，但当时医学界权威竟然宣称弗洛伊德的报告是“无法令人置信的”。当弗洛伊德谈到一位男性歇斯底里症时，一位老外科医生跳起来大叫：“老天！亲爱的弗洛伊德先生，你怎么会讲这些无聊的话呢？Hysteron 的意思是子宫，一个大男人怎么会 Hysterical（患歇斯底里症）呢？”弗洛伊德在报告结束后与布洛伊尔合著《歇斯底里研究》，开启了精神分析学的大门。

一、病　因

分离（转换）性障碍的起病原因大致归为以下两方面：

1. 性格特征　患者病前性格特点显著，与本病有明显关系。此类患者性格特点是：情感丰富，情感反应强烈鲜明，体验肤浅，情绪反复不稳定；自我中心，常不自觉地寻求他人关注，爱炫耀自己，富有夸张、表演色彩；暗示性强，对外界某种影响和观念易于接受；富于幻想，想象丰富、生动，给人以难以分辨现实与虚幻的感觉，常以幻想代替现实。

2. 心理因素　委屈、愤怒、紧张、羞愧、恐惧等精神刺激均可直接致病，或为首次发病的因素，患者对此具有强烈的创伤性体验。部分患者在多次发病后无明显诱发因素，可能通过触景生情、联想或自我暗示而发病。

二、临床表现

（一）分离性障碍

患者多数在精神因素下急性起病，病情迅速发展，临床表现复杂多样。大多数患者的症状是无意识的，但表现出的症状常与其有密切关系的亲友所具有的躯体或精神症状相类似，而且会给旁人一种患者通过患病有所收益的感觉，如获得同情、帮助，摆脱困境等。

1. 分离性遗忘　在没有器质性病变或损伤的基础上，突然丧失对某些事件的记忆，被遗忘的事件往往与患者的精神创伤有关，遗忘常具有选择性，也有部分患者表现为丧失全部记忆。

2. 分离性漫游　发生在觉醒状态下，突然离开日常生活环境进行的旅行。患者给他人清醒正常的感觉，能自我照顾，进行简单的人际交往，有明确的目的，有些病例甚至采取新的身份去完成旅行。往往持续几天，突然结束，若与患者深入接触可以发现其意识范围缩小、自我身份识别障碍等，且事后均有遗忘。

3. 分离性身份识别障碍　患者表现为两种或两种以上的人格交替出现，不同人格间的转换常很突然，对以往身份遗忘而以另一种身份进行日常活动，每种人格都较完整，甚至可与患者的病前人格完全对立，首次发作常与精神创伤关系密切。

4. 分离性木僵　往往发生于精神创伤或创伤性体验后，成木僵或亚木僵状态，但姿势、肌张力等无明显异常，数十分钟可缓解。

5. 分离性附体障碍　发病时患者意识范围缩小，往往只局限于当前环境的一两个方面，处于自我封闭状态。常见亡灵、神鬼附体，从言谈到举止都似被外界力量控制，这个过程是患者不能控制的，有别于迷信活动和神鬼附体。

（二）转换性障碍

转换性障碍表现为运动障碍和感觉障碍，患者的躯体症状没有任何可以证实的相应的器质性改变，也常与生理或解剖学原理不符。

1. 运动障碍　较常见为痉挛发作、肢体瘫痪、肢体震颤、起立或步行不能、缄默或失音症等。其中痉挛发作和癫痫大发作相似，但无舌咬伤、跌伤及大小便失禁，持续时间也较长，多发生于人群中。肢体瘫痪可以是单瘫、截瘫或偏瘫，没有相应的神经系统阳性体征，慢性病例可以出现失用性肌肉萎缩。肢体震颤可以是肌肉粗大阵挛、不规则抽动。有些患者不能站立，或不能行走，或行走时双足并拢成雀氏跳行。部分患者可出现言语运动障碍，表现为缄默和失音。

2. 感觉障碍　包括感觉缺失、感觉过敏、感觉异常、视觉障碍和听觉障碍。感觉缺失可以是半身痛觉缺失，也可以表现为手套或袜套式感觉消失，缺失的感觉可为痛觉、温觉、冷觉、触觉，且缺失范围与神经分布不一致。感觉过敏一般使局部皮肤对触摸特别敏感，很轻的抚摸都会感到疼痛不堪。感觉异常是指患者在咽部检查无异常的情况下感觉到咽部异物感或梗阻感。视觉障碍可表现为失明、弱视、管状视野、单眼复视等，可突然发生，突然恢复，视觉诱发电位正常。听觉障碍多数表现为听觉突然消失，而电测听和听诱发电位无异常。

三、治　疗

1. 心理治疗　较常用的是暗示治疗、催眠治疗、解释性心理治疗、分析性心理治疗、行为治疗和家庭治疗。

2. 药物治疗　根据病情对症选用药物。如失眠、紧张可用抗焦虑药，情感爆发、朦胧状态可选用地西泮或抗精神病药注射，以尽快恢复意识状态。

第三节　神经症和分离（转换）性障碍患者的护理

神经症和分离（转换）性障碍患者的症状复杂且多种多样，护理人员要采用会谈与观察的方法，从生理、心理、社会文化等多层面去了解和评估患者，对其所面临的困难和呈现的问题，依护理人员能协助其解决与改善的部分加以分类，做出护理诊断，排列出处理的优先次序，并运用护理程序的工作方法为患者做好整体护理。

一、护理评估

除对一般情况进行评估以外，神经症和分离（转换）性障碍患者的护理评估重点放在患者的生理、心理、社会功能及家庭与环境等方面。

（一）一般情况

评估患者日常生活情况，如睡眠、衣着、饮食、大小便、月经情况、自理能力；与周围环境接触如何；对周围的事物是否关心；主动接触及被动接触状况；合作情况。

（二）生理功能方面

神经症和分离（转换）性障碍患者常常有许多心因性的躯体不适主诉，这些症状是心理痛苦在躯体的表现，没有器质性的改变。所以除了要常规评估患者的生命体征、睡眠、全身营养与水电解质平衡情况、进食状况、排泄状况、躯体各器官功能及生活自理能力等情况以外，还应对患者的多种躯体不适主诉认真评估，鉴别其性质是器质性的还是心因性的，以便做出正确处理。

（三）心理功能方面

心理功能的评估要认真检查患者的精神症状，同时特别要注意评估患者的个性特点、对应激的心理应对方式，因为这常常是导致患者产生疾病的原因，也是治疗与护理的重点。

1. 评估患者的精神症状、情感状态、行为表现等方面 评估患者有无精神易兴奋和脑力易疲劳，有无焦虑、恐惧、抑郁、易激惹等情绪症状，有无强迫观念、强迫意向和强迫行为，有无慢性疼痛、头晕头昏、睡眠障碍及自主神经功能紊乱引起的多种躯体不适症状，有无意识改变状态、感觉障碍、运动障碍等。

2. 评估患者病前性格特点和对应激的心理应对方式 有助于针对性地实施心理治疗和心理护理措施，发病前个性特点的评估包括患者的思维方式、认知结构、情感表现和行为方式等。评估个性与心理应对方式最好使用心理评估问卷来测定。临床上主要通过与患者交谈和观察进行初步评估。

（四）社会功能方面

神经症和分离（转换）性障碍患者的社会功能大多保持良好，远没有器质性精神障碍、精神分裂症、情感性障碍患者的社会功能损害严重。对疾病有自知力，外在行为也大多表现正常。最常见的社会功能损害是人际交往能力的缺陷，与患者病前个性缺陷和不良心理应对方式有关，可通过询问患者本人及亲友进行综合评估。

（五）家庭与环境方面

评估患者幼年时的生活环境、所受的教育、父母的教养方式、家庭经济状况、成年后的婚姻状况、子女、生活及工作学习环境等状况，以及患者的社会支持系统等资源，尤其要了解对患者有重要影响力的人，以制订合理有效的治疗和护理计划。

（六）其他方面

评估患者的家族史、既往疾病史；评估患者用药情况、治疗效果，有无药物不良反应等；评估患者的常规化验及特殊检查结果。

二、护理诊断/问题

神经症的临床表现广泛，包括患者的主观感受和客观表现、神经症状和躯体不适，因此护理诊断涉及十分广泛，这里仅就其精神症状及具有共性的躯体症状方面提出如下诊断以供参考。

（一）生理功能方面

1. 睡眠形态紊乱 与焦虑症状有关。

2. 潜在的或现存的营养失调：低于机体需要量 与焦虑症状导致的食欲差有关。

3. 舒适度减弱 与疾病症状有关。

4. 皮肤完整性受损　与分离（转换）性障碍瘫痪有关。

5. 进食自理缺陷　与紧张不安、担心出事的焦虑症状有关。

（二）心理功能方面

1. 焦虑　与焦虑症状，担心再次发作有关。

2. 恐惧　与惊恐发作症状有关。

3. 个人恢复能力障碍　与精力状态改变有关。

4. 自我认同紊乱　与人格转换有关。

5. 突发性意识障碍　与意识水平改变，意识丧失有关。

6. 体像紊乱　与对身体功能变化的言语性反应有关。

7. 感知觉紊乱　与感觉过敏或减弱，感觉异样有关。

8. 有外伤的危险　与分离（转换）性障碍抽搐有关。

9. 潜在的或现存的自杀、自伤行为　与情绪抑郁或在症状影响下可能采取的过激行为有关。

（三）社会功能方面

1. 社会交往障碍　与对社交活动的恐惧和回避有关。

2. 有孤立的危险　与担心发作而采取回避的行为方式有关。

三、护理目标

神经症和分离（转换）性障碍患者最重要的护理目标是患者能够正确认识和对待所患疾病，善于分析患病原因，学会合理宣泄情绪，认识个性缺陷，以及用积极有效的心理应对方式应对应激性事件，这是一个长期目标。具体目标包括：

1. 症状减轻或消失。
2. 能正确认识疾病表现，恰当地宣泄焦虑、抑郁情绪，减轻痛苦。
3. 患者基本的生理及心理需要得到满足，舒适感增加。
4. 能运用有效的心理防御机制及应对技巧控制不良情绪，减轻不适感觉。
5. 能与他人建立良好的人际关系。
6. 能增强处理压力与冲突的能力。
7. 能正确认识心理、社会因素与疾病的关系。
8. 家庭与社会支持逐步提高。
9. 社会功能基本恢复。

四、护理措施

（一）安全护理

为患者提供安静舒适的环境，减少外界刺激。加强安全护理，避免环境中的危险品及其他不安全因素，防患于未然。

（二）生理功能方面

1. 睡眠障碍与躯体不适是神经患者常见的躯体问题。睡眠障碍的护理包括创造良好的睡眠环境、安排合理的作息制度、养成良好的睡眠习惯等。

2. 由于神经症患者许多躯体不适症状的缓解在于其应激因素的消除和内心冲突的最终解决，因此除一般护理外，要特别注意其心理功能的护理。

3. 鼓励患者参加适当的集体活动，减少白天卧床时间，转移注意力，减少对恐惧、焦虑、惊恐发作或强迫等症状的过分关注和担忧。

4. 患者可能有食欲减退，体重下降等情况，其原因可能是焦虑、抑郁等负性情绪和胃肠不适、腹胀、便秘等躯体不适所致。因此护士要鼓励患者进食，帮助选择易消化、富营养和色香味俱全的食物。对便秘患者鼓励多进食蔬菜水果，多喝水，带领患者活动，养成每天排便习惯。如便秘超过3天，应按医嘱给予缓泻剂或灌肠等帮助排便。

（三）心理功能方面

1. 建立良好的护患关系 以和善、真诚、支持、理解的态度对待患者，耐心地协助患者，使患者感到自己是被接受、被关心的。如当患者主诉躯体不适时应做到确实地体格检查，进行客观评估，即使有时找不到器官的病理性证据来解释症状的存在，也应理解其所主诉的疼痛不适是真实存在的，患者并非无病呻吟，护理人员应以一种接受的态度倾听，并选择适当的时机，结合检查的正确结果，使患者相信其障碍并非器质性病变所致。因为对患者而言，症状是真实的，不是意识可以控制的。

2. 鼓励患者表达自己的情绪和不愉快的感受 神经症患者内心常常不愿接受（或承认）自己的负性情绪或行为，护理人员通过评估识别出这些负性情绪后，要引导患者识别它、继而接受它。在护理焦虑患者时，要态度和蔼，注意倾听，提问要扼要，着重当前问题。对不太合作的患者，护士应耐心等候，给患者时间已作调整，以温和的态度面对，逐步引导他接受自己的负性情绪，共同寻找负性情感发生前有关的事件，进一步探讨其应激原与诱因。这不仅有利于患者释放内心储积的焦虑能量，帮助患者认识自己的负性情绪；也有利于护士发现患者的心理问题，制订相应的护理措施。

3. 与患者共同探讨与疾病有关的应激原及应对方法，协助患者消除应激 如护理人员可询问患者“你什么时候感觉最累？”、“在什么情况下你会紧张？”、“什么时候你会感到疼痛？”。有技巧地协助患者将话题从身体症状转移到目前生活的境遇，协助患者找出相应的应激原和诱发因素，同时最重要的是帮助患者认识过去他经常或习惯应用的缓解应激原的方式，对成功有效的应对方式给予肯定，并鼓励患者学习新的应对方法。让患者把过去成功的和新学习的方法结合使用，使患者有更多的选择方式，让患者在不断的交谈中了解和清楚患病的原因，增强对应激事件的认识能力。

4. 提供环境和机会让患者学习和训练新的应对技巧 强化患者正性地控制紧张、焦虑等负性情绪的技巧。例如，根据焦虑症的特点设计某些应激情境，召集患同类疾病的患者一起做行为训练，及时提供反馈信息，辅以放松训练。活动结束后，鼓励他们交流心得，取长补短。

（四）社会功能方面

1. 提供安静舒适的环境，减少外界刺激 例如，焦虑患者常坐立不安，不愿独处，可设专门陪护，以增强其安全感。同时，应严密观察，严加防范患者可能发生的自杀、自伤及冲动伤人等行为，早发现早干预。及时督促患者完成药物治疗计划，观察药物疗效和不良反应，给予服药指导，以有效控制神经症的症状。

2. 协助患者获得社会支持 护理人员应帮助患者认清现有的人际资源，并扩大其社会交往的范围，使患者的情绪需求获得更多的满足机会，并可防止或减少患者使用身体症状来表达情绪的倾向。同时协助患者及家庭维持正常的角色行为。家庭是患者最主要的社会支持系统，它既可以帮助患者缓解压力，也可能是造成或加重患者压力的根源。护理人员应协助分析患者可能的家庭困扰，确认正向的人际关系，并对存在的困扰进行分析，寻求解决方法，如家庭治疗或夫妻治疗等。还可鼓励患者发展新的社会支持系统，如加入群体互助团体、成人教育班、社区活动或特殊的兴趣团体等，以便让患者发现别人有和自己同样的问题，而减少寂寞及孤独感，并增加情绪上的支持。

3. 帮助患者改善自我照顾能力 神经症患者可因躯体不适的症状，以及焦虑、抑郁等负性情绪而忽视个人卫生，也可因仪式动作、强迫行为而导致生活自理能力的下降。护理人员应耐心协助患者做好沐浴、更衣、头发、皮肤等的护理。这些活动均可增加患者对自己的重视与兴趣。护士对患者的每一个进步及时肯定、表扬鼓励，让患者感受他随时都受到护士关心。

（五）特殊护理

1. 分离（转换）性障碍发作的护理

（1）发作时，应将患者和家属隔离，避免众人围观，及时采取措施，进行治疗护理。

（2）相关的焦虑反应有时可表现为挑衅和敌意，须适当加以限制，并对可能的后果有预见性。如出现情感爆发或痉挛发作时，应安置在单间，适当约束，防止碰伤，必要时专人看护。

（3）存在分离性身份障碍时，应加强生活护理和观察，防止其他患者的伤害，防止患者发生冲突、走失等意外事件。在患者不注意中，强化其原来身份，促使恢复自我定向。

（4）严密观察患者的情绪反应，加强与患者的沟通，了解其心理变化，对不合理要求应认真解释和说服，防止患者的做作性自杀企图，以免弄假成真。

（5）对失明、失聪等分离性障碍患者，应让其了解功能障碍是短暂的，通过检查证实无器质性损害。在暗示治疗见效时，应加强言语、听力或视力训练，让患者看到希望。

（6）对患者当前的应对机制表示认同和支持，鼓励患者按可控制和可接受的方式表达焦虑、激动，允许自我发泄，但不要过分关注。

（7）注意倾听，减轻患者的内心痛苦。

（8）遵照医嘱使用相应治疗药物，如抗焦虑药、抗抑郁药、抗精神病药等，控制分离（转换）性障碍的发作。

（9）教会患者放松技术，与医生合作做好暗示治疗、行为治疗、反馈治疗等，使其增强治疗信心。

（10）做好家属工作，争取家庭和社会支持。

2. 惊恐发作的护理

（1）对惊恐发作的患者，要态度和蔼，耐心倾听和安抚，理解和同情患者，并可给予适当的按摩和安慰。

（2）患者在惊恐发作时，护士必须镇静、稳重，防止将医护人员的焦虑传给患者，应立即让患者脱离刺激源或转换环境，有条不紊地进行治疗和护理，应明确地向患者表示发作不会危及生命，病情一定能控制。

（3）惊恐发作时，应将患者和家属分开或隔离，以免互相影响，加重病情。

（4）遵照医嘱给相应治疗药物，控制惊恐发作，减轻病情，取得患者合作。

（5）在间歇期教会放松技术，参加反馈治疗，适当应用药物，避免再次发作。

（6）有的患者坐立不安，不愿独处，又不愿到人多的地方，应尊重患者，创造有利治疗的环境。

（7）患者多紧张不安，警觉性高，必要时需要专人看护。

（8）与惊恐发作相关的焦虑反应有时可表现为挑衅和敌意，应适当限制，针对可能出现的问题，制订相应的处理措施。

（9）做好家属工作，争取家庭和社会的理解和支持。

五、护 理 评 价

1. 患者的情绪是否稳定，症状是否得到改善。

2. 患者基本的生理需要和心理需要是否得到满足。

3. 患者不良的应对方式是否得到矫正。

4. 患者是否能够正确认识疾病，采取适当的应对措施。

5. 患者的社会功能是否得到恢复。

六、健康指导

1. 根据患者特点，进行个体化健康教育。
2. 指导患者对疾病发作有正确的认识，纠正错误观念，减少不良因素的刺激。
3. 指导患者充分地认识自己。
4. 教会患者一些科学实用的处理问题方法，如学会处理人际关系等。
5. 鼓励患者积极参加有意义的活动，增强适应能力。
6. 指导家属帮助患者合理安排工作和生活，帮助患者恢复社会功能。

（才运江）

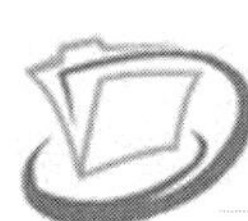

第十章　精神活性物质所致精神障碍患者的护理

学习目标

掌握：精神依赖、药物依赖及戒断反应的概念；阿片类、酒精、中枢神经系统兴奋剂所致精神障碍的临床表现、护理诊断和健康教育。

熟悉：精神活性物质滥用的相关因素，镇静催眠与抗焦虑药所致精神障碍的临床表现。

了解：精神活性物质的分类及精神活性物质所致精神障碍的治疗原则。

人类使用精神活性物质已有数千年的历史。如今，精神活性物质不断更新，新精神活性物质是由精神活性物质向毒品转变中的过渡形态。新精神活性物质的种类范围在不断变化，新的种类不断涌现。

精神依赖性物质的滥用已引起全世界的普遍关注，据联合国 2003 年统计，全球大约有 2 亿人使用非法药物，其中包括阿片类、大麻、苯丙胺、摇头丸、可卡因等，使用人数分别为阿片类 0.15 亿人（0.1 亿人使用海洛因）、大麻 1.63 亿人、苯丙胺 0.34 亿人、摇头丸 0.08 亿人、可卡因 0.14 亿人，因精神活性物质的滥用会产生各种心理、生理症状，使人的行为或反应方式发生改变，并且精神活动能力和社会功能同时发生明显下降，目前精神活性物质的滥用已成为当今世界严重的医学问题和社会问题。

第一节　概　　述

一、基本概念

（一）成瘾物质

精神活性物质（psychoactive substances）又称成瘾物质（substances）、药物（drug），指来自体外，能影响人的情绪、行为，改变人的意识状态，并有致依赖作用的一类化学物质。在社会学概念中把毒品等同于精神活性物质，实际上精神活性物质所包含的内容更为宽泛，可分为酒类、药物、毒品三类物质。常见的成瘾物质主要有酒类、阿片类、催眠药、抗焦虑剂、大麻、兴奋剂、致幻剂、烟草等。人们在使用精神活性物质后，可通过其化学作用在心理、生理上获得或保持某些特殊状态。

在毒品渗入我国之前，精神活性物质问题在我国除少数医源性麻醉镇静药物如哌替啶依赖外，主要表现为镇静安眠药物的滥用和依赖，如司可巴比妥、甲喹酮、地西泮等。

进入 20 世纪 70 年代以来，随着我国与国际接轨的不断加深，毒品也逐渐渗入我国，减少吸毒人员不断增加的趋势，成为解决成瘾物质依赖的首要问题。毒品依赖已成为目前我国精神活性物质依赖的主要问题。毒品一般指具有很强成瘾性并在社会上禁止使用的化学物质。在我国，毒品的类型主要包括阿片类、可卡因、大麻、兴奋剂等。使用这些成瘾物质后，人在心理、生理上会产生各种症状，导致人的行为或反应方式的改变，从而使精神活动能力或社会功能明显下降。

（二）依赖

依赖（dependence）指一组由于长期反复使用某种物质后，在行为和认知上引起的生理症状群，包括强烈的对精神活性物质渴求；尽管明知对自身有害，而依然不能克制，为了能继续使用这些药物而不择手段去获取它；持续使用并且用量不断增加（产生耐药性），可产生精神性的和生理性的依赖（戒断症状）。

物质依赖，是指在长期滥用某种精神活性物质后，产生一种心理上与躯体上的强烈而不能克制地寻觅该种物质的状态，并通过反复使用以取得心理快感，同时避免戒断的躯体不适的一种精神和躯体性病理状态，分为心理依赖和躯体依赖。

1. 心理依赖（psychological dependence） 又称精神依赖，是指对精神活性物质强烈的渴求，以期获得使用成瘾物质后的特殊快感。容易引起精神依赖的物质有吗啡、海洛因、可待因、哌替啶、巴比妥类、酒精、苯丙胺、大麻等。

2. 躯体依赖（physical dependence） 又称为生理依赖，是指反复使用精神活性物质所产生的一种病理性适应状态。容易引起躯体依赖的物质有吗啡类、巴比妥类和酒精。

（三）耐受性

耐受性（tolerance）是指人体对药物反应性降低的一种状态，在连续多次反复使用某物质后，出现药物反应性降低的情况，增加剂量后可能达到原有的效应。或者在停药一段时间后，耐受性也会逐渐消失，逐渐恢复到原有的药效水平。交叉耐受性（cross tolerance）是指对某种精神活性物质产生了耐受，再次应用同一类药物（即使是第一次使用）时也会出现耐受性。容易交叉产生耐受性的药物如硝酸甘油与地西泮、吗啡与其他镇痛剂、酒精与许多镇静催眠药等，这些药物之间常发生交叉耐受现象。简而言之，耐受性的定义即连续多次用药后机体对药物的反应性降低。

（四）戒断状态

戒断状态（state of withdrawal）是指因停止使用精神活性物质，或因减少使用剂量，或使用拮抗剂占据受体后出现的特殊心理生理症状群。其机制是由于长期使用精神活性物质，突然停药或减量过快时，会产生与所使用物质的药理作用相反的症状，与种类和剂量有关。

二、流行病学

根据联合国毒品和犯罪问题办公室发布的《2013 年新精神活性物质的挑战》，目前世界上 80 个主要国家中有 70 个出现了新精神活性物质，其中大洋洲 2 个、非洲 7 个、美洲 11 个、亚洲 19 个、欧洲 31 个。部分种类因滥用危害严重而被某些国家列为毒品。新精神活性物质滥用带来了一系列健康和社会问题。目前全球毒品使用人数不断增加，毒品泛滥作为当今世界的重大公害之一，已经引起了国际上的广泛关注。近 10 年吸毒者数量以每年 3%～4%的速度增长。联合国药品与犯罪办公室（United Nations on Drug and Crime，UNODC）2010 年度报告指出，2009 年全球有 1.72 亿～2.50 亿人使用非法药物，其中 1516 万～2113 万人使用阿片类物质，1563 万～2076 万人使用可卡因，1582 万～5050 万人使用冰毒，1158 万～2351 万人使用摇头丸，1.43 亿～1.90 亿人使用大麻，药物依赖者有 1800 万～3800 万人。世界卫生组织（WHO）2009 年的全球健康风险报告指出，药物使用已成为全球疾病负担第 18 位的健康危险因素，在高收入国家是疾病负担第 8 位的健康危险因素。受国际毒潮泛滥的影响，国内毒品问题不断发展蔓延。青少年已成为毒品的主要受害者，青少年吸毒问题越来越严重。至 2009 年 6 月底，全国登记在册的吸毒人员超过 121.8 万人，其中男性显著多于女性，大部分为青少年，约 75%是 25 岁以下的青少年。

在世界范围内，饮酒在部分地区是一种悠久而普遍的风俗习惯，然而过度饮酒所伴发的精神和行为障碍不仅是严重的医学问题，也带来一系列社会问题。近 10 年来，我国酒生产量及消耗量随着经济的飞速发展不断增加。中南大学精神卫生研究所等单位对中国 5 地区饮酒情况的调查（2003）表明：酒精所致精神障碍的男性、女性和总体时点患病率分别为 9.0%、0.2%、5.1%；慢性酒精中毒时点患病率分别为 6.6%、0.2%、3.8%。酒精不仅损害人们的身体健康，还带来一系列社会问题，如慢性酒精中毒与高离婚率、分居率；酒与暴力犯罪（人身攻击、强奸、儿童虐待和凶杀等），等等。

烟草危害也是全球最严重的公共卫生问题之一。烟碱（尼古丁，nicotine）是烟草中的主要生物碱成分，烟碱的作用复杂，同时具有兴奋和抑制作用。世界卫生组织已将烟草依赖定义为一种慢性尼古丁成瘾性疾病，将吸烟列为全球性流行病。据统计，全球目前吸烟人数约有 11 亿，烟草是目前人类健康的最大威胁，每年因吸烟而死亡者高达 500 多万，预计至 2030 年，全球因吸烟导致疾病的死亡人数每年将达到 1000 万。在世界卫生组织 2009 年全球健康风险报告中指出，烟草使用排在全球疾病负担的第 6 位。一些中低收入国家的烟草生产量占全世界总量的 1/3。

中国是世界烟草生产大国和消费大国，我国共有烟民 3.2 亿，烟草危害已成为中国重要的公共卫生问题。每年死于烟草相关疾病的人数为 100 万，占全部死亡人数的 12%，预计 2020 年将上升至 33%，比因艾滋病、结核、交通事故及自杀死亡人数的总和还要高。因此，吸烟造成的危害不仅在中国成为最大的健康负担之一，也是全球性的重要公共卫生问题。

此外，在临床上有着广泛应用的治疗药物，如镇静催眠剂和抗焦虑药物等处方药物，由于使用广泛、品种较多如使用不当极可能造成药物滥用乃至药物依赖，已被列入国际精神药物公约管制范畴内。

三、病因及发病机制

精神活性物质产生的依赖与社会因素、心理因素和生物学因素有着较为密切的关系。它们之间相互交叉、相互影响、互为因果。精神活性物质依赖的产生，是由以下三个因素共同参与而形成的，是一个复杂的过程，不能用单一的模式解释。

（一）社会因素

社会因素包括可获得性、文化背景、社会环境和家庭环境。社会环境决定了药品供应情况，吸毒者常有毒品供应网；家庭因素，如家庭矛盾、单亲家庭、家庭成员间交流差等，而家庭成员犯罪吸毒是吸毒、特别是青少年吸毒的重要危险因素；同伴影响、社会态度影响着物质滥用与依赖的发病率；文化背景、社会环境，社会文化背景决定了某些精神活性物质的可接受性，社会环境在药物滥用的传播和发展中起着非常重要的作用。

（二）心理因素

研究发现吸毒者有明显的人格特征，如适应不良、过度敏感、反社会性，情绪控制较差，被动、依赖、自我中心、易冲动，对外界耐受性差、缺乏有效的防御机制，追求即刻满足等。研究还发现有神经质倾向的个体吸烟率较高，且许多物质滥用与依赖者为未成年人，其心理处于不稳定期，容易受外界各种因素影响。根据行为理论对物质依赖的解释，对于物质依赖者来说，物质可被视为一种行为的强化因子，在不断得到用药快感的同时暂时摆脱了生活中的不愉快事件，减少了焦虑，因此分别获得了正性和负性两方面的学习强化作用。而中断用药所产生的戒断症状带来的痛苦体验与强烈的渴求感，也同样属于另一种负性强化作用，而精神活性物质的正性强化作用和负性强化作用，在依赖的形成中起了重要作用。但目前为止，尚不能确定有特殊容易成瘾倾向的人群存在。

（三）生物因素

现已发现，脑内存在对吗啡有特殊亲和力的吗啡受体，推测药物依赖性的迅速形成可能与外源性吗啡与吗啡受体的结合作用有关。依赖形成后，在中枢神经系统中存在着一系列神经递质、受体等方面的变化。虽然目前，还没有建立起任何一种单一的生物实验模式来解释这些复杂现象。但与机体的中枢神经系统（如多巴胺系统）、代谢速度和遗传因素有关。人们发现了内源性阿片肽及其受体，位于边缘系统的犒赏系统是导致药物依赖的结构基础，而单胺类等神经递质的变化是精神活性物质作用的直接后果。代谢速度不同，对精神活性物质的耐受性就不同，依赖的易感性也不同。家系研究发现，酒精依赖者多有遗传倾向。已证明不同种族的人对某些药物依赖的形成具有显著的遗传性。另外，家系、双生子及寄养子研究均发现，药物滥用的易感性因素是由基因所决定的，可以是将易感性从上一代传至下一代，也可以是直接遗传的酒精或药物依赖易感性，或是通过将反社会人格传给下一代而造成间接的影响。

总之，药物滥用和依赖是上述因素相互作用的结果，药物的存在和药理特性是滥用、依赖的必要条件，但是否成为"瘾君子"，还与个体人格特征、生物易感性有关，而社会文化因素在药物滥用、依赖中起到了诱因作用。

四、精神活性物质的分类

根据精神活性物质的药理特性，分为以下几类：

1. 阿片类 包括天然、人工合成或半合成的阿片类物质，如阿片、吗啡、海洛因、美沙酮等。

2. 中枢神经系统兴奋剂 如咖啡因、苯丙胺、可卡因等。

3. 中枢神经系统抑制剂 如巴比妥类、苯二氮草类等。

4. 致幻剂 吲哚烷基胺类如麦角酸二乙酰胺（LSD）、苯基烷基胺类如北美仙人球毒碱、其他化合物致幻剂如苯环已哌啶（PCP）和肉豆蔻等。

5. 挥发性有机溶剂 如乙醇、甲醇和异丙醇、丙酮、甲苯等。

6. 大麻。

7. 烟草。

五、病程及预后

1. 酒精依赖 慢性酒中毒者大多数初次饮酒的年龄在 13～15 岁，初次出现对酒依赖症状的年龄在 16～22 岁，而 25～40 岁是形成酒依赖问题的密集区。酒依赖一旦形成，会引起一系列的不良反应，从而影响人的正常生活、社会功能。多数患者会进行短暂的戒酒，然后由戒酒状态变为少量饮酒，随后再次出现饮酒问题，周期性循环。饮酒者若形成慢性酒中毒，可能因此而导致心脑血管病、癌症、事故、自杀等情况，并由此导致缩短寿命 10～15 年。

2. 阿片类物质的依赖 一旦不适当地尝试摄入阿片类物质，对阿片类物质的依赖将是不可避免的。病程一般为：尝试使用—形成依赖—短暂戒毒（强迫或自愿）—复吸—重新形成依赖。当依赖形成后，环境因素、使用方式、患者性格特征、阿片类物质的种类等因素将决定患者的病程和预后。

3. 吸烟 我国吸烟人群吸烟的群体有年轻化的趋势，开始吸烟的平均年龄已经降至 19.7 岁。吸烟会导致人体多个器官系统产生疾病，并最终导致个体寿命缩短。我国吸烟的状况如果得不到有效的控制，从现在到 2050 年，将有 1 亿人口因烟草相关疾病而导致死亡，其中一半的死亡年龄将在中年（35～60 岁），即损失 20～25 年的寿命。

第二节　常见精神活性物质所致精神障碍

案例 10-1

杜某，30 岁，汉族，初中文化，无固定职业。自愿入院，病因"8 年间间断吸食海洛因，入院表现腰腿疼痛，流涕、心慌 20 小时"。

初次吸食海洛因为：8 年前某晚随同朋友去酒吧喝酒，出于好奇和朋友的劝诱，将约 0.1g

海洛因放入烟卷吸食。当时症状为，大概 1 分钟后出现头晕、恶心、呕吐等症状。呕吐及恶心感在半小时后逐渐消失，同时腹部出现温暖的感觉并逐渐向全身扩散，同时感到非常放松和舒服，全身暖暖的，自我感觉生活特别美好，世界充满宁静祥和，这种状态持续约半小时后消失。使用海洛因约 1 年后，因经济原因患者曾一度试图自行戒掉海洛因（俗称干戒），却仅仅坚持了 3 天。停用约 7 小时候出现了烦躁、失眠、恶心、大汗、骨头肌肉疼痛等症状，戒断一直未成功。随后的 2 年里，患者每天生活在海洛因的世界里，整日无所事事，睡眠颠倒，白天无精打采，食欲减退且饮食无规律并且脾气变的暴躁，体重减轻，并有便秘、易感冒、发热等表现。10 万元的积蓄也被自己挥霍一空，并变卖了名下一套房产，多次因父母拒绝给钱而对父母大打出手，经常借朋友的钱而无力偿还。

问题：

1. 阿片类物质的戒断反应表现在哪些方面？
2. 阿片类物质所致精神障碍患者的护理措施有哪些？

一、临床表现

（一）酒精所致精神障碍

酒精所导致的精神障碍可分为两大类，即急性酒精中毒和慢性酒精中毒。

1. 急性酒精中毒

（1）单纯性醉酒（simple drunkenness）：又称普通性醉酒，指一次大量饮酒引起的急性酒中毒，临床症状分为三个阶段，①兴奋阶段为酒醉初期，醉酒者的自我控制能力减退，表现为兴奋、言语增多、自制力减弱、易激惹、好发泄、意识清晰度下降等，但记忆力和定向力多保持完整。②麻痹阶段，可出现言语凌乱，继之出现步态不稳、构音不清、嗜睡、昏睡等。③意识障碍阶段，醉酒进一步发展，则出现意识障碍，事后对发作经过大体能回忆，也有部分或完全遗忘。其严重程度与人血液酒精含量及酒精代谢速度有关。

（2）病理性醉酒（pathological drunkenness）：这是一种小量饮酒引起的精神病性发作，指极少数人在一次性少量饮酒后引起的严重精神病理性发作。饮酒后急剧出现环境意识和自我意识障碍，表现为意识模糊、定向力丧失，多伴有片段恐怖性幻觉和被害妄想，临床上表现为高度兴奋，极度紧张惊恐，一般持续时间短暂，由数分钟到数小时，乃至一整天，以酣睡后结束，在清醒后，患者对发作过程不能回忆，事后完全遗忘。病理性醉酒不伴随言语增多，欣快等症状。一般是由于对酒精的耐受性极低，或过度疲劳、长期严重失眠等因素产生的病理性醉酒。

（3）复杂性醉酒（complex drunkenness）：通常在患有脑器质性疾病或患有影响酒精代谢的躯体疾病，如癫痫、脑血管疾病等，在此基础上，患者对酒精的敏感性增高。如果饮酒量稍微超过以往的醉酒量时便会引发急性酒精中毒。通常表现为明显的意识障碍，产生错觉、幻觉、易激惹、攻击和破坏行为，此类发作通常持续数小时，缓解后患者对经过部分或全部遗忘。

2. 慢性酒精中毒依赖综合征　是由长期反复饮酒所引起的对酒渴求的一种特殊心理状态，这种对酒渴求的强迫感，可持续或间断出现，期间停止酒精摄入或快速降低酒精摄入会出现心理和生理上的戒断症状。一般成年人长期饮酒 10 年以上，青少年或女性饮酒 6～7 年甚至更短时间就会形成依赖。

（1）慢性酒精中毒依赖综合征临床特点：①渴求：无法控制对饮酒的渴求。②固定的饮酒方式：患者必须在固定的时间饮酒，以避免或缓解戒断症状。③特征性寻求饮酒行为：饮酒已成为一切活动的中心，以至明显影响工作和正常的家庭、社会活动。④酒耐受性增加：患者为防止生理性戒断症状的发生需要不断增加饮酒量。⑤戒断综合征（withdrawal syndrome）：反复出现，患者一旦减少酒量或延长饮酒间隔，将会出现戒断综合征，通常表现为手、足、四肢和躯干震颤，情绪急躁，易有惊跳反应等症状。戒断症状多发生于清晨，所以，绝大部分患者均在清晨饮酒，这种现象称作“晨饮”。戒断症状是确认酒精依赖的标志。当患者已经伴有“晨饮”习惯，并在减少饮酒量或延长饮酒间隔时，就出现戒断症状，可诊断为酒精依赖。

（2）慢性酒精中毒常见的临床表现：①酒精中毒性幻觉症（alcoholic hallucinosis）：指由于长期饮酒引起的幻觉状态，在突然停止或减少饮酒后，产生大量幻觉。以幻视觉为主，常伴有斥责、诽谤、辱骂和威胁等内容的幻听。有的在意识清晰的状态下出现幻觉，夜间加重，持续时间不定，一般不超过 6 个月。②酒精中毒性妄想症（alcoholic delusiveness）：也称作酒中毒性嫉妒（alcoholic jealousy），患者在意识清晰情况下出现嫉妒妄想与被害妄想，妄想内容多为嫉妒妄想。临床表现常为无端怀疑配偶不忠，或猜忌他人，由此可能出现出现攻击行为，甚至酿成凶杀恶果。酒精中毒性妄想症由于长期饮酒所致，起病缓慢，病程迁延，如长期坚持戒酒，症状可逐渐减轻至恢复。③酒精中毒性脑病（alcoholic encephalopathy）：这是慢性酒精中毒最为严重的精神疾病状态，是长期大量饮酒引起脑器质性损害的结果。临床以谵妄、记忆力缺损、痴呆和人格改变为主要特征，绝大部分患者不能完全恢复正常。

（二）阿片类物质所致精神障碍

阿片类物质包括天然来源的鸦片及其中所含的有效成分，如吗啡、海洛因等，包括阿片（opium）、阿片中提取的生物碱吗啡（morphine）、吗啡衍生物海洛因（heroin），以及人工合成或半合成的化合物，如哌替啶、美沙酮等。阿片类药物除具有强力的镇痛、镇静作用外，还同时具有特殊的改变服用者心情、使其产生强烈快感的作用，并伴有能兴奋呕吐中枢和缩瞳作用；能抑制呼吸、咳嗽中枢及胃肠蠕动，有止泻、扩张皮肤血管、改变内分泌等作用。这些药物是主要的吸毒药品。用于非治疗目的使用，并导致严重公共卫生问题的阿片类物质主要是阿片和海洛因。医疗上使用阿片类的目的主要用于镇痛，但由于其致欣快和抗焦虑作用而被滥用。

1. 阿片类物质依赖 初期阿片类物质摄入时会伴有恶心、呕吐、全身乏力、焦虑等感觉。上述感觉随摄入次数的增加逐渐消退，随后则逐渐显露快感，并成为强化效应而很快产生依赖等一系列症状。海洛因成瘾为常见类型，多为年龄在 19～38 岁的男性。平均吸毒一个月后成瘾，形成依赖后，每 3～6 小时需要重复用药才能维持身体的功能状态，以致耐受性不断增加。成瘾后表现以下症状。

（1）精神症状：情绪低落、消沉、易激惹；服用药物后则情绪高涨、思维活跃。性格变化明显，自私、说谎、诡辩、缺乏责任感。另外还表现为记忆力下降，注意力不集中，主动性及创造性减低，失眠，睡眠质量差，昼夜节律颠倒，智能障碍不明显。

（2）躯体症状：一般营养状况差、食欲丧失、体重下降、便秘、皮肤干燥、性欲减退，男性患者出现阳痿，女性患者出现月经紊乱、闭经。此外，还表现为头晕、冷汗、白细胞升高，血糖降低、体温升高或降低、心悸、心动过速等。

（3）神经系统症状：可见震颤、步态不稳、言语困难、缩瞳、腱反射亢进、龙伯格（Romberg）征阳性等。也可有掌颏反射、吸吮反射、霍夫曼征阳性、感觉过敏。部分患者脑电图轻度异常，β 或 θ 波活动增加。

2. 戒断综合征（abstinence syndrome） 开始表现为哈欠、流涕、流泪、寒战、出汗等，随之陆续出现各种戒断症状，症状严重程度与所用阿片类物质的种类、摄入剂量和用药的持续时间等有关。典型的戒断症状可分为客观体征、主观症状两大类：①客观体征包括血压升高、体温升高、脉搏增加、鸡皮疙瘩、瞳孔放大、流涕、呕吐、腹泻、震颤、失眠等；②主观症状包括如发冷、发热、恶心、腹痛、肌肉疼痛、骨头疼痛、疲乏、无力、喷嚏、不安、食欲差、强烈渴求药物与觅药行为等。短效药物，如海洛因，戒断症状一般在停药后 8～12 小时出现，48～72 小时达戒断症状最重，一般持续 7～10 天后明显减轻或消失。长效药物，如美沙酮戒断症状出现在停药后 1～3 天，停药 3～8 天戒断症状最重，症状一般持续数周。在戒断反应期间，患者可出现强烈渴求和自主性行为，如抱怨、恳求、不择手段的觅药行为。

3. 过量中毒　过量中毒者，多有意识不清，严重者会深度昏迷，甚至因休克、肺炎、呼吸衰竭导致死亡。一般表现为肌肉松弛，呼吸极慢，体温、血压下降，瞳孔呈针尖样，当缺氧严重时瞳孔可扩大，对光反射消失。

4. 并发症　一般表现为营养不良、便秘和感染性疾病等。静脉注射阿片类物质引起的并发症多而严重，如肝炎、肺炎、细菌性心内膜炎、皮肤脓肿、蜂窝织炎、血栓性静脉炎、败血症、梅毒、艾滋病等。

5. 复吸　是依赖者在经历主动或被动的躯体脱毒后重新开始吸毒的行为，往往发生在脱毒后1～2周。调查显示半年复吸率高达95%，故依赖者的吸毒模式为吸毒—脱毒—复吸—再脱毒—再复吸这样反复循环、不断加重的有害模式。

（三）镇静催眠药物和抗焦虑药物所致精神障碍

镇静催眠药物主要分为巴比妥类药物和苯二氮䓬类药物两类。长期大量服用会引起人格改变和智能障碍。巴比妥类是较早的镇静催眠药，可分为超短效、短效、中效和长效药物。其中短效和中效巴比妥类药物易产生依赖，同时具有快速耐受性，依赖性与耐受性平行发生。摄入小剂量巴比妥类药物时可抑制大脑皮层，产生镇静催眠作用；较大剂量时会使人感觉迟钝，活动减少，产生困倦感；达到中毒剂量可导致昏迷，甚至死亡。人体对巴比妥类药物耐受性发生较快。目前认为是因为巴比妥类可增加微粒体酶的活性，使其对巴比妥类的代谢增加，此外，中枢神经系统对此类药物的适应性增加，也是耐受性发生的机制之一。巴比妥类药物与酒精和麻醉剂均有交叉耐受性。苯二氮䓬类药物的主要作用是抗焦虑、松弛肌肉、催眠等。此类药物安全性好，摄入过量时也较少发生生命危险，近年来，在使用范围上有取代巴比妥类药物的趋向。

1. 药物依赖　长期服用巴比妥类药物者智能障碍不明显，但有一定程度的人格改变。人格改变主要表现为丧失进取心，对家庭、社会失去责任感，患者变得孤僻、意志消沉、自私、严重的戒断症状。智能障碍表现为患者创造能力和主动性降低，记忆力下降，注意力不集中，计算力和理解力下降。躯体可出现消瘦、乏力、食欲低下、胃肠功能不良，常伴有药物中毒性肝炎、皮肤无光泽、面色灰暗、多汗、性功能低下。神经系统可见舌、手震颤，腱反射亢进，踝阵挛，锥体束征阳性等。长期服用苯二氮䓬类药物可出现慢性中毒症状，表现为消瘦、疲乏无力、面色苍白、性功能下降、失眠、焦虑不安等。对苯二氮䓬类药物依赖的患者可在停药1～3天后出现戒断症状，表现为焦虑、失眠、易激惹、欣快、兴奋、震颤、感觉过敏、人格解体、幻觉、妄想、癫痫，甚至出现谵妄状态。其表现和巴比妥类戒断症状相似，但严重的戒断症状较少见。

2. 精神症状　巴比妥类药物依赖的患者，在周期性大量服药时可产生急性精神症状。典型表现是意识障碍和轻躁狂状态。意识障碍可表现为躁动不安、出走，或复杂的意识蒙眬状态，一般历时短暂，可持续数小时至数天。巴比妥类药物所致的轻躁狂常表现为易疲劳、欣快，但无音联、意联。长期大量服用的慢性中毒者均可出现人格改变和智能障碍。人格改变主要表现为丧失进取心，对家庭和社会失去责任感。对患者而言，找药服用已成为他生活的核心内容。

3. 戒断综合征　依赖剂量越大，戒断症状越重。一般在停药1～3天后出现。轻者全身不适、虚弱无力、失眠、心慌、眩晕等。重者出现全身肌肉抽搐，甚至出现大小便失禁、癫痫大发作、意识障碍、幻觉、兴奋、冲动、类精神分裂症症状等。一般持续2～3周后恢复正常。

4. 过量中毒　在周期性大量服药或一次大量服用巴比妥类药物可引起中毒，典型表现为躁动不安、出走，或复杂的意识蒙眬状态和轻躁狂状态，伴有震颤、吐字不清、步态不稳等，严重者可死亡。

（四）中枢神经系统兴奋剂所致精神障碍

中枢神经系统兴奋剂（psychostimulant）又称精神兴奋剂，包括咖啡和茶中含有的咖啡因、可卡因、苯丙胺等。但引起普遍关注的主要是苯丙胺类药物和可卡因，其中苯丙胺类药物在我国的滥用有增长的趋势，以下主要讨论苯丙胺类药物和可卡因两类精神兴奋剂的问题。

1. 分类

（1）苯丙胺类兴奋剂（amphetamine-type stimulants，ATS）：指苯丙胺及其同类化合物，包括苯丙胺（安非他明，amphetamine）、甲基苯丙胺（冰毒，methamphetamine）、3,4-亚甲二氧基甲基安非他明（MDMA，ecstasy，摇头丸）、麻黄碱（ephedrine）、芬氟拉明（fenfluramine）、哌甲酯（利他林，methylphenidate）、匹莫林（pemoline）、伪麻黄碱（pseudoephedrine）等。ATS 在医疗上主要用于减肥（如芬氟拉明）、儿童多动症（如利他灵、匹莫林、苯丙胺等）和发作性睡眠障碍（如苯丙胺）的治疗。非法兴奋剂如甲基苯丙胺、3,4-亚甲二氧基甲基安非他明等，导致一系列不良的社会后果。

（2）可卡因：属于中枢兴奋剂和欣快剂，有皮下注射和鼻吸两种摄入方法。可卡因的主要作用机制是抑制儿茶酚胺的回收及分解，抑制去甲肾上腺素和多巴胺的回收，随之产生强烈的中枢兴奋作用和欣快感。可卡因的摄入可引起心率加快、血压增高、呕吐等。摄入小剂量时可以协调运动性活动，随着剂量增加则会出现不良反应，如出现震颤，甚至肌强直性抽搐。

2. 临床表现

（1）引起中枢神经兴奋：使用后，减少嗜睡和疲劳感，并有致欣快作用。静脉使用后，使用者很快出现头脑活跃、精力充沛，能力感增强，可体验到腾云驾雾感或全身电流传导般的快感。用药数小时后，会出现全身乏力、倦怠、精神压抑、沮丧而进入苯丙胺沮丧期（amphetamine blues）。以上正性和负性体验使得使用者陷入反复使用的恶性循环，是形成精神依赖的重要原因之一。一般认为，ATS 较难产生躯体依赖而更容易产生精神依赖。

（2）过量中毒：急性中毒主要表现为中枢神经系统和交感神经系统的兴奋症状，出现欣快、兴奋、敏感多疑、过分警觉、焦虑、夸大等状态。急性中毒可分为临床轻度中毒、中度中毒、重度中毒三种程度。①轻度表现为瞳孔扩大、血压升高、呼吸困难、震颤、头痛、兴奋躁动等症状。②中度时会出现精神错乱、谵妄、幻视、幻听、被害妄想等精神症状。③严重时可出现呼吸抑制、痉挛、高热、出血或凝血、甚至抽搐、昏迷死亡。

（3）长期使用：可出现“苯丙胺性精神病”，可能出现分裂样精神障碍，表现为幻觉、感觉过敏、牵连观念、被害妄想等类似偏执型分裂症的症状。躁狂-抑郁状态、焦虑状态、认知功能损害、人格和现实解体症状，甚至出现明显的暴力、伤害和杀人犯罪倾向。

二、诊断要点

精神活性物质成瘾及其所致精神障碍的诊断，应先按照精神活性物质所致精神障碍的诊断标准进行诊断；随后的主要依据是确定的毒品摄入史，并有理由断定其精神障碍是由精神活性物质摄入或戒断所引起。

（一）精神活性物质所致精神障碍诊断标准

CCMD-3 中关于精神活性物质所致精神障碍的诊断标准如下：

1. 症状标准

（1）有精神活性物质进入体内的证据，并有理由推断精神障碍系由该物质所致。

（2）出现躯体或心理症状，如戒断综合征、中毒、精神病性症状、情感障碍、残留性或迟发性精神障碍等。

2. 严重标准 社会功能受损。

3. 病程标准 除残留性或迟发性精神障碍之外，精神障碍发生在精神活性物质直接效应所能达到的合理期限之内。

4. 排除标准 排除精神活性物质诱发的其他精神障碍。

（二）依赖综合征的诊断标准

CCMD-3 中关于精神活性物质所致精神障碍-依赖综合征的诊断标准如下：

1. 症状标准　有反复使用某种精神活性物质的历史，并至少有下列情况中的两项：

（1）有使用某种瘾药的强烈欲望。

（2）对使用瘾药的开始、结束，或剂量的自控能力下降。

（3）明知该瘾药有害，但仍应用，主观希望停用或减少使用，但总是失败。

（4）对该瘾药的耐受性增高。

（5）使用瘾药时体验到快感或必须用同一瘾药才能消除因停用瘾药而导致的戒断反应。

（6）因减少或停用瘾药后而出现了戒断症状。

（7）为了使用该瘾药可以放弃其他活动或爱好。

2. 严重标准　社会功能受损。

3. 病程标准　在近一年的某段时间内符合症状标准。

4. 排除标准　排除精神活性物质诱发的其他精神障碍。

（三）戒断综合征的诊断标准

CCMD-3 中关于精神活性物质所致精神障碍-戒断综合征的诊断标准如下：

1. 症状标准

（1）有使用某种精神活性物质依赖史，并因停用或少用该物质后，而出现至少下列三项精神症状：意识障碍；注意力不集中；内感性不适；幻觉或错觉；妄想；记忆减退；判断力减退；情绪改变，如坐立不安、焦虑、抑郁、易激惹、情感脆弱；精神运动性兴奋或抑制；不能忍受挫折或打击；睡眠障碍，如失眠；人格改变。

（2）因停用或减少该物质后，而出现至少下列两项躯体症状或体征：寒战、体温升高；出汗、心率过速或过缓；手颤加重；流泪、流涕、打哈欠；瞳孔扩大或缩小；全身疼痛；恶心、呕吐、厌食，或食欲增加；腹痛、腹泻；粗大震颤或抽搐。

2. 严重标准　症状及严重程度与所用物质种类和剂量有关，再次使用可缓解症状。

3. 病程标准　起病和病程在时间上均与停用或减少精神活性物质有密切关系。

4. 排除标准

（1）排除单纯的后遗效应。

（2）排除其他精神障碍，因某些精神障碍（如焦虑、抑郁障碍）也可引起与戒断综合征相似的症状。

三、治疗与预防

（一）治疗原则

1. 脱毒治疗原则　脱毒（detoxification）指解除体内的毒性物质，预防因突然停药可能导致躯体损害的过程。其是整个治疗计划的第一步，由于患者对于精神活性物质的强烈渴求，阿片类的脱毒治疗必须在封闭的环境中进行，治疗期间应杜绝一切成瘾物质或酒的来源。

2. 综合性治疗及个体化治疗原则　制订治疗方案。治疗精神活性物质所致精神障碍需应用全程综合性治疗，包括药物治疗、防止复发治疗、心理治疗、康复治疗等。此外，根据患者的具体情况还要制订具体的个体治疗方案。

3. 社会干预原则　除对以上治疗方法外，要争取得到社会的支持，加强社会干预，改善环境，消除各种不良因素对防止复发治疗也非常关键，以上措施可加强脱毒者的康复，预防复发。

4. 对症治疗原则　根据患者自身情况，有针对性地制订个体化治疗方案。

（二）酒精所致精神障碍的治疗要点

对于酒精所致精神障碍，尤其是慢性酒精中毒的治疗，除轻症外，多于住院后采取综合性疗法。

1. 戒酒　首先要保证断绝酒的来源。戒酒是治疗能否成功的关键，应根据患者酒精依赖和中毒的严重程度灵活控制戒酒进度，轻者可尝试一次性戒酒，对严重患者可采用递减法逐渐戒酒，以避免出现严重的戒断症状甚至危及生命。在戒酒过程中，无论一次或分次戒酒，临床上均要密切观察与监护，戒酒开始的第 1 周尤为重要，特别注意患者的意识状态、定向力、生命体征，如体温、脉搏、血压等。及时处理可能发生的戒断反应，也可采用戒酒硫（disulfiram），在最后一次饮酒后 24 小时服用，连用 1～3 周，进行巩固治疗，服用戒酒硫后再饮酒会产生恶心、呕吐、心悸、焦虑、脸红等“酒精红晕”，有心血管疾病、躯体功能较差者禁用。成熟的戒酒药物目前尚未被研发，临床上虽已在试用纳洛酮和纳曲酮（naltrexone），但仍需进一步积累资料。

2. 对症治疗　对慢性酒中毒患者均应首先立即肌内注射维生素 B_1，补充可能存在的维生素 B_1 缺乏。针对患者出现的焦虑、紧张和失眠症状等戒断症状，可用抗焦虑药，如地西泮（安定）、氯硝西泮、阿普唑仑等对症处理。若患者出现明显的兴奋躁动、幻觉妄想等，可给予小剂量抗精神病药，如氯丙嗪、氟哌啶醇肌内注射或口服治疗。对情绪抑郁者，可用抗抑郁药物治疗。

3. 支持治疗　患者一般都有神经系统损害，同时躯体营养状态较差，可给予神经营养剂，同时补充大量维生素，尤其是 B 族维生素。注意改善患者的营养状态，纠正代谢紊乱，维持水电解质平衡。对合并有胃炎和肝功能异常的患者，应对症治疗，一般常规使用治疗胃炎药和保肝药物。

4. 急性酒中毒的治疗　与其他中枢神经抑制剂中毒的抢救原则基本相同，急性酒中毒治疗，主要包括催吐、洗胃、加强代谢、维持生命体征等措施。

5. 心理治疗　临床实践证明，当戒酒治疗结束，患者回归社会后，行为疗法对帮助患者戒酒有一定的作用，有助于避免复发。改善环境、促进职业康复、支持心理治疗、认知心理治疗等也有助于戒酒和预防复发。

（三）阿片类物质所致精神障碍的治疗要点

1. 过量中毒的处理　阿片类物质急性过量中毒，重者可出现呼吸抑制，因此首先保证足够的肺通气，必要时气管插管、气管切开或使用呼吸机。其次，给予缓慢静脉注射纳洛酮，剂量 0.8mg/70kg 体重，疗效迅速出现，表现为呼吸增快、瞳孔扩大。必要时可 2～3 小时后重复给药。

2. 脱毒治疗　脱毒（detoxification）指解除体内的毒性物质，阿片类的脱毒治疗一般在封闭环境中进行。阿片类的脱毒治疗是指通过躯体治疗来减轻戒断症状，预防因突然减小或停药可能导致躯体健康问题的过程。

（1）替代治疗：理论基础是利用与毒品有相似作用的药物来替代毒品，用以减轻患者戒断症状的严重程度，随后在一定的时间（14～21 天）内逐渐减少替代药物摄入，最后停用。目前常用的替代药物如美沙酮和丁丙诺啡。美沙酮属于 μ 受体激动剂，是合成的阿片类镇痛药，可产生吗啡样效应。丁丙诺啡是 μ 受体半激动剂，其优点是每日使用一次即可；戒断症状较轻。根据患者的情况不同确定使用剂量，首日剂量美沙酮为 30～60mg，丁丙诺啡为 0.9～2.1mg，随后的 14～21 天内，根据患者的躯体反应逐渐减量，直至完全停用。原则是先快后慢，只减不加，限时减完。

（2）非替代治疗：可乐定（clonidine）或苯胺咪唑啉，为 α_2 肾上腺素能受体激动剂，能抑制成瘾物质的戒断症状，但目前无法证据它能抑制复发。它们主要用于脱毒治疗的辅助治疗，可以抑制停止使用美沙酮后后出现的呕吐、厌食、心动过速等症状。开始剂量为 0.1～0.3mg，每日 3 次，常见不良反应为低血压、口干和思睡，剂量必须个体化。此外还可用中草药、针灸、镇静催眠药、莨菪碱类进行治疗。

3. 对症支持治疗

（1）精神症状对症处理：用抗精神病药治疗幻觉、妄想。对有失眠、焦虑等情绪反应可用苯二氮䓬类药物或三环类药物等。对兴奋躁动、抽搐症状，可用地西泮 10～20mg 静脉注射，或适当使用抗精神病药物，如氟哌啶醇、奋乃静等。

（2）营养支持治疗：可用能量合剂促进大脑细胞代谢，同时加强营养和补充各种维生素（B 族维生素、维生素 C、烟酸等）。

4. 预防复吸　脱毒治疗是全面戒毒的开端，而不是终结。据统计在治疗后 6 个月之内，出现的复发率高达 80%～90%，即使经过了系统正规的脱毒治疗，个体生理功能在 6 个月之内并未完全恢复常态。在脱毒治疗结束后，可使用一种阿片受体拮抗剂纳曲酮，作为精神活性物质依赖者脱毒后预防复吸的一种药物以减少心理渴求与复吸的可能性。

5. 康复治疗　应从四个方面社会和心理两方面包括认知行为治疗、团体治疗、家庭治疗、社区治疗对脱毒者进行综合康复治疗，通过对患者不吸毒行为进行奖励强化，提高患者社会技能和生活水平，鼓励患者之间相互监督、相互支持，改变环境，断绝毒品来源，改善家庭成员间的不良关系，改善患者的生活方式等手段，坚持长期社会心理干预和心理康复治疗才能降低复吸率。

（四）镇静催眠药物及抗焦虑药物所致精神障碍的治疗要点

1. 急性中毒抢救　主要巴比妥类药物中毒抢救的主要手段包括催吐、洗胃、加强代谢、维持生命体征等措施。氟马西尼（安易醒）可用于解救对地西泮类药物过量中毒的患者，效果显著。

2. 戒药治疗　应采用逐渐减量法。巴比妥类药物依赖的治疗要充分注意，脱瘾时减量要缓慢。可采取逐渐减少剂量，或用长效制剂来替代，如苯二氮䓬类药物依赖可换用地西泮或氯硝西泮来替代，之后再逐渐减少长效制剂的剂量。在 2～4 周或更长时间撤完。对症处理减药过程中常见失眠、焦虑、抑郁等症状。

（五）中枢神经系统兴奋剂所致精神障碍的治疗要点

与海洛因、大麻等毒品不同，虽然 ATS 滥用同样可以产生精神依赖，但在突然减量或停吸后一般不会产生严重的躯体戒断症状。因此对于 ATS 的戒断及毒性症状，只需对症处理。

1. 精神症状的治疗　ATS 过量者可出现急性精神障碍症状，一般选用氟哌啶醇进行对症状严重者的治疗，因氟哌啶醇是 D_2 受体阻断剂，能特异性阻断 ATS 的中枢神经系统作用，一般采用肌内注射 2～5mg 进行治疗，可视病情轻重调整剂量。此外，地西泮等苯二氮䓬类药物也能起到良好的镇静作用。

2. 躯体症状的治疗　服用 ATS 可导致冠状动脉痉挛，这是引起心肌缺血和心肌梗死最常见的原因。目前临床上应用钙通道阻滞剂如硝苯地平缓解痉挛，改善心肌缺血。摄入冰毒所引起的心血管症状可用抗高血压药物（β-受体阻断剂）来缓解。当出现高血压危象时可用酚妥拉明。可通过补充足量液体，维持水、电解质平衡，利尿、促进排泄等方式，来缓解患者出现的高热、代谢性酸中毒和肌痉挛症状。

恶性高热和高乳酸血症及最终出现的循环衰竭或休克是多数中毒患者死亡的原因，恶性高热是由于骨骼肌代谢亢进所致，可用物理降温的方式对中毒者进行降温，肌肉松弛也是控制高体温的有效办法，可用肌肉松弛剂琥珀酰胆碱或静脉缓慢注射硫喷妥钠（thiopental sodium）0.1～0.2g，并注意呼吸和肌肉松弛情况。地西泮可控制痉挛发作。

第三节　精神活性物质所致精神障碍患者的护理

案例 10-2

谢某，男，49 岁，无业，离婚，汉族，无固定职业。开始少量间断饮酒，饮酒后尚能坚持生活及工作，近 5 年饮酒量逐渐加大，日饮酒 500ml 以上，经常空腹饮酒无节制，想起来就喝两口，家属劝阻后偷饮，不饮酒后双手震颤，走路不稳，多次戒酒后复饮，酒后出现脾气暴躁，易激怒，骂人胡语，酒后看到窗外楼房忽大忽小，家中凳子、桌子在移动，凭空闻及人、动物等声音，不能正常工作，生活懒散。好转出院后患者继续饮酒，近日患者病情再次复发，冲动、骂人、行为怪异。患者既往酒精肝、胆囊炎病史并眼底黄染，昨日酒后在家中打骂其母亲、摔砸家具，家人无法管理。故于今日送入我院，本次发病以来饮食差、二便不规律、不睡觉，由家属再次送入院治疗。诊断：酒精所致精神障碍。

问题：

1. 对于此患者，如何进行日常护理？
2. 如何确保患者的安全？

一、护理评估

虽然每一种物质滥用或依赖都有其各自的特征，但是所有的物质滥用或依赖者身上仍然有着共同点，可以进行归纳和总结。医护人员可通过观察、会谈、躯体和精神检查等方法对患者有关的健康资料进行收集并予以评估。

1. 主观资料 对酒精依赖者，评估方法一般是了解其饮酒种类、饮酒量、每日饮酒次数；是否为无节制性饮酒或规律性饮酒；有无晨饮及周期性饮酒的习惯；观察其是否存在兴奋躁动、情绪抑郁、冲动、毁物、伤人、妄想、幻觉、意识障碍、定向力障碍等表现；有无戒断综合征的表现。

对阿片类物质依赖者，评估方法一般是了解其服用阿片物质的种类、方式、持续时间、开始剂量及目前剂量有无变化；是否有兴奋、躁动、焦虑、烦躁、自伤、自杀及戒断综合征等表现。

2. 客观资料 评估患者的一般状况、体格检查及精神状态。

3. 相关因素

（1）对酒精依赖者，了解依赖者近期有无负性生活事件。

（2）是否经受了挫折与失败。

（3）同时了解依赖者饮酒的目的，是否是为了减轻心理压力，或是为了缓解抑郁心境。

（4）了解依赖者的生活状态，比如是否终日沉溺饮酒；是否丧失了对家庭和社会的责任和义务；有无因饮酒而产生负罪感、自卑感及自我放纵等；依赖者家庭成员有无嗜酒史；家庭成员对患者的态度，是否能为依赖者提供有效的支持等。对阿片类物质依赖者，评估其服用阿片类物质的原因，如是否因好奇心驱使，追求刺激或者是受到家庭成员、朋友的影响；还是由于心理压力大，经受失败与挫折或因疾病需要，使用阿片类物质后产生依赖而引起的。此外，还需要评估患者家属是否有物质滥用史等。

二、护理诊断/问题

1. 有暴力行为的危险 与兴奋躁动及幻觉、妄想、恐慌的焦虑、定向障碍等有关。表现为对自己或对他人有暴力行为。一般是由于酒精中毒或酒精致戒断反应续发中枢神经系统兴奋所引起。

2. 家庭应对无效 与患者嗜酒后和成员关系紧张、导致家庭系统功能不良，如婚姻问题，不负责任、赌博等对家人的压力。

3. 角色紊乱 自我概念紊乱，低自尊。缺乏正向反馈，常感受到失败等，一般与患者嗜酒后不能承担角色责任有关。

4. 营养失调：低于机体需要量 与饮酒后进食过少或由于慢性酒依赖而造成吸收不良有关。

5. 生活自理缺陷 与酒精中毒性痴呆有关。

6. 自尊紊乱 与负性认知有关，比如社会行为、社会价值不被接受；物质依赖行为使依赖者与重要关系人疏远，进一步增加患者的隔离感——低自尊。

7. 社交障碍 与药瘾患者严重中毒引起的精神症状有关。

三、护 理 目 标

1. 患者住院期间能纠正不良的认知，改善患者的营养状况，缓解焦虑情绪状态。

2. 患者能有效处理和控制自己的情绪和行为，不再发生自伤或伤人和毁物的行为。

3. 患者能逐渐承担家庭、社会责任，与他人建立信赖感，逐渐改善与家人的关系。

4. 患者能摄取足够的营养，保证机体水、电解质的平衡。

5. 患者能认清并接受自己的成瘾是个问题，并自觉控制觅酒及觅药行为。

6. 将物质滥用患者的护理目标分期，有助于患者清楚地知道自己的行为责任，且依赖性格的人常把行为的责任转移到别人身上。把目标清楚地写在双方制订的契约上，并且让患者和护理人员分别签上名字，一式两份，将有助于增强患者的遵从。

四、护 理 措 施

（一）基础护理

依赖者经常由于应用过量、戒断反应、中毒反应等出现较多的躯体问题，具体表现如包括营养不良、水和电解质紊乱、感染或器官损害等问题，因而常常不能料理个人生活或需人协助料理，所以良好的基础护理十分重要。

1. 建立良好的护患关系 要从关心患者、尊重患者、认真对待患者做起，建立良好的护患关系有助于基础护理的实施。善于与患者交流，保持有效的沟通。还要时刻细心观察，及时发现问题并妥善处理。

2. 生活护理 包括饮食护理、睡眠护理、个人卫生护理三方面。

（1）饮食护理：患者每餐的进食情况护理人员细心的观察，建议给予易消化、营养丰富的饮食，一般以流质或半流质为宜，同时鼓励患者多饮水。对于严重呕吐无法自行进食的患者，由护理人员协助喂食，必要时通过鼻饲或静脉的方式给予营养支持。整洁、舒适的进餐环境也是重要环节。在病情许可的情况下，保证营养的同时，尽量提供患者喜爱吃的食物，并嘱咐患者细嚼慢咽，防止噎食。

（2）睡眠护理：精神活性物质依赖者在戒断后大多存在顽固性失眠，如处理不及时，依赖者的注意力就会集中在躯体的不适感上，容易诱发复吸或有可能对镇静催眠药物产生依赖。在药物调整基础上，要减少依赖者的卧床时间，可以通过鼓励患者白天多参与各种工娱活动等方式来达到；改善睡眠的环境和质量，保证患者睡前不太饿或太饱，不宜大量饮水；尤其注意，避免患者在睡前做剧烈运动、过度兴奋或其他刺激，尽量放松心情；睡前用温水洗澡或泡脚，注意足部保暖等，帮助其入睡，并严密观察记录患者的睡眠时间。

（3）个人卫生护理：做好晨晚间护理，保持床单位整洁、干燥，防止压疮。戒毒患者在戒断期间对疼痛异常敏感，护理人员在进行日常护理时应注意做到操作尽量轻柔，尽可能少碰触患者皮肤，减少给患者带来的疼痛。同时要加强口腔护理、排泄护理。有些患者会出现奇痒难忍等症状，对此，除给予药物缓解外，护理人员更应多给予心理支持，鼓励患者在精神上坚定治疗的信心。

（二）安全护理

1. 评估可能受伤的因素 观察和了解患者对自己和他人有无暴力行为或是否产生自杀观念，以及此类行为出现的频率和强度，尽量减少并及时去除潜在的危险因素。

对于患有精神症状的患者，护理人员在与患者沟通时，必须以平静、理解的态度给予保证及介绍环境，让患者感受产生安全感，以减轻患者恐惧情绪。对于此类患者，需要根据病情，设立专人护理，同时给予隔离或保护性约束，防止患者自伤或伤人。

2. 严密观察 ①密切观察患者的体征，如体温、脉搏、呼吸、血压的变化等，以及意识状态、皮肤黏膜情况。②患者入院3～5天后，大多数会处于戒断反应严重期，很多患者难以自己克制生理上的痛苦和心理上的依赖，会出现要求提前出院，或想逃跑的行为。因此要密切关注他们言谈举止，通过观察、分析来掌握患者的心理活动，保证患者的安全。③发现异常情况时立即报告医师，同时做好抢救准备。④在护理过程中接触患者时，也应注意方式方法，既要坚持原则，又要正确疏导，避免发生直接冲突。

3. 加强安全护理 ①将患者安置于工作人员的视线内活动，定时巡视，必要时专人陪护。②对有意识障碍、烦躁不安、躁狂状态的患者，必要时安置在重症室，设立专人重点监护，时刻注意，防止其摔伤、坠床，必要时给予约束，并做好约束部位的护理。③对抑郁状态的患者应避免其单独活动，将其活动范围置于护理人员的视线范围内。④患者癫痫大发作时要注意防止其舌咬伤、下颌脱臼，防止骨折和摔伤等情况出现。⑤护理人员要对患者随身所携带的物品进行严格检查，以防患者将酒、毒品、催眠镇静药物夹带入病区，从而保证脱瘾治疗的效果和安全。⑥时刻提高警惕，及时处理异常情况，防止意外发生。

（三）对症护理

1. 过量中毒护理 首先要确认精神障碍是何种药物所致，再给予适当的处理方法，如催吐、洗胃、给予拮抗剂等。时刻注意观察患者的生命体征是否有变化，维持患者体内水、电解质及能量代谢的平衡。保持呼吸道通畅，预防并发症。

2. 戒断症状护理 对处于戒断反应的患者，应密切观察其戒断症状的出现，可适时用药，用以减轻患者的痛苦。患者在戒断反应期间应避免剧烈活动，尽量卧床休息，减少体力消耗，站立时要轻缓，不应突然改变体位。

3. 用药护理 在逐渐减药过程中，患者可能出现各种不良反应，在护理过程中要认真观察，时刻注意患者的各种不良反应，及时配合医生做好危重患者的抢救和护理工作，同时在病房内备好抢救药品及器材。

4. 躯体并发症护理 精神活性物质依赖患者多患有心血管疾病、肝功能异常、消化系统、神经系统损害及传染性疾病等不同类型的躯体疾病。除做好生活护理外，对患有心血管系统疾病的患者，在护理时要密切监测患者的血压、脉搏。对肝功能异常及其他消化系统疾患的患者，要从患者的饮食上进行调整，减少刺激性食物的使用，避免其对消化系统造成进一步损害。对神经系统存在不同程度损害的患者，一般症状如手指颤抖、共济失调等，护理时应加强照顾，防止患者发生跌倒或其他意外。对于患有传染性疾病的患者，应注意护理中要严格按照无菌规程操作，防止交叉感染。

（四）心理护理

1. 入院阶段 精神活性物质所致精神障碍的患者可能出现各种生理和心理反应，具体可能表现为焦虑、恐惧、孤独感、消极心理、易激惹等反应。首先应根据患者的年龄、文化、社会背景及人格改变的特点，为每个患者制订相应的心理护理策略。通过心理护理，帮助患者尽快适应环境和入院后的生活方式。其次，护理中对患者要有足够的耐心、尊重和关心，做好安慰劝导工作，有益于患者配合治疗和护理。护患双方，建立良好的治疗性护患关系，通过鼓励患者表达自己的想法和需要，以减轻患者的焦虑、恐惧和抑郁等心境障碍的程度。在精神上帮助患者树立战胜疾病的信心，调动其戒除成瘾物质的心理动力，以促进疾病康复。

2. 治疗阶段 帮助患者了解自己疾病的原因、临床表现、进展情况、预后，以及治疗、护理、预防的方法，解除其紧张和顾虑。矫正患者的不良行为，如严加防范患者的觅酒或觅药行为。鼓励并组织患者参加有益的活动，如各种工娱治疗，绘画、编织、运动、下棋、音乐等，通过各种活动，不但可以加强患者的沟通能力，还可以使患者之间进行互相的鼓励和沟通，以转移对物质的渴求心理。开展集体心理治疗活动，如可以请戒除成瘾物质成功的人用现身说法的方式进行宣传教育等。让患者意识到成瘾物质对个人、家庭、社会造成的危害，鼓励患者树立信心，调动其主观能动性。

3. 康复阶段　了解患者知识缺乏的程度及其相关因素，同时了解患者的特长、兴趣爱好和认知能力，根据每个患者的不同情况，制订相应的活动计划和健康教育目标。协助和指导患者运用更科学有效的应对方式来对待和处理存在的心理问题。帮助患者以积极的态度看待自己，让患者改变对自己负向的评价，重新认识自己，提高患者自尊。

（1）加强临床基础护理：在戒断治疗初期，患者往往伴有严重的戒断症状，多数患者呈生活不能自理的状态。护士应给患者创造清洁、舒适的治疗环境，并及时提供各种帮助，加强口腔、皮肤护理，以及饮食、睡眠、排泄护理等基础护理。保证患者的衣物、被单污染后要能够及时更换，防止并发症的发生等。

（2）做好安全护理：严格执行安全管理和规章制度，决不迁就患者的觅药及觅酒行为。防止阿片类精神活性物质非法流入病房。对酒精依赖者，要求其家属给予全力配合，不偷带酒进入病房。对自己或他人有暴力、冲动行为的患者，应实行隔离管理，工作人员应定期巡视病房，减少和消除潜在的危险因素。

（3）心理护理：护理中，通过对患者足够的耐心、尊重和关心，来建立良好的护患关系，给予患者必要的心理支持。加强认知干预，并指导其进行有效的情绪调控，帮助患者树立戒酒、戒药的信心，鼓励患者参加自己喜欢的活动，如打球、下棋、看电视等各种文娱活动，以转移其对物质的渴求，鼓励患者充分表达自己的想法和需要，给予其发泄情感的机会，以减轻其焦虑、恐惧的情绪状态。使患者逐渐重获对生活的控制力。

（4）对于滥用者中毒症状较重、一次过量饮酒或用药症状持续存在而导致的急性中毒时，可给予催吐或洗胃，以减轻中毒症状，此时护士应严格观察患者生命体征的变化，若发现异常情况应立即报告医生，并做好抢救准备。

（5）在康复期间，积极向患者宣传精神活性药物的滥用会对自身的身体、家庭及社会造成的巨大危害，同时也要积极争取患者家庭、社会的关心与监督，帮助患者改善家庭关系，重新建立良好的社会关系，以保证切断其瘾药来源和与供药者的来往，以巩固疗效。

五、护理评价

1. 患者方面　对患者进行疾病知识宣教，组织患者小组讨论，让患者能够意识到成瘾物质滥用对患者身体和心理造成的危害，以及给家庭和社会带来的严重后果。让患者了解导致复吸的高危因素有哪些，并能够掌握处理和解决问题的方法。如让患者脱离与以往滥用成瘾物质有关的环境因素等，如与其相关的人、地点、事情等，从外因上最大限度降低那些容易触发渴求进而有可能导致复吸的刺激。帮助患者培养良好的兴趣爱好，学习新技能，指导患者不再以摄入成瘾物质为手段来减轻压力，使得患者能够建立正确的价值观念和社交关系。鼓励和帮助患者逐渐的能自我料理个人生活，并制订相关计划对患者进行生活能力的教育、培养和康复训练。

2. 家属方面　良好的家庭环境，是康复的重要因素。改善依赖者与家庭成员的关系，使其对药物依赖者能够提供可靠的支持对后期康复非常重要，可以利用各种方式，如媒体或开展对疾病知识宣教，使家属认识自己教育和沟通方式上的问题和缺陷，以免依赖者对家属行为反感。强化家庭功能，有助于减少患者产生偏差行为的可能。帮助家属树立信心，由良好的家庭环境来帮助患者克服和共渡精神和躯体依赖的难关，从而矫正不良行为。

六、健康指导

1. 加强精神卫生宣传工作，其中主要是对精神活性物质如烟酒与成瘾药物等的卫生宣传，对有成瘾性的药物如抗焦虑药物的成瘾性要提高警惕。在戒烟和文明饮酒、不酗酒方面要加强宣传。向物质成瘾者提供有益于戒断成瘾性物质的资源和材料，如戒毒的网址、热线电话等。

2. 严格执行药政管理法，加强药品管理和处方监管，同时做好法律宣传和检查工作两方面的工作，严格掌握成瘾药物的临床适应证。严格执行未成年人法，严禁未成年人饮酒。

3. 对成瘾药物的非法需求进行预防和控制，对非法种植和贩运毒品的违法行为要进行严厉的打击。提倡生产低度酒、水果酒的同时减少生产烈性酒。

4. 加强宣传教育和心理健康咨询，减少因不良的生活事件和家庭及环境而导致的物质滥用，对高危人群要采取重点宣传和管理。

（张海丽）

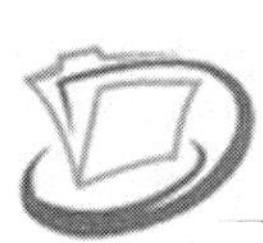

第十一章　心理因素相关生理障碍患者的护理

学习目标

掌握：心理因素相关生理障碍、进食障碍、睡眠障碍、性功能障碍的概念；进食障碍的常见类型、临床特点；睡眠障碍的常见类型、临床特点；性功能障碍的常见类型、临床特点。

熟悉：进食障碍、睡眠障碍的护理程序。

了解：心理因素相关生理障碍患者的病因及治疗；性功能障碍的护理程序。

在生物-心理-社会医学模式下，心理、社会因素为主要发病原因，以生理障碍为主要临床表现的一类疾病，总称为心理因素相关生理障碍（physiological disorder related to psychological factors）。心理因素主要是指个体的认知能力、价值观念、对外界事物的情感态度和个体的行为方式等。社会因素主要是指社会制度、社会生活条件、医疗水平、经济状况等。心理社会因素能否致病，主要取决于其强度、人格特质、中枢神经系统功能状态等。

第一节　常见的心理因素相关生理障碍

饮食、睡眠和性是人类的基本功能，与身心健康密切相关。本章重点介绍在心理社会因素影响下造成的进食障碍、睡眠障碍及性功能障碍。

案例 11-1

张某，女，24 岁，本科，无业，未婚。

因间断情绪低落，进食少，两年半入院。因大学毕业后未找到理想工作，休息在家，家人很心急。患者认为自己身高 158cm、体重 50kg 不符合“标准”，2 个月后逐渐出现情绪低落，兴趣减退，注意力不集中，觉得前途惨淡，悲观，严重时有自杀观念。食欲缺乏，很少吃饭，不吃肉、蛋，仅吃水果、蔬菜，多吃一点就呕吐。体重一度降至 40kg。患者仍认为自己太胖，继续控制饮食。2 年来病情波动，时轻时重，给予“帕罗西汀片 10～20mg/d，心神宁片 3.75mg/d，氯硝西泮片 1～2mg/d”，上述症状稍能改善。近 20 日进食量减少，腹胀明显，尿量少。已停经 5 月余。今在其家人陪同下步行来我院就诊。患者家庭成员相处和睦。母孕期健康，足月顺产，平素性格内向，兴趣爱好一般，朋友一般，人际关系一般，无宗教信仰。父母两系三代亲属无精神异常史。目前患者入睡困难，睡眠轻浅，早醒，食欲差，尿量少，便秘。

患者表情忧郁，神志清楚，精神状态一般，查体合作。体格检查：体温 37℃，脉搏 84 次/分，呼吸 20 次/分，血压 92/64mmHg，身高 158cm，体重 50kg。双下肢凹陷性水肿。神经系统检查无阳性表现，血常规、胸透、心电图、脑电图正常。

精神检查：患者衣着整齐，貌龄相当。意识清晰，接触合作，对答切题。一般情况未发现明显异常之处。存在胃胀、嗳气、纳差、双下肢憋胀，未出现错觉及感知综合障碍。未出现思维障碍。心烦、情绪低落、情感反应与周围环境欠协调，与内心体验协调。智能无损，定向力、自知力完整，精神活动连续完整。医疗诊断：神经性厌食。

问题：

1. 该患者的主要症状是什么？
2. 该患者可能的护理诊断有哪些？
3. 该患者的护理要点有哪些？

一、进食障碍

进食障碍（eating disorder）指在心理因素、社会因素及特定的文化因素的交互作用下导致的进食行为异常，包括神经性厌食、神经性贪食和神经性呕吐，不包括童年期拒食、偏食和异食。

（一）病因

病因和发病机制尚未明了，可能与下列因素有关。

1. 生物学因素 神经性厌食的发生具有家族性。神经性厌食患者在急性期出现大脑神经递质（去甲肾上腺素、5-羟色胺和某些神经肽类）代谢紊乱。神经性厌食患者往往存在神经内分泌功能失调，女性患者出现月经紊乱和体温调节障碍；男性患者出现痔疮、阳痿、无性欲和第二性征发育停滞。

2. 心理因素 在发病前往往有某些生活事件发生（如失恋、失业、被人歧视等），影响其情绪状态，慢慢出现情绪问题（紧张、恐惧等）。一些患者存在某些人格弱点，如轻微的强迫型人格、焦虑型人格，而表现出自卑、过于刻板、过分追求完美。

3. 社会文化因素 现代社会文化把女性的体型苗条作为举止优雅、自我约束、有吸引力的象征，一旦这种审美意识转化为某些人（芭蕾舞演员、模特）刻意追求的目标时就容易出现神经性厌食。

（二）临床表现

1. 神经性厌食（anorexia nervosa） 是指有意节制饮食，导致体重明显低于正常标准的一种进食障碍。本病的核心症状是对肥胖的强烈恐惧和对体型体重的过度关注。

（1）恐惧肥胖，关注体型：患者为自己制订了明显低于正常的体重标准。患者已严重消瘦，仍强烈地认为自己太胖（体象障碍），害怕体重增加。体重指数（body mass index，BMI）小于或等于 17.5，或体重保持在至少低于正常体重的 15%以上的水平。

（2）节食行为：患者为控制体重，严格限制饮食，最初只是少吃主食、肉、蛋等，逐渐发展为完全回避自认为发胖的食物（高蛋白或高糖分饮食）。需明确其进食量低于常人，但不等于食欲减退，有的可同时有间歇发作性暴饮暴食。部分患者常常用胃胀不适、食欲下降等理由来解释其限制饮食的行为。患者常采用过度运动，诱吐，服用厌食剂、泻药和利尿剂等方法避免体重增加。

（3）营养不良：当患者体重下降并明显低于正常标准时，可能导致各种生理功能的改变。由于长期热量摄入不足，患者可出现一系列躯体并发症。轻者消瘦、脱发、皮肤干燥、皮下脂肪减少、低血糖反应、便秘、畏寒、头痛、多尿和睡眠障碍等。严重者器官功能低下，水电解质紊乱。

（4）内分泌和代谢紊乱：女性会出现月经紊乱或闭经；男性则出现性欲减退及阳痿。如果在青春期前发病，青春期发育会放慢甚至停滞。

（5）情绪反应：常伴有情绪不良、焦虑、抑郁、强迫观念等，严重时可出现自杀行为。其中 60%患有抑郁症，33%有焦虑症状。当患者体重低于正常的 60%以下时，死亡率较高。在住院治疗患者中病死率为 10%，死于营养代谢障碍、感染、衰竭等其他并发症或情绪障碍所致的自杀和意外。

2. 神经性贪食（bulimia nervosa） 是指具有反复发作的不可抗拒的摄食欲望及多食或暴食行为，进食后又因担心发胖而采用各种方法以减轻体重，使得体重变化并不一定明显的一种进食障碍。患者反复出现发作性大量进食，有难以控制的进食欲望，吃到难以忍受的腹胀为止。患者往往过分关注自己的体重和体型，存在担心发胖的情绪低落、恐惧心理。在发作期间，为避免体重增加反复采用不适当的代偿行为包括自我诱发呕吐、滥用泻药、间歇进食、食用厌食剂等。暴食与代偿行为一起出现，且长时间持续其结果可能会很危险。可能造成水电解质紊乱，如低血钾、低血钠、代谢性碱中毒、代谢性酸中毒、心律失常、胃肠道损害等。

3. 神经性呕吐（nervous vomiting）　又称心因性呕吐，指进食后出现自发或故意诱发反复呕吐，不影响下次进食的食欲。以反复发作进食后呕吐为主要特征，无明显恶心及其他躯体不适。呕吐后可进食或边吐边吃，由于总的进食量不减少，所以体重无明显减轻。常与心理社会因素有关，如心情不愉快、心理紧张、内心冲突等，未发现明显器质性病变，无害怕发胖和减轻体重的想法。部分患者具有表演性人格，表现为自我中心、好表现、易受暗示等，常在遭遇不良刺激后发病。

（三）治疗要点

治疗的基本过程是纠正营养状况，控制厌食（暴食）行为，停止恶性循环，建立正常进食行为。同时或稍后开展心理治疗及辅助的药物治疗。

1. 纠正营养状况　急性期以支持治疗为主，纠正电解质紊乱。加强营养，增加体重，恢复身体健康。体重太轻，明显营养不良者，应供给高热量饮食；呕吐、拒食者应止吐，通过静脉补充营养。餐前肌内注射胰岛素可促进食欲，但要预防低血糖反应的发生。患者的体重增加应循序渐进，以 0.5～1kg/周为宜。并针对不同并发症进行躯体支持治疗，在神经性厌食患者恢复进食的前 2 周尤其预防心脏失代偿。

2. 心理治疗　急性期过后，以心理治疗为主。患者对进食、体重和躯体形象的认识普遍被曲解，通过认知治疗、行为治疗、家庭治疗等方法，取得患者的信任，使其主动接受治疗，克服内心阻力，尽早康复。认知治疗是改变患者对自己体形的错误认知和过分关注，以帮助消除过分怕胖的观念。行为治疗采用系统脱敏疗法、阳性强化法等矫正不良进食行为，建立合理的、有计划的饮食行为。家庭治疗主要是调整家庭成员的相互关系以解除其不良投射，以解决患者在家庭、人际关系、社会适应方面的问题，有助于改善抑郁情绪、缓解症状、减少复发。生物反馈治疗作为一种心理生理的自我调节技术可结合放松训练调整生理活动，保持情绪稳定。

3. 药物治疗　针对某些患者存在的抑郁情绪、强迫观念等症状对症治疗，小剂量抗抑郁药和抗精神病药物有效，调整情绪的同时，纠正歪曲信念。

案例 11-2

李某，女，74 岁，中专，农民，已婚。

因心烦失眠 40 余年，加重 1 个月入院。因家庭问题失眠 40 余年，入睡困难、睡眠浅、早醒，因睡不好导致心烦、坐立不安、情绪不好、高兴不起来、心慌、不想与人说话、不想见人，难受时自觉活着没意思，但未引出自伤、自杀观念。40 年来病情波动，时轻时重，曾自服“右佐匹克隆片 3～6mg/d，阿普唑仑片 0.4～1.2mg/d”，治疗效果不佳。近 1 个月来上述症状加重，今在其家人陪同下步行来我院就诊。患者家庭成员相处和睦。母孕期健康，足月顺产，平素性格内向，兴趣爱好一般，朋友一般，人际关系一般，无宗教信仰。父母两系三代亲属无精神异常史。目前患者入睡困难，睡眠轻浅，早醒，食欲可，大小便正常。

患者表情愁苦，神志清楚，精神状态一般，查体合作。体格检查：体温 36.7℃，脉搏 76 次/分，呼吸 20 次/分，血压 150/90 mmHg，身高 160cm，体重 72kg。神经系统检查无阳性表现，血常规、肝功能、胸透、心电图、脑电图正常。

精神检查：患者衣着整齐，貌龄相当。意识清晰，接触合作，对答切题。一般情况未发现明显异常之处。存在头晕、视物模糊、腰腿疼痛、口干口苦、出汗增多、全身乏力，未出现错觉及感知综合障碍。未出现思维障碍。心烦、坐立不安、情绪低落、心慌、不想与人说话、不想见人。智能无损，定向力、自知力完整，精神活动连续完整。医疗诊断：失眠症。

问题：

1. 该患者的主要症状是什么？
2. 该患者可能的护理诊断有哪些？
3. 该患者的护理要点有哪些？

二、睡眠障碍

睡眠与觉醒夜昼交替而形成睡眠-觉醒周期。睡眠使人的精力和体力得到恢复，还能增强免疫、促进生长和发育、增进学习和记忆能力、有助于情绪的稳定。充足的睡眠对促进人体身心健康，保证在觉醒状态下充满活力地从事各种体力和脑力活动至关重要。睡眠质量对健康的影响较睡眠时间更为重要。

正常睡眠的启动和调节过程发生了障碍，就称为睡眠障碍。睡眠障碍可分为四类：睡眠的启动与维持困难、白天过度睡眠、24 小时睡眠-觉醒节律障碍、睡眠中异常活动和行为。

（一）临床特点

1. 失眠症（insomnia） 是指睡眠始动（sleep onset）和睡眠维持（sleep maintenance）障碍，致使睡眠质量不能满足个体需要的一种状况。失眠症是最常见的睡眠障碍。

失眠可能是除疼痛外最常见的临床症状，常并发焦虑情绪，表现有多种形式，包括入睡困难、睡眠不深、易醒、多梦早醒、再睡困难、醒后不适或疲乏感、睡眠感缺失或白天困倦。以入睡困难最为多见。其次为维持睡眠困难和早醒。失眠可引起焦虑、抑郁或恐怖心理，导致精神活动效率下降，妨碍社会功能。患病率为 10%～20%。几乎所有人都有过难以入睡或睡眠不实的经历，但这只是一过性失眠，属正常现象。每周至少发生三次睡眠障碍，并持续一个月以上才可考虑非器质性失眠症的诊断。

引起失眠的原因有很多。

（1）急性应激：是失眠的常见原因。如一过性兴奋、焦虑、精神紧张、近期亲人离丧、躯体不适（疼痛、瘙痒、咳嗽、夜尿、吐泻），以及睡眠环境嘈杂拥挤或更换、起居无常、频繁调换工作班次、时差反应等均可引起一过性或短期失眠。

（2）药物因素：常见的兴奋性药物有咖啡因、茶碱、甲状腺素、可卡因、皮质激素和抗震颤麻痹药。某些药物的不良反应对睡眠有干扰作用，如拟肾上腺素类药物常引起头痛、焦虑、震颤等。某些安眠药物撤药可引起反跳性失眠。

（3）心理因素：过度的睡眠防御性思维造成失眠。常常是患者过分关注自己的入睡困难，担心因失眠而影响次日的工作，结果越想尽快入睡就越兴奋，焦虑和烦恼使其更清醒以致难以入睡。形成失眠→担心→焦虑→失眠的恶性循环，反复强化而迁延难愈。此类失眠约占失眠总数的 30%。

（4）精神障碍：失眠为精神障碍的伴发症状。如躁狂症因昼夜兴奋不安而少眠或不眠，抑郁症最具特征性的凌晨早醒。

2. 嗜睡症（hypersomnia） 又称原发性过度睡眠，指白天睡眠过多，表现在安静或单调环境下，经常困乏思睡，并不分场合甚至在需要十分清醒的情况下，出现不同程度、不可抗拒的入睡。常伴发认知和记忆功能障碍，表现为思维能力下降，学习新鲜事物困难，记忆减退，意外事故发生率增多。患者因此情绪更加低落、痛苦，甚至被别人误认为懒惰、不求上进，造成严重的心理压力，引起社会功能的显著受损。嗜睡不是某种精神障碍（如神经衰弱、抑郁症）的症状，并排除睡眠不足、药物、酒精、躯体疾病的影响，方可独立诊断嗜睡症。

3. 睡眠-觉醒节律障碍（sleep-wake rhythm disorders） 是指睡眠-觉醒节律与常规不符而引起的睡眠紊乱，表现为睡眠-觉醒节律紊乱、反常。有的睡眠时相延迟，比如常在凌晨入睡，次日下午醒来。有的入睡时间变化不定，总睡眠时间也随入睡时间的变化而长短不一。有时可连续 2～3 天不入睡。有时整个睡眠时间提前，过于早睡和过于早醒。患者多伴有焦虑或恐惧心理，并引起精神活动效率下降，妨碍社会功能。只在没有明确的精神科或器质性原因时，才能独立诊断睡眠-觉醒节律障碍。本病多见于成年人。

4. 夜惊（sleep terror）　主要为反复出现从睡眠中突然醒来并惊叫的症状。通常发生在睡眠前 1/3 段，发生于 NREM 睡眠时段。在夜间睡眠后较短时间内发作，患者突然惊叫、哭喊伴有惊恐表情和动作，两眼圆睁，手足乱动，伴心率增快、呼吸急促、出汗、瞳孔扩大等自主神经兴奋症状。每次发作持续 1～10 分钟。当时意识呈朦胧状态，难以唤醒。醒后有意识障碍和定向障碍，不能说出梦境内容，仅能对发作过程有片段回忆。夜惊是一种常见的男性儿童的睡眠障碍，患病率为 0.1%～5%。

5. 睡行症（sleep walking disorder）　习惯称梦游症，指一种在睡眠过程尚未清醒时起床在室内或户外行走，或做一些简单活动的睡眠和清醒的混合状态。通常出现在睡眠的前 1/3 段的深睡期。多见于入睡后不久，患者突然从床上起来四处走动，双目向前凝视，一般不说话，询问也不回答。患者可有一些复杂的行为，如能避开前方的障碍物、如厕、倒水、开抽屉等。但难于被唤醒，常持续数分钟到数十分钟，自行上床，或被人领回床上，再度入睡。待次日醒来，对睡行经过完全遗忘。发作时脑电图可出现高波幅慢波。但在白天及夜间不发作时脑电图正常。本症与遗传因素有一定关系。睡行症在儿童中发病率为 1%～15%，可伴有夜惊症及遗尿症。多发生于生长发育期的男孩，随着年龄的增长而逐渐停止，表明其发作可能与大脑皮质的发育延迟有关。

6. 梦魇（nightmares）　指在睡眠中被噩梦突然惊醒，引起恐惧不安、心有余悸的睡眠行为障碍。通常发生在睡眠后期的快动眼（REM）睡眠阶段。梦魇的梦境多处于危及生存、安全的危险境地，使患者恐惧、紧张、害怕、呻吟、惊叫或动弹不得直至惊醒，伴有心率增快、出冷汗及轻度面色苍白等自主神经兴奋症状。醒转后迅速恢复定向力，能清晰回忆梦境内容，并仍处于惊恐之中。有的一晚上会反复出现几次。部分患者难以再次入睡。由于夜间睡眠受扰，白天多出现头晕、注意力不集中、易激惹等症状，使工作及生活能力受到影响。发病率儿童 20%，成人 5%～10%。该症一般初发于 3～6 岁，随着年龄增长而逐渐减少。偶尔梦魇属于自然现象。至少一半成年人曾有过梦魇经历，其中女性多于男性。

（二）治疗要点

1. 失眠症　首选病因治疗，消除或减轻造成失眠的各种因素。一般采用心理治疗为主，镇静催眠药物治疗为辅。

（1）认知疗法：患者一般对睡眠有较高期望，过分关注自己的睡眠，夸大地认为自己睡眠时间不足，致使脑力、体力无法充分恢复。许多患者叙述失眠，但实际睡眠时间多在正常范围。大多数患者在就诊前已采取一些方法干预，疗效欠佳，对治疗缺乏信心。施行认知疗法时，应帮助患者弄清导致失眠的原因，如生活和工作中的矛盾等心理因素，帮助有效应对，消除对失眠的焦虑和恐惧情绪而达到治疗的目的。

（2）行为治疗：正确认识失眠的原因、特点和规律后，寻找诱因，调整并改善睡眠环境，培养良好的睡眠行为方式，包括正常的睡眠-觉醒节律，增强白天的体力和脑力活动，即使瞌睡难忍也要振奋精神，按时起床，从事一切正常的日常生活，使机体在夜间自然休息。入睡前充分放松躯体和精神，避免过于兴奋的娱乐活动，采用睡前温水洗脚、深呼吸、想象等放松训练疗法放松躯体。

（3）药物治疗：比较有效、使用最多的是镇静催眠药物。需明确其只能作为辅助治疗手段，同时避免药物依赖。入睡困难者服用见效快、作用时间短的短效药物以催眠。睡眠不深又早醒者可服用起效缓慢、作用时间持久的长效药物，以延长睡眠。入睡困难、睡眠不深和早醒兼而有之者可使用中效药物，以加深睡眠。对伴有明显焦虑或抑郁者可使用抗焦虑或抗抑郁的药物。

2. 嗜睡症

（1）病因治疗：寻找病因，以便解除和根治病因。

（2）药物治疗：白天嗜睡采用小剂量中枢兴奋剂，如哌甲酯（利他林）、苯丙胺等。需注意兴奋剂会加重夜间睡眠障碍，可适当加服短效安眠药。

（3）行为治疗：应严格遵守作息时间，坚持记录瞌睡时间，每天准时入睡和起床。白天增加活动以减少日间睡眠而改善夜间睡眠。检查患者是否遵守作息时间、按医嘱用药，不良作息行为存在与否，通过奖励与惩罚规范其行为。

3. 睡眠-觉醒节律障碍 可逐步或一次性调整患者入睡和觉醒的时间以恢复到正常人的节律，并不断巩固、坚持。为预防复发多辅助药物巩固疗效。

4. 夜惊 生活作息健康规律，避免白天过度劳累、过于兴奋。睡前不讲紧张兴奋的故事、不看惊险恐惧的影片，不用威胁的方式哄儿童入睡。让儿童在轻松愉快的心情下安然入睡。必要时可用小剂量苯二氮䓬类药物加深睡眠。

5. 睡行症 发作时意识不清，有发生意外的可能。增强安全意识，有效防范意外的发生。儿童一般不需特殊治疗，大多数于15岁后自愈。成年患者，症状较严重的患者可使用镇静催眠类药物或抗抑郁药干预。

6. 梦魇 一般不需要特殊治疗。发作频者，应了解其心理因素，予以心理治疗。应进一步检查有无哮喘、心血管系统和消化系统疾病。必要时可服小剂量苯二氮䓬类药物加深睡眠。

案例 11-3

许某，男，35岁，硕士，白领，已婚。

因勃起功能障碍10余年，加重1个月入院。10年来，行房事时常发生阳痿、早泄、不能勃起或挺而不坚、射精无力或无射精，偶有房事不能现象。近1个月来上述症状加重，房事不能进行，今在其家人陪同下步行来我院就诊。患者自述结婚10年，因工作压力大身心饱受煎熬：整天没精神，健忘，头脑不清醒；并常感内热烦躁，阴囊潮湿、瘙痒。对房事力不从心，每次性生活均不超过2分钟，妻子意见很大，曾闹离婚。自己也曾尝试多种壮阳药物，均收效甚微。患者有抽烟、喝酒等习惯；20年手淫史，每周手淫2次，阴茎可正常勃起射精。父母两系三代亲属无精神异常史。目前患者入睡困难，噩梦繁多，食欲可，大小便正常。

患者表情愁苦，神志清楚，精神状态一般，查体合作。体格检查：体温36.2℃，脉搏86次/分，呼吸14次/分，血压120/80mmHg，身高170cm，体重62kg。神经系统检查无阳性表现，血常规、肝功能、胸透、心电图、脑电图正常。

精神检查：患者衣着整齐，貌龄相当。意识清晰，接触合作，对答切题。一般情况未发现明显异常之处。存在腰腿疼痛、怕冷怕热、出汗增多、全身乏力，未出现错觉及感知综合障碍。未出现思维障碍。心烦、焦虑、坐立不安。智能无损，定向力、自知力完整，精神活动连续完整。医疗诊断：勃起功能障碍。

问题：

1. 该患者的主要症状是什么？
2. 该患者可能的护理诊断有哪些？
3. 该患者的护理要点有哪些？

三、性功能障碍

性功能障碍（sexual dysfunction）是指一组与心理社会因素密切相关的性活动过程中的某些阶段发生的性生理功能障碍。性功能障碍的表现必须是持续存在或反复发生的，并因此不能进行自己所希望的性生活，对日常生活或社会功能造成影响，给患者带来明显痛苦。性功能的偶尔、一过性问题不能诊断为性功能障碍。

性功能障碍的病因比较复杂，包括器质性、功能性、药源性等多种因素。通常由患者的个性特点、生活经历、应激事件、心理社会因素及躯体状况等相互作用所致。这里介绍的非器质性性功能障碍，多系心理因素所致，不包括器质性病因、躯体因素及衰老引起的性功能障碍。焦虑是引起非器质性性功能障碍的重要原因。如缺乏性生理、性心理和避孕的有关知识，男性失败的初次性交，女性性受虐或被性侵犯的经历。有时焦虑源于父母或他人对性关系令人害怕的描述。负性生活事件是影响性生活质量的现实原因。如性伴侣关系不良、工作压力过大、长期精神压抑、意志消沉、紧张度过高等。常见的非器质性性功能障碍有性欲减退、阳痿、阴冷、早泄、性交疼痛等。

（一）临床特点

1. 性欲减退（sexual hypoactivity）　又称为性冷淡，指成人持续存在性兴趣和性活动降低，甚至丧失。其表现为性欲望、性爱好及有关的性思考或性幻想缺乏。性欲减退的病因是多方面的，包括心理、生物，以及心理和生物学因素相互作用的结果。心理因素最为重要，可能的原因：由于婚姻生活失协造成夫妻感情不和，转而产生对性生活厌恶、反感情绪；婚外性行为所造成的疏离和负罪感；害怕性传播疾病而对性生活产生的焦虑、恐惧情绪；童年期不正确的性观念、不良性经历的影响，以及生活中长期、沉重的应激压力造成的持续疲劳状态等。当个体出现性欲下降或缺乏持续 3 个月，且排除年龄、躯体、药物等因素造成的个体差异时，即可诊断性欲减退。

2. 阳痿（impotence）　又称勃起功能障碍（erectile dysfunction，ED），是男性性功能障碍就医的主要问题。其指成年男性在性活动的场合下有性欲，但难以产生或维持满意的性交所需要的阴茎勃起或勃起不充分或历时短暂，以至不能插入阴道完成性交过程。患者为此常感悲观、沮丧、挫败，并影响夫妻关系。但是在其他情况下，如手淫时、睡梦中、晨起时可以勃起。阳痿的表现多种多样。从未在性交时勃起者称为原发性或终生性阳痿。既往有正常性生活，而后期出现勃起障碍称为继发性阳痿。仅仅在某种特定情况下出现的勃起障碍称为境遇性阳痿。原发性阳痿往往与躯体因素有关，治疗非常困难；继发性阳痿往往与躯体、药物等因素有关；而境遇性阳痿则与性环境、性伴侣、性行为时的情绪状况、性经历等心理社会因素有关。偶尔出现勃起障碍属于正常现象。

3. 早泄（premature ejaculation）　指持续地发生性交时，射精过早导致性交不满意，或阴茎未插入阴道时就射精。继发于勃起障碍诊断为阳痿。一般由心理原因造成早泄。往往发生于没有安静舒适的性交环境，性冲动过分强烈，对性交期待过久、过于紧张，性行为过于匆忙，性交对象选择不当，性交时缺乏安全感等。偶尔出现早泄属于正常现象。

4. 阴冷（female failure of genital response）　指成年女性有性欲，但难以产生或维持满意的性交所需要的生殖器适当反应，以致性交时阴茎不能舒适地插入阴道。生殖器反应不良表现为阴道湿润差和阴唇缺乏适当的膨胀，可见于：在整个性交过程中，没有阴道湿润；某些情况下可产生正常阴道湿润（如和某个性伙伴或手淫过程中，或不打算性交时）；在性交初期有阴道湿润，但不能持续到使阴茎舒适地进入。有的病程迁延不愈，有的可能发展成性欲低下。

5. 性交疼痛（dyspareunia）　指男性或女性反复的或持续的出现与性交有关的生殖器疼痛。以女性多见。这种情况不是由于局部病变引起，也不是阴道干燥或阴道痉挛引起。性交疼痛与心理因素关系密切。常见于童年期错误性知识潜移默化的影响，强烈的性压抑、性罪恶、性耻辱感导致焦虑情绪的影响，以及人际关系的麻烦、工作压力的重负、性对象缺乏性魅力等。临床上常常在泌尿科或妇产科就诊排除诊断后方可诊断性交疼痛。

（二）治疗要点

1. 心理治疗　由于非器质性性功能障碍主要是心理精神因素引起，解除心理障碍至关重要。夫妻治疗、认知行为治疗和精神分析治疗等均可应用于性功能障碍。夫妻治疗可以帮助夫妻增进感情，以减少对性生活的心理压力和对性交失败的担心。认知行为治疗可帮助患者增强对性行为的正性感受和满意度，并消除负性性行为。通过性知识教育，使患者了解有关性和性行为的基础知识，消除曲解。精神分析治疗能帮助患者找出导致性欲减弱或性交疼痛的相关心理因素或心理创伤，帮助患者克服性功能障碍。

2. 性技术治疗 包括性感集中训练和系统脱敏技术等。性感集中训练适用于各种性功能障碍，由马斯特和琼斯创立，通过夫妻双方相互触摸身体，使其将注意力集中在对触摸的感觉中，并从中体验欢愉，降低夫妻双方在性交过程中出现的焦虑或担忧。其包括三个阶段：第一阶段是非生殖器官性感集中训练，要求夫妻双方轮流抚摸对方身体，并体验乐趣，但不允许触摸性器官和乳房，然后交流感受。第二阶段是生殖器官性感集中训练，增加对性器官和乳房的抚摸，并逐渐过渡到性器官的相互接触。第三阶段是阴茎插入训练。根据性功能障碍症状的不同，采取不同的训练内容及时间。

3. 药物治疗 磷酸二酯酶抑制剂西地那非（万艾可），松弛阴茎海绵体平滑肌，治疗阳痿有效。万艾可是在有性欲及性刺激的情境下发挥作用。它不能增强性欲，也不能解决心理问题，所以它只能是心理治疗的辅助方法。激素替代疗法可用于治疗内分泌异常。如果性功能障碍是源于正在服用的药物就要寻找既对原发病有效又对性功能没有影响的替代药物。对于某些因躯体疾病而出现性功能障碍的患者，原发病的治疗可直接使患者的性功能得到改善。

第二节 心理因素相关的生理障碍患者的护理

一、护 理 评 估

（一）进食障碍的护理评估

评估应综合全面，了解患者既往的身体及精神状况、家族史、个人史等。

1. 病史方面

（1）引起进食障碍的应激源及其强度评估，包括有无明确的应激源、应激源情况，及其发生时间与病情的关系等。

（2）患者所认为的理想体重和对自己形象的评价。

（3）饮食习惯和结构，包括患者目前每日的食谱、进食量，以往的食谱、进食量，患者对食物的认识及偏好。

（4）评估患者是否有意限制饮食及开始的时间，是否存在暴饮暴食的行为，进食后是否主诉胃痛、胃胀，以及进食后催吐剂、利尿剂、导泻剂等方法的使用情况。

（5）患者为减轻体重所进行的活动是否适量，种类和量。

2. 身体方面 包括患者的意识状态，生命体征，身高、体重和体重指数（BMI），心血管系统，皮肤弹性，双下肢有无水肿，指（趾）甲和牙齿的情况，女性患者是否闭经及闭经的时间等。

3. 精神方面

（1）情绪状况，患者是否存在抑郁、焦虑、易激惹等不良情绪，有无自伤、自杀倾向。

（2）患者对自己所患疾病有无认识。

4. 家庭社会方面 包括患者与家属的关系及家庭对疾病的认知与态度等。

（二）睡眠障碍的护理评估

1. 病史方面 睡眠时间和深度有个体差异，因此睡眠时间的长短不能作为判断失眠的标准，例如，大部分成年人需要 7～9 小时的睡眠，但也有长期睡眠时间为 3～4 小时而自感精力充沛无任何痛苦感者。相反，也有部分人虽然睡眠时间不短，却对睡眠质量感到异常苦恼。因此要得出较为准确的评估，最好将失眠的主观标准与客观标准结合起来。具体评估内容包括以下方面：

（1）病程：了解失眠发生的时间，以判断是一过性失眠、短期失眠，还是慢性失眠。如为慢性失眠，继续评估是否有好转的时候，以及失眠好转或加重的原因。

（2）失眠表现：上床时间；上床后一般多久能入睡；一周有几次入睡困难（上床至入睡的时间超过 30 分钟）；入睡后有无频繁觉醒或惊醒，发生的频度；醒后能否入睡或多久才能再次入睡；有无多梦或常有梦魇；是否认为这是睡眠不好的原因；早晨几点睡醒；早醒后能否再次入睡；每夜总的睡眠量；白天是否有不适的感觉等；睡眠期间的异常情况（如打鼾憋气、肢体抽动、疼痛、尿频、瘙痒、惊叫、哭泣、起床走动等）。必要时向密切接触者了解情况。

（3）失眠原因：有无精神紧张；导致精神紧张的原因；有无自主神经症状或焦虑、抑郁表现；有无慢性躯体疾病共病；服药情况；有无吸烟、饮酒、浓茶、咖啡嗜好；工作性质和生活方式情况。

（4）既往治疗情况及效果。接受哪些治疗方法，效果如何。

2. 身体方面　注意相关的躯体疾病，可采用睡眠多导监护仪等生理学方法动态记录患者睡眠状态下的躯体反应。

3. 精神方面

（1）对失眠的认知和态度：对失眠的焦虑和恐惧心理往往加重失眠，或使治疗效果不理想。

（2）睡眠评估量表：评估睡眠及其精神心理状况，如记录睡眠日志，应用匹兹堡睡眠质量指数量表（PSQI）、失眠严重程度指数量表（ISI）、睡眠个人信念和态度量表等。

4. 家庭社会方面　评估家庭、社会环境是否安静，人际关系是否融洽等可能影响睡眠的因素。

（三）性功能障碍的护理评估

性问题涉及个人隐私和家庭关系，在评估前应征得患者同意，并向其保证所有的谈话内容都是保密的，消除患者顾虑。评估环境应安静、私密。评估用语应恰当，避免使用生僻的专业术语和粗俗的语言。首先需排除性功能障碍是由一般的医疗状况、药物滥用、药物治疗（抗抑郁药、镇静剂干扰性反应和 β-受体阻滞剂增加 ED 风险）、接触毒素所引起的状况。性评估的深度和广度主要取决于患者种族、文化、宗教、社会背景、当时的状况及病情严重程度。

性评估一般包括：

1. 性生活的类型和质量　初次性交时的感受，性交环境，性生活方式，性交频率，是否获得过快感，双方的性爱好情况（方式、频率、类型、时间），是否存在其他性满足方式。

2. 既往和现有的性问题　性问题的表现、程度、持续时间。患者可能同时存在几个方面的性功能障碍，应明确主要问题所在。

3. 对现存和潜在的性问题的感受　是否担心、焦虑，认为性问题影响自己的生活，积极求治。

4. 对性及性生活的认知水平　接受性教育的情况，对性的了解程度，家庭对性的态度，配偶对性生活的态度，双方对性的期望。

5. 可能的影响因素　夫妻关系及感情如何，彼此的性吸引力如何，是否有婚外情和婚外性行为。有无健康问题，有无精神压力、焦虑，有无与性生活关系密切的生活事件，有无应激事件，童年生活经历及性创伤情况。

6. 既往和目前的治疗情况　接受哪些治疗方法，效果如何。

二、护理诊断/问题

（一）进食障碍常见的护理诊断/问题

1. 营养失调：低于机体需要量　与限制或拒绝进食，或存在清除行为有关。

2. 营养失调：高于机体需要量　与不可控制的暴食有关。

3. 体液不足　与摄入不足或过度运动、自引吐泻行为导致消耗过大有关。

4. 应对无效　与感觉超负荷、支持系统不得力、对成长过程的变化缺乏心理准备有关。

5. 体象紊乱 与社会文化因素、心理因素导致对身体形象看法改变有关。
6. 活动无耐力 与饮食不当引起的能量供给不足有关。
7. 有感染的危险 与营养不良导致机体抵抗力下降有关。
8. 家庭应对无效：妥协或无能 与家庭矛盾有关。
9. 焦虑 与无助感、对生活缺乏控制有关。
10. 无效性否认 与自我发展延迟、家庭功能不良、对自身体象不满有关。

（二）睡眠障碍常见的护理诊断/问题

1. 睡眠型态紊乱 与社会心理因素刺激、焦虑、睡眠环境改变、药物影响等有关。
2. 失眠 与社会心理因素刺激、焦虑、睡眠环境改变、药物影响等有关。
3. 疲乏 与失眠、异常睡眠引起的不适状态有关。
4. 焦虑 与睡眠型态紊乱有关。
5. 恐惧 与异常睡眠引起的幻觉、梦魇有关。
6. 绝望 与长期处于失眠或异常睡眠状态有关。
7. 有外伤的危险 与异常睡眠引起的意识模糊状态有关。
8. 应对无效 与长期处于失眠及异常睡眠或与家庭关爱缺失有关。

（三）性功能障碍常见的护理诊断/问题

1. 性生活型态无效 与应对无效、与性伴侣关系紧张等因素有关。
2. 性功能障碍 与价值观冲突、对相关知识缺乏或误解、有过性创伤经历等因素有关。
3. 焦虑 与长期不能获得满意性生活有关。
4. 应对无效 与性问题长期存在有关。
5. 知识缺乏 缺乏性相关知识。

三、护理目标

（一）进食障碍的护理目标

1. 恢复正常营养状况。住院期间无感染等并发症发生。
2. 能有效地与医护人员合作，恢复社会功能。
3. 重建健康合理的饮食习惯。
4. 矫正导致进食障碍的歪曲信念，纠正体象障碍。
5. 掌握可行的应对策略，预防复发。

（二）睡眠障碍的护理目标

1. 对于失眠症患者 重建规律、有质量的睡眠模式。
2. 对于其他睡眠障碍患者
（1）保证患者安全。
（2）减少发作次数。
（3）消除心理恐惧。
（4）指导家庭应对。

（三）性功能障碍的护理目标

1. 患者能接受性知识的教育。
2. 患者了解影响性生活的原因，能确认与性功能障碍有关的应激源。
3. 患者能建立有效的应对方式。
4. 患者及家属能恢复满意的性生活。

四、护 理 措 施

（一）进食障碍的护理措施

1. 日常生活护理

（1）保证营养，维持正常体重：病情严重者应充分卧床休息。①向患者讲解低体重对健康的危害，过度消瘦的后果，并解释治疗目的，以取得配合。②评估患者达到标准体重和正常营养状态所需的热量。③根据患者的饮食习惯、文化、宗教、经济、家庭饮食方式等情况，与营养师和患者共同制订体重调整计划和饮食计划，确定目标体重、每日摄入热量及进食时间，并根据患者的体重变化不断修订。目标体重为标准体重的 85%～90%，以防患者过度关心体型，而拒绝治疗。为维持正常的新陈代谢，保证营养供给，营养素的搭配要均衡合理。宜选择低脂、低盐食物，并避免选用精加工食物，以防消化不良、水肿、血糖过高和便秘的发生。避免饮用含糖量较高的食物（降低食欲）及碳酸饮料（腹部饱腹感）。鼓励患者家属携带喜爱的食品。摄入热量一般从 800～1500kcal/d 开始，每周增加 200～500kcal，逐渐增加到女性 3500kcal/d，男性 4500kcal/d。一般分 3 次进食，中间可加 2～3 次甜食，保证热量的同时又可以减轻饱胀感。厌食严重者，注意进食、进水速度，需从最小量开始，缓慢增量；食物按流质、半流质、软食、普食的顺序过渡，使患者胃肠道能逐渐适应。在体重恢复过程中要注意体重增加的速度，以每周增加 0.5～1kg 为宜，过快容易导致急性胃扩张和急性心力衰竭。④鼓励患者按计划进食。如果患者严重缺乏营养又拒绝进食，为保证患者必要的进食量，可再辅以胃管鼻饲或胃肠外营养。⑤每日定时使用固定体重计测量体重，并密切观察和记录患者的生命体征、出入液量、心电图、实验室检查结果（电解质、酸碱度、血红蛋白等），直至以上项目指标趋于平稳为止。同时评估皮肤和黏膜的色泽、弹性和完整性。如有异常，及时汇报。⑥提供安静、舒适的进食环境，餐前适当休息和注意水分摄入，可集体进食。⑦适度活动可以增加营养物质的代谢，促进食欲。

（2）其他生理护理问题：贫血和营养不良导致的活动无耐力、体液不足、便秘、体温过低、有感染的危险等护理问题需采取相应的护理措施。

2. 心理护理　关心、理解患者，与患者建立信任合作的关系，有助于及时发现患者的心理问题，及时提供有针对性的分析和建议。

（1）运用认知行为治疗技术，纠正体象障碍：由于患者自身的不合理信念，如“感到肥胖就是真的肥胖”等导致情绪障碍，而出现进食障碍。①评估患者对肥胖的感受和态度，鼓励对自我体像的表达，包括喜欢和不喜欢的方面和对体象改变的感受，以及重要关系人物的看法和态度对自己的影响。②将患者实际的身体尺寸与其主观感受作对比，帮助患者认识其主观判断的错误。③听取他人对自己外形的表扬，总结自己身体形象方面的优点和长处，鼓励患者进行适当的自身修饰和打扮，与镜中自己进行积极对话，帮助患者学会接受现实的自己。④帮助患者认识“完美”是不现实的，理解形体美的正常标准内涵。⑤鼓励患者参与决策，并通过鼓励表扬等增强其成就感和控制感。⑥鼓励亲朋好友来访，帮助澄清患者对自我形象的误解。

（2）运用认知行为治疗技术，减轻和消除异常的进食行为，帮助患者重建正常的进食行为模式：①首先帮助患者正确理解体形与食物的关系，如患者往往存在“进食导致肥胖”的不合理信念。制订宣教计划帮助患者认识营养相关问题，例如，减肥、节食等是增加暴食发生的因素，以及长期节食对生理功能的不良影响等。②厌食症患者：鼓励自行选择食物种类，或尽量提供适合患者口味的饮食；为保证患者的进食速度，进餐时间一般要求不超过 30min；患者进餐时，护士应陪伴在旁至少至餐后一小时，严密观察，以确保食物摄入，无诱吐、导泻等清除行为发生；对于患者餐后的异常行为进行限制，如长时间沐浴或其他过度活动等。恰当应用强化理论帮助患者恢复正常的进食行为模式。当患者体重增加或主动进食时，给予奖励。当体重减轻或拒绝进食、过度运动、诱吐时，则取消或收回奖励作为惩罚。③贪食症患者，在符合患者以往饮食习惯的前提下，制订患者易于接受的限制饮食计划，重建规律适量的饮食习惯。患者可采取自控技术限制高脂、高糖食物的摄入；

如定点就餐，有人在场时就餐；记录每次进食量，以监控进食次数和进食量；想暴食时，用散步、看电视或读书等方式分散注意力；尽量不测体重、不计算摄入热量，以免因担心肥胖而节食；有意识地逐渐延长贪食-呕吐周期。

（3）其他心理问题的护理：①了解患者进食障碍背后隐藏的情绪冲动。患者的体像障碍往往源于家庭问题。②注重对患者情绪反应的评估，如有无抑郁、有无自杀的危险和药物滥用的情况，适时采取相应的心理护理。

3. 家庭干预 家庭干预的第一阶段为了解进食障碍的家庭背景；第二阶段为解除家庭对患者的过度保护，鼓励患者独立生活，逐步控制进食障碍；第三阶段为预防复发。鼓励家属参与家庭治疗和集体治疗，对必要的照顾技巧进行示范并提供练习机会。帮助家庭找出并消除可能造成疾病的不良影响因素。指导家庭关注患者的病情，做好有效的沟通和进行及时的心理疏导。

（二）睡眠障碍的护理措施

1. 对失眠症患者的护理 重在心理护理，帮助患者认识失眠，纠正不良睡眠习惯，重建规律、有质量的睡眠。

（1）消除诱因：心理因素导致的失眠，重点为心理护理。注意建立良好的护患关系，加强护患间的理解和沟通，了解患者深层次的心理问题。其可从几个方面着手：①运用支持性心理护理帮助患者认识不良心理刺激对睡眠的影响，消除诱因。②失眠患者日夜关注失眠，过分担心失眠的后果，常常有失眠–焦虑–失眠的恶性循环，运用认知疗法，帮助他了解睡眠的基本知识，如睡眠的生理规律、睡眠质量的高低不在于睡眠时间的长短、失眠的原因和根源，并引导患者正确对待失眠，消除对失眠的顾虑，解除心理负担，摆脱恶性循环。帮助患者做到：对睡眠保持符合实际的期望，不把白天发生的不愉快都归咎于失眠；不强迫自己入睡；不给睡眠施加压力；一夜睡不好不会悲观；学会承受睡眠缺失的后果。

（2）运用行为治疗技术，重建规律、有质量的睡眠模式：①刺激控制训练：可帮助患者减少与睡眠无关的行为，建立规律性睡眠-觉醒节律。具体方法为：把床当作睡眠的专用场所；感到有睡意时才上床，而不是一疲乏就上床；不在床上从事与睡眠无关的活动，如看书等；不要强迫自己入睡，如醒觉后 20 分钟，立刻起床到另一房间直到睡意袭来再回到床上，避免睡不着而造成焦虑；无论夜间睡眠质量如何，都必须按时起床；避免白天睡觉。②睡眠定量疗法：使失眠者减少在床上的非睡眠时间，而增加有效的睡眠时间。失眠患者往往在床上呆很长时间，希望能弥补一些失去的睡眠时间，但结果却适得其反。具体方法是：如果患者每晚在床上的时间是 8 小时，但实际睡眠时间为 6 小时，即通过推迟上床或提前起床来减少其在床上的时间至 6 小时，然后将上床睡眠的时间每周增加 15 分钟，每晨固定时间起床，以保证在床上时间至少 85%～90%用于睡眠。这种方法可使轻度失眠患者症状不断改善，获得较好睡眠。③矛盾意向训练：主要为说服患者强迫自己处于清醒状态。如果失眠者试着不睡，减少了为入睡做出的过分努力，其紧张焦虑情绪会因此逐渐减轻，失眠症状也就随之改善。④暗示疗法：适用于暗示性较强的患者，通常选用某些营养药物作为安慰剂，配合暗示性语言，诱导患者进入睡眠。⑤其他疗法：根据患者失眠的情况，可给予一定强度（7000～12 000Lux）适当时间的光照，以改变睡眠-觉醒节律；还可选用各种健身术（气功、瑜伽、太极拳）及音乐疗法等。

（3）用药指导：失眠患者往往自行用药，容易产生药物依赖。向患者讲解滥用药物的危害，指导遵医嘱用药，以及正确应用镇静催眠药物的基本要点：①选择半衰期较短的药物，并使用最低有效剂量，以减轻白天镇静作用；②间断给药（每周 2～4 次）；③短期用药（连续用药不超过 4 周）；④缓慢停药。突然停药时会出现撤药反应，尤其是半衰期较短的药物；⑤用药不可同时饮酒，否则会增加药物依赖的危险性。

（4）良好的睡眠卫生可以增进睡眠质量。睡眠卫生宣教：教会患者自我处理失眠的各种措施，包括生活规律（早睡早起），如三餐、睡眠、工作时间尽量固定；睡前 2 小时避免易兴奋的活动，如看刺激紧张的电视节目，长久谈话，进食（水）等，避免服用浓茶、咖啡、巧克力、可乐等兴奋剂及酒精类饮料；白天多在户外活动，接受太阳光照；用熟悉的物品或习惯帮助入睡，如听轻音乐、用固定的被褥等；使用睡前诱导放松的方法，包括腹式呼吸、肌肉松弛法、睡前饮一杯热牛奶、热水泡脚、背部按摩、泡澡等，使患者学会有意识地控制自身的心理生理活动，降低唤醒水平；营造最佳的睡眠环境：避免光线过量或直射脸部；维持适当的温度和湿度；保持空气流通；避免噪音干扰；选择合适的寝具。

通过以上方法，逐步引导患者养成良好的睡眠卫生习惯，纠正睡眠-觉醒节律，使之符合正常的昼夜节律，从而获得满意的睡眠质量。

2. 对其他睡眠障碍患者的护理

（1）保证患者安全：对患者和家属进行疾病的健康宣教，增强安全意识，有效防范意外。为防止睡行症患者外出、走失，可给门窗加锁；消除卧室及其行动路线中的障碍物，以防止绊倒、摔伤；收好危险物品，防止伤人和自伤。嗜睡症患者要停止从事可能因睡眠障碍而发生意外的工作和活动，如高空作业、开车、水下作业等。

（2）减少发作次数：帮助患者及家属认识和探索疾病的诱发因素，尽量减少可疑诱因，如睡眠不足、饮酒、过度疲劳和高度紧张等。如严格遵守作息时间，白天定时小睡等都可减少嗜睡症的发作次数。发作频繁者，可在医生指导下服用适量相应药物，也可达到减少发作的目的。

（3）消除心理恐惧：多数患者和家属对异常睡眠抱有恐惧心理。这些心理大大影响了他们的生活，而非疾病本身。因此，应对这些患者和家属进行详尽的健康教育，帮助他们正确认识该病的实质、特点、发生原因及预防措施，从而消除恐惧心理。同时又要帮助他们客观面对疾病，做好终生带病生活的思想准备。

（三）性功能障碍的护理措施

1. 帮助患者理解生活压力与性功能障碍的关系，确认影响其性功能的因素。注意回顾患者的用药史。使患者认识到性功能障碍多源于心理因素，能有意识地避免其对性生活的负性效应。

2. 与患者讨论如何改变其应对压力的方式和解决问题的方法。

3. 指导患者及家属，提高性生活满意度，如规律的体育锻炼、自慰、在性生活前沐浴、相互爱抚等，必要时可提供技巧训练。

4. 提供性和性功能的知识，纠正错误观念，降低患者对性生活的无能感和焦虑程度。

五、护 理 评 价

（一）进食障碍的护理评价

1. 患者营养状况是否改善，水肿是否减轻，精神症状是否缓解，躯体并发症是否好转或者治愈，生活自理能力是否恢复。

2. 患者能否积极主动地配合治疗和护理。

3. 患者是否接受护理人员的指导，并建立健康合理的进食习惯。

4. 患者对形象的理解是否现实，对自己形象的评价是否客观，对疾病的认识是否正确。

5. 患者是否能同他人进行正常的交流，较准确地表达自己的感受与心理需要，并基本掌握有效可行的应对策略。

6. 患者家庭是否能提供足够支持。

（二）睡眠障碍的护理评价

1. 患者对自己的睡眠时间和睡眠质量是否满意。

2. 患者睡眠过程中是否无安全意外发生。

3. 当睡眠障碍再次发生时，患者是否能够正确对待，并采取相应的措施改善睡眠。

4. 患者是否掌握几种行为疗法来缓解焦虑和对睡眠障碍的恐惧。

5. 患者及家属对睡眠障碍的相关知识是否已了解，通过减少不良因素对睡眠的影响，减轻睡眠障碍。

（三）性功能障碍的护理评价

1. 患者及家属是否正确认识和理解有关性和性功能的知识。

2. 患者是否认识到影响性生活的原因，并确认与性功能障碍有关的应激源。

3. 患者是否掌握有效的应对方法及提高性满意度的方法。

4. 患者及家属是否能共同参与治疗，是否恢复满意的性生活。

六、健康指导

（一）进食障碍的健康指导

1. 改善生活型态，减少危险因子。良好的心境，充足的睡眠，均衡的营养和适度的运动以维持身体的健康状态。

2. 深入了解患者的心理状态，有针对性的心理疏导（人际交往技巧），指导患者正确认识和面对今后的工作、学习和生活，防止复发。

3. 克服偏激，培养更加有节制的自我（尊重理想的超我，不否认本能的本我，努力做好现实的自我），树立恰当的体象感知观念。

4. 指导家属掌握对疾病的观察，如进食情况，是否主动进食或拒食，用餐习惯及进食量。

5. 指导患者及家属调整家庭关系，改善患者的适应能力和应对技巧。

6. 指导患者关注除自身外的其他事物，发展多方面兴趣和爱好以转移注意力，学会合理的情绪释放方式，促进精神活动的恢复。

（二）睡眠障碍的健康指导

1. 改善生活型态，减少危险因子。良好的心境，充足的睡眠，均衡的营养和适度的运动以维持身体的健康状态。

2. 分析睡眠障碍的原因，深入了解患者的心理状态，有针对性的心理疏导，指导患者正确认识和面对今后的工作、学习和生活，防止复发。

3. 教会患者提高睡眠质量的方法，掌握有关放松技术，养成良好的入睡方式及习惯，指导患者严格遵守作息时间，每日按时上床入睡及起床，日间积极参与各种形式的社交活动。

4. 指导家属了解患者所服药物的名称、剂量、给药方法、常见的不良反应等。照顾患者按剂量服用，不可自行减药或停药，否则会使病情加重、复发或产生严重的不良反应。

5. 积极治疗、控制躯体疾病和精神疾病，避免病情波动影响睡眠。

（三）性功能障碍的健康教育

1. 改善生活型态，减少危险因子。良好的心境，充足的睡眠，均衡的营养和适度的运动以维持身体的健康状态。

2. 积极治疗控制躯体疾病，过度吸烟及酗酒者应禁烟酒，减少服用对性功能有影响的药物，均有助于性功能的恢复。

3. 了解患者需求，讨论合适的性需求表达方式。指导加强性伴侣的沟通、感情的培养、情趣的增进。

4. 提供一对一技巧训练，如性自我肯定技巧、性协商技巧。

5. 通过有计划、有组织、有目标的系统教育活动，进行关于性知识和性道德教育，增加对性相关知识的了解，可有效预防性功能障碍的发生。

（李雪洁）

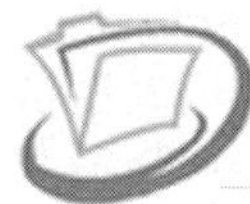

第十二章　应激相关障碍患者的护理

学习目标

掌握：应激相关障碍的概念；应激相关障碍的临床特征；应激相关障碍的护理评估和护理措施。
熟悉：应激相关障碍的致病因素；应激相关障碍的治疗原则及预后。
了解：应激相关障碍的发病机制；应激相关障碍的诊断标准。

应激（stress）指机体受到各种因子强烈刺激时出现的一种非特异性全身反应。应激反应可提高机体的防御能力，帮助机体在变化的环境中维持正常的生命活动，增强机体的适应能力。应激对机体的作用是双重的，根据对机体的影响程度，可以分为生理性应激和病理性应激。生理性应激有助于提高机体的适应能力且对机体不产生严重影响，又称为良性应激。病理性应激可导致机体自稳态的严重失调，出现一系列功能、代谢紊乱，甚至发病。研究发现，个体在遭受创伤事件后对心理和精神方面的支持需求显著增多，良好的社会支持系统可以有效降低应激对个体带来的不良影响，有助于促进其身心的早日恢复。

案例 12-1

发生在 1972 年弗吉尼亚州的一场洪水夺走了许多人的生命。Paul 在这场灾难中幸免于难，但这场洪水却对他此后的人生带来了深远的影响。他不停地梦到那场洪水，在梦里为了逃避洪水，他一直不停地跑，整件事在他的梦里一次又一次地重复发生。然后，他的感情变得迟钝，他的父亲也因洪水去世，但父亲的去世没有让他感到悲伤，对于那些在身边死去的人，也没有灾难前那种悲痛的感觉。而每当他听到电视的暴风雨警报或下雨的时候，就会不由自主地紧张，整夜睡不着觉，不停在地板上走动，并告诉妻子要时刻准备逃跑。

问题：

1. 该患者存在哪些护理问题？
2. 按照护理程序，应该如何对该患者进行护理？

第一节　应激相关障碍

应激不等于应激障碍，只有当应激反应超过一定程度或持续时间超过一定限度，并对个体的生理功能、社会功能和人际交往产生影响时，才构成应激相关障碍。应激相关障碍的发生、严重程度与个体的心理素质、应对方式、当时躯体健康状态等密切相关，并且不同类型的应激相关障碍的临床表现、治疗及预后均有各自不同的特点。研究发现，对应激相关障碍患者实施护理干预可以帮助患者缓解紧张情绪，消除不良情绪，减少应激带来的负面影响。

一、应激相关障碍的概念和分类

（一）应激相关障碍的概念

应激相关障碍（stress related disorder）指一组主要由心理因素、环境因素引起异常心理反应所导致的精神障碍，也称反应性精神障碍或心因性精神障碍。这类精神障碍的特点：心理社会因素通常为发病的直接原因；症状反映刺激因素的具体内容；病程、预后与刺激因素的消除有关；病因多为剧烈、严重或持久的精神创伤因素；一般预后良好，无人格缺陷。

19 世纪 50 年代该障碍被首次描述为一种由严重心理创伤引起，并很快能够恢复的精神障碍。Wimmer 对大量的病例进行总结，提出心因性精神障碍的诊断名称，并认为心理创伤在本病发生起着重要的作用。McCabe 对本病的临床特点和遗传学等方面进行研究，认为本病应该作为一个独立的疾病单元，而不同于分裂症或者情感性精神障碍。此后许多学者对其病因、发病机制、临床过程及预后进行研究，均认同这是一组由心理社会因素所致的精神障碍。他们发现应激相关障碍的发生往往是紧接着应激反应之后，应激反应的内容围绕着应激事件，并伴随着应激源的消除而缓解，治疗缓解较快，预后良好。但也有其他观点认为，应激相关障碍的临床表现没有特异性，应归类于其他精神障碍中。因为就发病原因而言，在各类精神障碍中也存在不同程度的应激事件，其中神经质 66%，情感障碍 57%，精神分裂症 50.8%。因此，用应激事件的有无作为分类的主要标准并无特异性。本类别的心理障碍，究其发病原因，是应激反应还是素质因素仍然较难确定。

（二）应激相关障碍的分类

在 CCMD-3、DSM-V、ICD-10 中，有关应激相关障碍的归属及分类具有很大差别，详见表 12-1。其中 CCMD-3 有关应激相关障碍的分类主要有①急性应激障碍：指因严重、剧烈的精神刺激作为影响因素引起的一过性精神障碍。在受刺激后立即发病，如果刺激被消除，症状往往历时短暂，很快消失。②创伤后应激障碍：又称延迟性心因性反应，因遭遇到威胁性或灾难性心理创伤导致的，延迟出现和长期持续的精神障碍。一般在创伤后 1 个月至半年内出现，病程迁延难愈。③适应障碍：在日常紧张性生活实践的影响下，由于个体素质及个性的缺陷导致对这些刺激因素不能适当地调试，而产生明显的情绪障碍、不良的行为障碍或生理功能障碍，并可使社会功能受损。一般在紧张性刺激因素作用下 3 个月内发生，较 ASD 起病缓慢，持续时间长。④其他或待分类的应激相关障碍。

表 12-1 不同诊断标准关于应激相关障碍的分类比较

CCMD-3	DSM-V	ICD-10
41.1 急性应激障碍	308.3 急性应激障碍	F43.0 急性应激反应
41.2 创伤后应激障碍	309.8 创伤后应激障碍	F43.1 创伤后应激障碍
41.3 适应障碍	适应障碍	F43.2 适应障碍
短期抑郁反应	309.0 伴有抑郁心境	短暂抑郁性反应
中期抑郁反应	309.24 伴有焦虑	长期抑郁反应
长期抑郁反应	309.28 伴有混合焦虑和抑郁心境	混合性焦虑和抑郁反应
混合型焦虑抑郁反应	309.3 伴有品行障碍	以其他情绪紊乱为主
品行障碍为主的适应障碍	309.4 伴有混合情绪和品行障碍	以品行障碍为主
	309.9 未能表明的适应障碍	混合型情绪和品行障碍
		以其他特定症状为主
41.9 其他或待分类的应激相关障碍	309.8 其他特定创伤和应激相关障碍	F43.8 其他严重应激反应
		F43.9 严重应激反应，未定

二、病因和发病机制

（一）病因

1. 社会文化因素

（1）严重的生活事件：如严重的交通事故、亲人突然去世、遭遇暴力袭击、遭遇抢劫或强奸等。

（2）重大的自然灾害：如遭遇洪水、火灾、地震、台风等威胁生命安全的自然灾害。

（3）战争：根据第二次世界大战及越南战争的有关报道，炮弹轰炸等战争场面均有可能导致士兵发病。

（4）日常生活的苦恼：个体在日常生活中遭遇的生活重大改变，如移民、子女离家、婚姻冲突、事业失败、经济困难等。

2. 遗传因素　研究表明，具有一定遗传易感性的个体即使遭遇强度较低的应急事件也会发生应激障碍。

3. 个体的易感性　性格内向的个体遭遇创伤后患应激障碍的可能性较性格外向的个体更大。

（二）发病机制

应激是一种非特异性全身反应。当机体受到强烈刺激时，最基本的表现是以蓝斑-交感-肾上腺髓质系统和下丘脑-垂体-肾上腺皮质系统强烈兴奋为代表的一系列神经内分泌反应。

1. 神经-内分泌反应机制

（1）蓝斑-交感-肾上腺髓质系统：应激时蓝斑-交感-肾上腺髓质系统兴奋的基本效应包括中枢效应和外周效应。该系统的主要中枢效应是引起应激时的兴奋、警觉及焦虑等情绪防御。外周效应主要表现为血浆肾上腺素、去甲肾上腺素、多巴胺等浓度迅速升高，使得机体处于一种唤起状态，机体组织血供更充分合理的重新分布，血糖升高以增加组织能量供应，以应付各种变化的环境。

（2）下丘脑-垂体-肾上腺皮质系统：应激时下丘脑-垂体-肾上腺皮质系统兴奋的基本效应包括中枢效应和外周效应。该系统的中枢反应可以调控应激时的情绪行为反应，适当的兴奋可使机体兴奋或有愉快感，促进适应。但过度的反应则造成适应障碍，出现焦虑、抑郁等表现。而外周效应则对机体抵抗有害刺激起着保护作用。

2. 细胞体液反应机制　除了神经内分泌外，应激源可使细胞内信号转导和相关基因被激活，引起某些蛋白质表达。这是应激时机体在细胞、蛋白质、基因水平的非特异性防御反应。研究表明，热休克蛋白可以增加机体对多种应激源的耐受能力。

三、临床表现

（一）急性应激障碍

案例 12-2

程某，女，54 岁，大专文化，单位干部。17 天前程某的独生子在单位宿舍时，不幸意外触电死亡。程某得知消息后悲恸不已，几乎当场昏厥。葬礼过后一周，有时突然出现憋气、胸闷、心悸，经常外出走路数分钟缓解，每天发作十余次。患者自孩子过世后，终日处于悲伤之中，经常呆坐不语，泪水涟涟，面色苍白，问话不答。夜间难以入睡，经常梦见儿子去世的情形。在家里只要看到任何与儿子相关的东西，都会勾起对儿子的回忆。患者在咨询过程中，诉说已经不在意任何事情，感觉生活已经没有希望。

问题：

1. 根据程某的情况，应如何考虑其护理诊断？
2. 针对该患者的主要护理措施有哪些？

1. 概念　急性应激障碍又称为急性应激反应（acute stress disorder，ASD），是一种由于遭遇突然且强烈的创伤性生活事件后出现一过性的精神障碍。ASD 作为一个诊断类别，最早于 DSM 诊断系统中提出，此后 ICD 系统及 CCMD 系统相继采纳。ASD 的发病时间与应激的发生相关，发病内容与应激的内容密切相关，其病程及预后与应激的消除相关。ASD 可发生于任何年龄，男女患病率无显著差异。ASD 在不同的人群中 ASD 的发生率为 6%～33%。国外研究发现，13%的交通事故幸存者、6%的工业事故幸存者、19%～33%的暴力事件幸存者、20.7%～28%的癌症患者、75%的青少年枪击受伤患者会发生 ASD。国内学者张本发现唐山大地震孤儿的 ASD 发病率为 47%。

2. 临床表现 ASD 为遭遇创伤性事件后的一过性状况，多在应激事件发生的数分钟至数小时后发生，临床表现为分离、再历、回避和过度警觉。主要表现为具有强烈恐惧体验的精神运动性兴奋或精神运动性抑制，行为具有一定的盲目性。本病的病程短暂，常在几小时至几周后症状消失，最长不超过 1 个月。本病起病急骤，经及时治疗预后良好，恢复后对病情可有部分或大部分遗忘。按照 ASD 的主要临床表现可划分为以下几种状态：

（1）反应性朦胧状态（reactive twilight state）：主要表现为定向障碍，对周围环境的感知迟钝，注意范围缩小，对外界刺激反应缓慢。患者处于精神刺激的体验中，表现为紧张、茫然，难以沟通；有时自发言语，语句缺乏条理；行为混乱，缺乏目的性，偶有冲动行为。可出现片段的心因性幻觉。约数小时后意识恢复正常，事后对发病情况有部分或全部遗忘。

（2）反应性木僵状态（reactive stupor state）：以精神运动性抑制为主要表现。患者目光呆滞，表情茫然，情感迟钝，少语少动，呆若木鸡；对外界刺激毫无反应，呈现木僵状态或亚木僵状态。此型历时短暂，不超过 1 周；多有不同程度意识障碍，有的可转入兴奋状态。

（3）反应性兴奋状态（reactive excitement state）：以精神运动性兴奋为主要表现。患者有强烈的情感反应，表现为兴奋激越、活动过多，可有冲动伤人、毁物行为，多在 1 周内缓解。

（4）急性应激性精神病（acute stress psychosis）：也称急性反应性精神病（acute reactive psychosis），是由强烈且持续一段时间的精神创伤事件引起的精神病性障碍，以幻觉、妄想或严重情感障碍为主要表现，症状内容与应激源密切相关，易于理解。起病急骤，历时短暂，病程多不超过 1 个月，及时治疗后精神状态可完全恢复正常。

3. 诊断评估

（1）临床评估工具：①急性应激障碍量表（acute stress disorder Scale，ASDS）；②急性应激障碍访谈问卷（acute stress disorder interview，ASDI）；③斯坦福急性应激反应问卷（stanford acute stress reaction questionnaire，SASRQ）；以及用于儿童和青少年的儿童急性应激反应问卷（child acute stress reaction questionnaire，CASRQ）、儿童急性应激核查表（the acute stress checklist for children，ASC-Kids）（表 12-2）。

表 12-2 应激相关障碍的常用评估量表

量表名称	编制者	结构内容	测评人群	条目	Conbach's α	Likert 评分
急性应激障碍量表（ASDS）	Bryant 等	包括 19 个直接对应 DSM-Ⅳ中 ASD 诊断标准的项目	用于评估急性应激临床症状	19	0.85	5
急性应激障碍访谈问卷（ASDI）	Bryant 等	包括 19 个直接对应 DSM-Ⅳ中 ASD 诊断标准的项目	用于评估急性应激临床症状	19	0.9	5
斯坦福急性应激反应问卷（SASRQ）	Cardena 等	包括 30 个直接对应 DSM-Ⅳ中 PTSD 诊断标准的项目，包括分离症状、创伤事件再体验、对创伤刺激的回避、焦虑或觉醒性增高、社会功能损害等	用于测量创伤事件后患者急性应激反应的相关症状	30	0.85	6
临床用PTSD量表（CAPS）	Foa&Tolin	包括 30 个直接对应 DSM-Ⅳ中 PTSD 诊断标准的项目，包括反复体验、回避和警觉性增高 3 个分量表	用于评估患者创伤后应激障碍的相关症状发生的频度和严重程度	30	0.9	5
PTSD 症状会谈量表（PSS-I）	Watson&Juba	包括 17 个对应 PTSD 的 17 个症状的条目	用于评估患者创伤后应激障碍的相关症状	17	0.71	4
创伤后应激障碍自评量表（PTSD-SS）	刘贤臣等	包括 5 部分（对创伤事件的主观评定、反复重现体验、回避症状、警觉性增高和社会功能受损）	用于评估患者创伤后应激障碍的相关症状	24	0.8	5

续表

量表名称	编制者	结构内容	测评人群	条目	Conbach's α	Likert 评分
创伤后评定量表（PTGI）	Tedeschi& Calhoun	5 维度（与他人的关系、新的可能性、个人力量、精神变化、对生活的欣赏）	有创伤经历的大学生、车祸、政治犯、丧亲者、癌症患者等	21	0.90	6
应激相关成长评定量表（SRGS）	Park&Cohen&Murch	单维度	唐氏综合征患儿的父母、慢性病患者、有创伤经历的成人、儿童等	50	0.94	3

（2）诊断要点：①有异乎寻常的，严重而急剧的应激事件；②起病急，在遭受精神创伤后的数分钟或数小时内发病；③症状出现的时间与应激事件密切相关；④主要表现为强烈情感变化的精神运动性兴奋或精神运动性一致，可有轻度意识障碍；⑤病程短，表现随着应激源的消除或环境的改变而迅速缓解或消失、若病程超过 1 个月，应变更考虑其他诊断。

（3）鉴别诊断：①如果在应激性事件后主要表现为亚临床水平的焦虑抑郁或其他非特异性症状，考虑适应性障碍更为合适；②如果症状是已有的另一种精神障碍的恶化，不考虑诊断急性应激障碍；③急性应激障碍的幻想和严重情绪障碍仅出现在创伤性事件以后，若只是原有症状的恶化，应考虑其他诊断。ASD 还应注意与器质性精神障碍、心境障碍相鉴别。

4. 预防与治疗

（1）治疗目标：主要的目的是尽早消除创伤个体的病理性应激反应，恢复正常生活，减少 PTSD 的形成可能。由于应激源的多样化及个体应对方式的差异，干预的策略因个体和创伤性事件的特点有所不同。首次，要尽早进行干预，让患者尽快脱离创伤情境，回避进一步的刺激。接着，适当地与患者讨论此问题，减少可能存在的消极评价，教会患者应对技巧，鼓励他们勇敢面对，并给予支持。还要尽可能调动其社会支持系统，提供解决实际问题的帮助。

（2）预防 PTSD：预测 PTSD 是 DSM-IV 引入 ASD 的目的之一。大量研究表明，ASD 是预测 PTSD 的一个较好指标，可据此进行早期干预。并且，ASD 患者创伤记忆的较少摄取，可预测 6 个月以后的 PTSD。因此，在预测 PTSD 的时候，应充分考虑 ASD 诊断中各种症状的作用，结合认知、归因、生理反应等指标，尽可能准确识别出有可能发展为慢性应激反应的个体，及早提供心理帮助。

（3）心理治疗：ASD 心理治疗的主要方法有认知行为疗法、暴露疗法、催眠疗法、支持性辅导等。①认知行为疗法由创伤教育、放松训练、想象暴露、现场暴露、认知重构等 5 个部分组成。研究表明，认知行为疗法对早期的 ASD 具有较好疗效。②暴露疗法可作为处理创伤记忆的首选疗法。暴露是提取、修改恐惧结构和减少回避的直接途径。在一个安全的环境中暴露，可以导致恐惧结构的适应性改变，并在观察恐惧强弱变化时，可增强个体积极的暗示和期望。暴露同时可以使人们重新评价创伤事件及对创伤事件的反应，促使其做出积极的认知改变。③眼动脱敏是一种以暴露为基础的治疗技术，程序包括了解创伤史、治疗准备、评定、脱敏、再加工等 8 个部分。④支持性辅导是 ASD 心理治疗的一种普遍手段，主要给创伤个体提供创伤教育和解决问题的技巧。

（4）社会支持：研究表明，家人、朋友、医务人员等为创伤个体提供的情感支持、经济支持、心理援助等广泛的社会支持，对个体 ASD 的恢复和预防 PTSD 具有较好效果。

（5）药物治疗：针对 ASD 患者的抑郁、焦虑或失眠症状，可以小剂量短期使用相关药物，有时药物治疗可作为心理治疗的辅助手段。

知识拓展

丧亲反应和居丧障碍

丧亲是因所爱的人死亡所造成的丧失。居丧是自愿的行为表达和仪式，是社会认可的丧亲反应，在不同社会和不同宗教团体有不同的表达形式和持续时间。丧亲反应是指由亲人离丧引起的反应，包括正常的反应和不正常的反应。正常反应为悲恸，异常反应包括异常（或病理的）的悲恸和抑郁障碍。如果悲恸过于强烈、延续时间长（超过 6 个月）、有延迟、抑制或扭曲，就成为病理性悲恸，又称居丧障碍。其表现主要有：

1. 异常剧烈的悲恸　抑郁症状是正常悲恸的常见表现。35%丧亲者会在悲恸的一定时间内符合抑郁障碍的诊断标准，但大部分悲恸均在 6 个月内缓解。如果患者居丧反应十分强烈，有可能出现自杀观念，自杀观念的存在提示着患者有自杀的风险。

2. 延长悲恸　通常悲恸超过 6 个月就是延长或慢性的。正常悲恸的恢复时间仍难以确定，延长悲恸的完全恢复需要更长的时间。

3. 延迟悲恸　指丧亲者在亲人去世后 2 周左右才出现的悲恸，常见于突然、意外亡故的丧亲者。

4. 抑制或扭曲　抑制性悲恸只缺乏正常表现的悲恸，而扭曲的悲恸指表现得异常，如明显的敌意、极端的退缩等。

（二）创伤后应激障碍

案例 12-3

秦某，男，34 岁，单位职工。地震发生时，他正提前去单位上班，临走时，他亲吻了妻子和 3 岁的孩子。20 分钟后，地震发生，他迅速返回住所，住所建筑已全部坍塌，只剩一根直立的柱子。他大脑一片空白，无法相信这一切，一直等待救援队伍的到来。可此后造成他挥之不去的痛苦，恰是亲眼看见所有亲人被挖出来的一幕幕。他的母亲、妻子及孩子全部被钢筋水泥压成了肉泥，此后 1 个月，他表现非常冲动，容易发脾气，并脑海经常闪现亲人被从废墟挖出来的一幕，因此痛苦不堪，经常独立发呆、落泪，注意力无法集中，并性情大变，极为冷淡，拒绝与任何人讨论有关地震的话题，并经常做噩梦，从梦里惊醒，后宁愿住在帐篷也不要住在高层。地震半年后，因症状仍然明显被送就医，他对未来感到茫然，没有任何打算。

问题：

1. 该患者存在哪些护理问题？

2. 针对秦某的主要护理措施有哪些？

1. 概念　创伤后应激障碍（post-traumatic stress disorder，PTSD），又称为延迟性心因性反应，指遭遇突发性、灾难性的生活事件后，个体延迟出现或长期持续的精神障碍综合征，主要表现为闯入性症状、回避症状和警觉性增高三大核心症状。PTSD 分为急性 PTSD 与慢性 PTSD。事件发生的 1～3 个月内被诊断为急性 PTSD，当 PTSD 持续 3 个月以上，则被诊断为慢性 PTSD。慢性 PTSD 更多表现为明显的躲避行为，并经常与其他附加诊断联系在一起，如伴有社交恐惧症。在慢性 PTSD 中，有部分患者在事件发生后不表现出 PTSD 症状，但在事件发生数年后却充分表现出 PTSD 的症状。有关 PTSD 的研究最初从战斗后创伤后应激障碍开始，人们发现参加过越南战争的士兵即使是过退伍后的和平生活，仍有可能在数年甚至十几年内发生 PTSD。患者沉浸在战争年代的回忆中，并随着时间的推移，性格发生改变，变得易怒、性格孤僻、精神衰弱，难以和周围人建立正常关系。1980 年出版的 DSM-Ⅲ首次制定了 PTSD 的诊断标准，该障碍用以描述在创伤事件发生后的数月、数年甚至数十年后，个体的应激反应仍然在非创伤性情境中反复或持续发作。多数患者能自行痊愈，少数患者由于病前人格缺陷或患有神经症病史导致预后不良，或转化为慢性病程，可伴有人格改变或社会功能缺损。

普通人群中 PTSD 的发生率为 7%～12%；男性 PTSD 的患病率为 5.0%；女性 PTSD 的患病率为 10.4%；女性 PTSD 的终身患病率高于男性，有显著的性别差异。PTSD 患者遭受的应激种类不同，其发病率不同：火山爆发幸存者的发病率为 3.6%，火灾幸存者的发病率为 30%，遭遇灾难的妇女发病率为 45%。

2. 临床表现　PTSD 主要表现在重大创伤性事件后出现闯入性症状、回避、警觉性增高三大核心症状：

（1）闯入性症状（intrusive symptom）：表现为事件发生后，患者仍反复体验创伤性事件，重新表现出事件发生时的各种强烈情感和明显的生理反应，如心跳加快、脸色苍白、出汗等，持续时间从几秒钟到几天不等。当患者暴露于创伤性事件发生相关联或相似的情景或线索时，如事件发生的周年纪念日、相近的天气及场景等因素时，均可能促发患者痛苦的情感反应或生理反应。这种短暂重演性发作的现象称闪回（flash back）。患者有时还会反复做与创伤性体验相关的噩梦。

（2）回避（avoidance reaction）：即持续回避任何与创伤性事件相关的东西或场景，包括感受、想法及话题。对创伤性事件的选择性遗忘也为回避的表现之一，患者很难回忆起有关创伤性事件的细节，他们通常选择性遗忘任何引起他们极大痛苦的情境。此外，还有“心理麻木”或“情感麻痹”的表现。患者在整体上给人以木然、淡然的感觉，他们对过去热衷的活动失去兴趣，并难以对任何事情产生兴趣，感到自己与外界隔离、与他人疏远，难以表达细腻的情感，并对未来失去憧憬，轻则听天由命，重则万念俱灰，甚至选择自杀。

（3）警觉性增高（hyper-arousal reaction）：即持续性的、自发性的高度警觉状态，一般在创伤后第 1 个月最为普遍，也最严重。其表现为难以入睡，容易受到惊吓，注意力难以集中，甚至出现惊恐反应，如紧张、恐惧、心跳过速、面色苍白、出冷汗等。

3.　诊断评估

（1）临床评估工具：在 DSM-IV-SR 中，PTSD 的三大核心症状有 17 条，此后许多评估量表据此编制而来：①临床医师专用 PTSD 量表（clinical administered PTSD scale，CAPS），用于分析和诊断 PTSD 的 17 条症状，以及与其相关的表现，包括社会与职业功能和对病情的反应态度等评估。②PTSD 症状会谈量表（PTSD symtom scale interview，PSS-I）；③创伤后应激障碍自评量表（PTSD self-rating scale，PTSD-SS），由包括 PTSD 的 17 项标准症状在内的 24 个项目组成，包括对创伤事件的主观评定、回避症状、反复重现体验、警觉性增高和社会功能受损五个部分（表 12-2）。

（2）诊断要点：①由严重的灾难性或应激性事件引起；②精神障碍发生在创伤后的 3～6 个月内；③临床以反复重现创伤性体验、持续性回避和警觉性增高为主要症状，并有焦虑、抑郁、对创伤性经历的选择性遗忘等。此外，鉴别诊断需与急性应激障碍、抑制障碍、强迫障碍、适应障碍相鉴别。

4. 治疗要点

（1）预防性干预：由于 PTSD 是延迟性反应，在创伤的早期往往没有引起重视。在很多情况下，对经历重大创伤者进行早期预防性干预具有重大意义。危机干预侧重于提供支持，为患者提供支持，帮助患者学习正确应对方式，尽可能利用社会资源，以预防 PTSD 的发生。

（2）心理治疗：①暴露疗法可有效减少创伤个体出现闯入性记忆和唤醒。同时有观点认为，暴露疗法能起长期效果，认知疗法等对处理早期情绪问题有效，因此，理想的疗法应该是综合疗法。②认知行为治疗包括使患者了解正面应激事件情境与回忆的重要性，指导患者对症状进行自我监控，并主动一遍遍地叙述创伤事件，直到对其的情感反应慢慢消退减少。③眼动脱敏和再加工（eye movement desensitization and reprocessing）是一种整合心理疗法，能帮助人们淡化灾难记忆图像，加强内部资源，促使患者观念和行为改变，从而有效减轻心理创伤所致的症状。

（3）药物治疗：用药目的有①改善症状，通过 5-HT 再摄取抑制剂（SSRI）改善情绪症状等；②配合心理疗法，小剂量、短时期的用药可以使心理治疗较顺利进行；③促进疏泄，包括恢复记忆、降低防御、强化自我意识等。

知识拓展

创伤后应激障碍与创伤后成长

在创伤心理学的研究中，传统研究领域多聚焦于创伤后的负性心理反应，认为创伤后应激障碍是个体经历创伤后最常见的消极心理结果之一，而创伤后成长（post-traumatic growth，PTG）是广泛存在于创伤幸存者群体中的积极心理结果，它指与灾难进行抗争后的积极心理结果。创伤后成长的定义是个体在与具有创伤性的负面生活事件和情境进行抗争过程中所体验到的心理方面的正性变化，它不是由创伤事件本身造成，而是在个体与创伤事件的抗争中产生。

因此，创伤后应激障碍与创伤后成长作为出现于个体身上的消极和积极心理反应，两者的关系引起了研究者的关注。研究发现，创伤后应激障碍对创伤后成长具有正向的预测作用。即幸存者在经历家园被破坏、至亲的离去等巨大痛苦，因灾难带来的一系列负性体验时，也使他们具有更大的力量去克服痛苦，对生命的体验有深入的思考，从而实现自身的成长。

（三）适应障碍

案例 12-4

张某，女，18 岁，家中独女，读大学前从未单独生活，父母视为掌上明珠，包办了她的生活，只要求她的成绩要好。高考后张某考上了外省的一所重点大学，家人非常高兴，亲自将张某送到宿舍。3 个月后张某打电话给家人哭诉，称不愿继续上学。张某父母非常吃惊，经了解，张某在校表现内向，较少与同学沟通，并经常在寝室内偷偷哭泣，同学问怎么回事，也不愿意诉说。张某似乎身体不太好，经常头痛，食欲很差，开学来体重下降 7kg，有时不愿去上课，注意力难以集中，学习效率很低。张某父母带她去看心理医生，张某向医生诉说自己的苦恼：自己从未离家这么远，感觉自己孤身一人好可怜，没有人给她做饭，她害怕看到饭堂的饭菜，还有厨师的样子，也没有人给她洗衣服，她很讨厌洗衣服，在大学，她看不到一张熟悉的脸，这让她感到很无助，她十分想念父母，每天要打好几次电话。

问题：

1. 人格特质与适应障碍的发病有何关系？
2. 该患者的主要护理诊断有哪些？

1. 概念 适应障碍（adjustment disorder，AD）是指在某一明显的生活变化或紧张性的生活事件影响下，由于个体素质或个性缺陷，导致患者对这些应激源不能适当地调试，从而出现以情绪障碍为主、伴有适应不良的行为障碍或生理功能障碍，以至于社会功能受损的一种慢性心因性障碍。适应障碍一般在紧张性刺激因素的作用下 3 个月内发生，病程较长，但一般不超过 6 个月。随着刺激的消除或个体的调试，适应障碍会逐渐缓解。适应性障碍的患病情况在国内缺少统计，国外认为较为常见，美国学者 Lowa 发现就诊的精神疾病患者中约有 5%患者为适应性障碍。应激相关障碍的患病年龄分布较广，尤以青壮年多见。

2. 临床表现 适应障碍的主要临床表现为情绪障碍，如焦虑、抑郁、不知所措等，也可以表现为适应不良行为（包括品行问题和行为问题），以及生理功能障碍如失眠、食欲缺乏等。适应障碍一般可分为：

（1）以抑郁心境为主的适应障碍：可根据抑郁情绪持续时间长短分为短期抑郁反应（发生不足 1 个月）、中期抑郁反应（1 个月至半年）、长期抑郁反应（半年到 2 年）。一般长期抑郁反应较少见。主要表现为经常愁眉苦脸、情绪低落、兴趣减退，并出现无望感，常伴有食欲减退、睡眠障碍、体重减轻等躯体症状和社会能力降低等。

（2）以焦虑心境为主的适应障碍：表现为紧张不安、神经过敏、易激惹等，可伴有心慌和尿频等躯体症状，社会适应能力也受到不同程度影响，如注意力难以集中、学习效率降低等。

（3）混合型适应障碍：表现为抑郁和焦虑心境，以及其他情绪异常的综合症状。

（4）品行异常的适应障碍：常见于青少年，表现为对他人利益的侵犯和对社会准则的违反，如逃学、说谎、打架斗殴、药物滥用等。

（5）行为退缩型适应障碍：表现为社会功能性退缩，如孤僻离群、不讲卫生、尿床、幼稚言语或吸吮手指等。

3. 诊断评估

（1）诊断要点：要评估患者症状的性质与严重程度，了解其诱因、人格特点、应对方式等因素在发病中的作用，尤其注意应激源对患者的意义。除此以外，个体病前的功能水平和既往处理应激事件的经历，均是评估的重要内容，尤其要考虑个体是否存在不利于预后的危险因素，如同时面临多重困境、应激事件持续存在、缺乏社会支持、存在躯体健康问题等。诊断要点：①有明显的生活事件为诱因，AD 出现于事件发生的 3 个月内；②在事件发生前，当事人的一般社会功能水平正常，但存在一定的个性缺陷或不足，可推断当事人患上 AD 与外在的紧张性应激因素与个体的人格特征有关；③以情绪障碍为突出表现，并伴有适应行为不良或生理功能障碍；④当事人的社会功能下降，如不能正常学习、工作或训练，或以往的适应功能水平下降，同时人际关系受到影响，如不愿与人交往，怕见人等；⑤症状持续一个月以上，但不超过半年。

（2）鉴别诊断：应与抑郁症、焦虑症、人格障碍、丧亲反应及其他精神障碍相鉴别。

4. 治疗要点　适应障碍的治疗的根本目的在于帮助患者解决所面临的困境，指导患者减少对问题的否认与回避，改变其不良的应对方式，提高患者处理应激境遇的能力和耐受性，早日恢复至病前水平，防止病程恶化或慢性化。其治疗方法有心理治疗、药物治疗及心理与药物治疗相结合的方法。由于应激源的多样化及个体应对方式的差异，治疗方案需要个体化，要根据患者的认知偏差、病情特点选择恰当的治疗方法，并尽可能动员社会支持系统，为患者提供更多帮助。

（1）心理咨询与治疗：是主要的治疗手段。根据患者病情的特点，指导性咨询、支持性心理治疗、短程动力疗法、暴露疗法、认知行为治疗等方法酌情选择。无论选择何种方法，均要抓住 3 个环节：消除或减少应激源，包括改变对应激事件的态度和认识；提高患者的应对能力；消除或缓解症状。

（2）问题解决咨询：①认识并列出导致痛苦的问题；②思考如何解决或减轻每一个问题；③选择一个问题，尝试较易且最可能成功的行动；④总结尝试解决问题的行动的结果。如果失败就选择另一种行动，如果成功就选择另一个问题。

（3）药物治疗：对伴有情绪障碍、失眠的患者，给予对症的小剂量药物治疗，疗程不宜过长。

（四）三种应激相关障碍比较（表 12-3）

表 12-3　三种应激相关障碍的比较

类型	应激源	发病时间	病程	临床表现
ASD	异乎寻常或严重的精神刺激	在受刺激后数分钟至数小时内	一般持续数小时至数周，通常在 1 个月以内	伴有强烈恐惧体验的精神运动性兴奋或精神运动性抑制，可有轻度意识障碍
PTSD	异乎寻常的生活事件或处境	遭受创伤数日至数月后，甚至半年以上	符合症状标准至少 3 个月，病程一般较长	反复的闯入性症状、回避和警觉性增高，有焦虑、抑郁和对创伤事件的选择性遗忘
AD	有明显的生活事件	在应激事件或生活改变 1 个月后	较长，但不超过 6 个月	以焦虑、抑郁等情绪症状为主，伴有适应不良的行为症状或社会功能障碍

（五）特定文化相关障碍

特定文化相关障碍是指一组与特定文化相关的综合征，特点有：障碍是特定文化或亚文化范畴所接受或理解；病因象征着这一文化的核心含义和行为模式；诊断依赖于特定的文化知识和概念；治疗的成功与否取决于本文化的参与者。如我国的气功所致精神障碍，以及我国南部和马来西亚的恐缩症，均有以上特点。

下面为 DSM-Ⅳ和 CCMD-3 描述的一些跨文化障碍。近年来，学者越来越关注社会文化因素在心理障碍中所起的作用，但社会文化在心理障碍的诊断和治疗等方面的作用仍处于探索阶段。

1. 气功所致精神障碍 气功是我国传统医学中健身治病的一种方法，通常做法是维持一定体位、姿势，或某些动作，使注意集中于某处，通过沉思、默念、松弛及调节呼吸等，进入气功状态，可出现某些自我感觉和体验。气功所致精神障碍是指由于气功操练不当，处于气功状态时间过长而不能收功的现象，表现为思维、情感及行为障碍，并失去自我控制能力，俗称为“走火入魔”或气功偏差。

2. 巫术所致精神障碍 是产生于某种神经结构和价值体系的外源性精神病性现象。它是以某种社会为背景，局限于某一地区及人群，存在认知、行为等方面的问题。诊断标准：①精神障碍由巫术所致；②症状与迷信巫术，以神鬼附体的身份障碍，片段的幻觉、错觉、妄想或行为紊乱有关；③排除：以巫术作为获取财物或达到其他目的者；可随意诱发或自我终止者。

第二节　应激相关障碍患者的护理

应激相关障碍患者的护理应该包括生理、心理和社会功能等多方面的护理措施。由于应激源、应对方式、临床表现的差异，各种类型患者的护理侧重点有所不同。对急性应激障碍的患者，护理的重点是尽快使患者脱离应激源，保障患者安全，满足患者的基本生理需要并尽可能动员社会支持系统为患者提供心理支持；对创伤后应激障碍的患者，早期以保障患者安全、消除情绪障碍为主，后期则以帮助其建立有效的应对机制为主；对适应障碍的患者，主要是帮助患者提高其适应能力和耐受性。

一、护理评估

1. 应激源评估 评估应激源的发生原因、种类、强度持续时间、发生频率、患者的暴露程度、与患者的切身利益关系是否密切、与疾病发生的关系等。

2. 精神状况评估和行为方式评估 评估患者精神状况，包括有无幻觉、妄想等；评估患者情感状态，包括有无抑郁、焦虑、恐惧等；评估患者意识状态，如有无意识障碍、意识模糊等；评估患者的行为方式，包括有无现存或潜在的冲动、杀人、毁物、自伤、自杀等风险；评估患者是否存在品行障碍或退缩行为，如打架斗殴、逃学、尿床、幼稚言语等。

3. 心理应对方式评估和认知评估 评估患者对本疾病的认知、对应激事件的处理方式、对治疗的态度等。

4. 生理功能评估 评估躯体的一般情况及各器官功能水平；评估患者饮食、睡眠、营养和排泄等。

5. 社会功能评估 评估患者的日常生活能力、日常交往能力、学习工作情况及经济情况等；评估患者的社会支持系统是否良好、社会支持强度、性质和数量；评估患者家属对本疾病的认识、对患者的态度等。

二、护理诊断/问题

1. 创伤后反应 与所发生的应激事件超过一般人承受的范围有关。

2. 强奸创伤综合征 与被强暴有关。

3. 突发性意识模糊 与强烈的应激刺激及应对机制不良有关。

4. 环境改变应激综合征 与居住环境改变有关。

5. 个人应对无效 与应激持续存在、无法建立有效应对机制有关。

6. 有自杀自伤的危险 与应激事件导致的抑郁、焦虑情绪有关。

7. 有暴力行为的危险 与应激事件导致的兴奋状态、冲动行为有关。

8. 有受伤的危险　与应激事件引起的意识障碍、行为紊乱及兴奋躁动有关。

9. 焦虑　与应激事件引起的长期精神紧张、惶恐不安有关。

10. 恐惧　与强烈的应激反应、反复出现闪回症状有关。

11. 现存或潜在的营养失调　与生活不能自理有关。

12. 睡眠型态紊乱　与应激事件导致的情绪障碍、噩梦、精神运动性兴奋等有关。

13. 生活自理缺陷　与应激事件导致的行为紊乱、行为退缩有关。

三、护理目标

1. 患者正确认识应激事件，学会有效的应对方法。
2. 患者不发生自伤、自杀、冲动伤人行为。
3. 患者在自理能力下降期间，基本生理需要得到满足。
4. 患者情绪稳定，无焦虑、抑郁、恐惧等不良情绪。
5. 患者恢复正常的生活自理能力和社会功能。

四、护理措施

1. 脱离应激源　应激相关障碍的病因较明确，多由应激事件引起，因此首要的措施为帮助患者尽快消除精神应激因素或脱离创伤情境，以避免进一步的刺激，并为患者提供安全、舒适的环境，例如，转学、调整工作岗位、改善人际关系等，尽可能减少不良环境因素的刺激。由于应激相关障碍患者富有暗示性，不宜将此类疾病的患者安排于同一间房间，以免增加新的症状或使原有症状更加顽固。

2. 安全护理　急性应激障碍患者经常由于意识障碍、精神运动性兴奋或精神运动性抑制等症状导致跌倒、伤人、自伤等安全问题。创伤后应激障碍患者和适应障碍患者经常因情绪低落导致自杀、自伤行为。因此对以上患者应该严密观察和护理，防止各种意外事件的发生。具体措施为：

（1）提供安全舒适的环境：将患者安置于易观察、整洁舒适、光线明亮的房间，对各种危险物品，如刀剑、绳索、药物、火种、玻璃制品等物品进行管理，定期进行安全检查，发现危险物品应该及时处理，以杜绝安全隐患。

（2）密切观察患者的表现：注意患者有无自伤自杀、暴力行为等征兆，一旦发现，立即采取有效措施，确保患者及周围人员安全。

（3）加强对有抑郁情绪患者的沟通和管理：掌握其病情、心理活动的变化并鼓励患者宣泄自己的负性情绪，争取消除患者的自杀意念。患者的活动范围处于医护人员的视线范围内，必要时设专人看护，并在夜间、凌晨及特殊纪念日等严加防范。

（4）患者出现行为紊乱、冲动时护理：应置于精神科重症监护室，必要时遵医嘱给予保护性约束，保证患者安全。

（5）对有意识障碍的患者护理：应该加强观察，限制活动范围，防止走失、跌倒或受到其他患者的伤害。

3. 生理护理

（1）加强营养：维持营养、水、电解质平衡，应激相关障碍患者常常因抑郁情绪导致食欲下降，或者因处于木僵、退缩状态而拒绝进食，导致患者营养状况较差。维持患者的正常营养需求是护理工作的重要部分。护理人员尽可能提高患者食欲，如了解患者饮食习惯，满足其口味，或鼓励患者与其他患者集体进餐。面对木僵、退缩及意识障碍患者，可安排专人耐心劝导或喂食。必要时可以遵医嘱给予肠内或肠外营养支持。

（2）改善睡眠：睡眠障碍是应激相关障碍患者常见的症状，尤其是合并有抑郁心境或焦虑心境的患者。护理人员应合理安排患者睡眠时间，提供安静的睡眠环境，并鼓励患者下午进行适量运动以提高睡眠质量，必要时可遵医嘱给予镇静安眠药。

（3）协助生活护理：木僵、退缩状态的患者的日常生活自理能力经常降低，护理人员需做好各项基础护理，预防口腔溃疡及压疮的发生。当患者病情开始缓解时，应该鼓励患者自行料理个人卫生。

4. 心理护理

（1）建立良好的护患关系：良好的护患关系是实施心理护理的基础。通过主动关怀患者、耐心倾听、态度温和，获取患者信任；接纳患者的病态行为，鼓励患者倾诉创伤体验、宣泄情绪；采用非语言沟通技巧，以表达护士的关心和帮助。

（2）采用支持性心理护理：对患者给予支持性心理护理，可以帮助患者释放情感，使其情绪尽快稳定，避免因回避和否定而进一步加重病情。护士可给予患者积极性的言语性或非言语性安慰，采用积极暗示的语言，或者握住患者的手等；根据患者的承受能力，鼓励患者参加活动，使患者在活动或与他人的交往中减少对创伤事件的回忆，改善减轻孤独感或回避、退缩的行为。

（3）帮助患者纠正负性认知：帮助患者建立积极性、建设性的思维方式。当患者病情稳定时，进一步加深心理护理，采用认知治疗法，协助患者了解自己的认知规律，纠正自己的负性认知；告知患者其认知评价是如何导致各种负性情绪及不良行为，并指出这种消极认知和信念是不符合实际的，从而矫正这些认知障碍。

（4）引导患者采用放松技术：采用放松训练或呼吸训练等放松技术，引导患者缓慢深呼吸、全身肌肉放松、听音乐等，教会患者更好地管理焦虑，释放压力；配合医生做好暴露疗法、暗示治疗、行为治疗等。

（5）帮助患者建立有效应对技能：帮助患者学会应激处理的各种积极的认知和行为技能，建立有效的应对技能，如选择性重视、选择性忽视、改变原有的价值系统、降低期望值、转移注意力等方式；帮助患者运用社会支持系统，鼓励患者调动一切可利用的社会资源，以减轻应激反应，促使早日康复。

5. 其他方面 按医嘱给予相应的药物治疗，如抗抑郁药、抗焦虑药、抗精神症状药，帮助患者了解药物的作用及不良反应，使患者学会监测药物的作用与不良反应；帮助患者学习有关疾病的知识，消除患者及家属对疾病的误解。

五、护理评价

1. 患者能否正确认识和应对应激事件。

2. 患者是否发生冲动伤人、自伤自杀行为。

3. 患者生理需要是否得到满足。

4. 患者情绪是否改善，是否学会调整和控制情绪。

5. 患者的适应能力和社会功能是否改善。

六、健康指导

1. 向患者及家属介绍本病的相关知识，包括疾病的发生、发展、治疗及预后，使患者及家属对疾病拥有正确的认识。

2. 向患者及家属介绍用药的重要性及药物的不良反应，使患者及家属了解按时服药的重要性，并学会监测药物的不良反应，掌握药物不良反应的处理方法。

3. 帮助患者及家属制订切实可行的生活目标，培养健康规律的生活习惯，掌握有效的应对技巧，减轻应激反应。

4. 帮助患者家属了解患者的痛苦与困境，既关心和尊重患者，又不可过分迁就患者，使家属帮助患者尽早重返社会。

（陈　瑜）

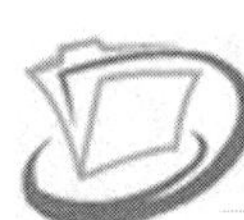

第十三章　儿童少年期精神障碍患者的护理

学习目标

掌握：精神发育迟滞的临床表现、护理措施和健康教育；注意缺陷与多动障碍的临床表现、护理措施和健康教育。能够正确地评估患者；孤独症患者的护理诊断；孤独症患者的护理要点；能运用所学的知识给予患者和家属健康指导。

熟悉：精神发育迟滞的治疗要点；注意缺陷与多动障碍的治疗要点。儿童孤独症概念；正确列举孤独症患者的临床表现和治疗要点。

了解：精神发育迟滞的病因和诊断要点；注意缺陷与多动障碍的病因和诊断要点。能简述孤独症诊断与鉴别要点。

第一节　精神发育迟滞患者的护理

精神发育迟滞（mental retardation）是指个体在生长发育阶段（通常指 18 岁以前）由于先天或后天的各种不利因素导致精神发育停滞或受阻，造成智力低下和社会适应困难。精神发育迟滞的患病率及发病率因不同的国家或地区调查所采用的诊断标准、方法和工具不一致而存在较大差异。

一、病　　因

从胎儿到发育成熟以前影响中枢神经系统发育的因素均可成为精神发育迟滞的致病原因。目前已明确的病因主要有以下几个方面。

（一）遗传及先天性因素

遗传及先天性因素包括染色体异常（如唐氏综合征、性染色体畸变等）、基因异常（如苯丙酮尿症、半乳糖血症等）和先天性颅脑畸形（如家族性小脑畸形、先天性脑积水等）。

（二）围产期有害因素

围产期有害因素包括母孕期感染、药物、毒物影响等；妊娠期和分娩期的各种并发症如先兆流产、妊娠期高血压、前置胎盘、胎儿宫内窘迫、产程过长、早产等；母亲妊娠年龄偏大、营养不良、长期心理应激等；新生儿疾病如未成熟儿、低体重儿、核黄疸、新生儿肝炎、败血症、胎儿颅缝早闭等。

案例 13-1

马某，男，15 岁。因自幼智力低下、生活不能自理，对知识理解能力差，近 2 个月兴奋、话多、夜不眠而入院。

患者在出生时因难产，产程长而致缺氧窒息。此后生长发育比同龄孩子晚：1 岁能坐，2 岁半会走路，3 岁能讲成句话，生活自理能力及对新鲜事物的领悟力均差。8 岁时上某弱智学校，学习成绩一般，生活需要老师协助。近 2 年来，学习成绩下降，经常受到老师批评。近 2 个月以来，渐出现上课不专心听讲，多动，到处乱写乱画，下课后揪打同学，吃饭不知饥饱，回家后不停地说话（内容听不清），夜难入眠。

精神检查：患儿神情、容貌小于实际年龄。接触被动。生活自理能力差。常模仿周围人说话，自语时听不清其所讲内容。谈话时注意力不集中，常东张西望。智能缺损明显，对提问常不能理解，即使理解后，也不能回答出某些常识问题，如讲不出“十一”是何节日。计算力差，一位数加减法计算慢而出错，不会计算“100–7“的连续计算。患儿情绪不稳，时而生气，时而傻笑，时而又哭泣。行为多动，常抓挠别的患者，模仿工作人员或其他患者的动作，有时伸手向天，有时紧握双拳。

智力测验：WISC-CR 示 VIQ42，PIQ 46，FIQ 43。

问题：该患者的护理要点有哪些?

（三）出生后不良因素

出生后，中枢神经系统感染（如脑膜炎、脑炎等）、颅脑外伤、颅内出血、严重的躯体疾病、重度营养不良等均可使个体的大脑功能受到损害，导致智力低下和社会适应困难。另外，因贫困、与社会隔离等环境因素致使儿童不能接受文化教育或接受文化教育的机会被剥夺，也可引起精神发育迟滞，但此类儿童智力发育受损的程度一般不严重，且社会适应能力一般不受影响或受影响程度小，一旦患者有接受文化教育的机会，其智力水平可有提高，但提高的程度与患者的年龄及受损程度等相关。

出生前、围产期因疾病所致的精神发育迟滞患者在出生以后即表现出躯体和心理各个方面不同程度的发育迟缓，智能损害程度较轻者多在入学以后才被确诊。在出生以后的心理发育过程中因有害因素致病者，病前智力发育正常。

二、临床表现

精神发育迟滞的主要表现为不同程度的智力低下和社会适应不良，有些患者可伴有精神症状如注意缺陷、情绪易激惹、冲动、刻板或强迫行为，有的患者同时存在相应躯体疾病的症状和体征。WHO 根据智商（intelligence quotient，IQ）将精神发育迟滞分为以下四个等级。

（一）轻度精神发育迟滞

轻度精神发育迟滞智商在 50～69，成年以后可达到 9～12 岁的心理年龄，约占精神发育迟滞总病例的 85%。患者在幼儿期即表现出智能发育较同龄儿童发育迟缓，如语言的理解和使用能力差，词汇不丰富，抽象思维不发达等。就读小学以后学习困难，学习成绩经常不及格，随着年级增高学习越来越困难，勉强可完成小学学业，一般不容易考入中学，需要特殊教育。轻度精神发育迟滞患者的社会适应能力低于正常水平，能够自理生活，通过职业训练能够从事简单的劳动或技术性工作，但工作缺乏主动性。

（二）中度精神发育迟滞

中度精神发育迟滞智商在 35～49，成年以后可达到 6～9 岁的心理年龄，约占精神发育迟滞总病例的 10%。中度精神发育迟滞的患者在语言、运动能力等方面明显落后于同龄儿童，能够说话但词汇贫乏，不能完整表达内容。患者能计算个位数的加、减法，但不能适应普通学校的教育，需要进行特殊教育。在指导和帮助下可学会简单生活自理。经适当训练，能完成一些简单劳动，但质量差、效率低。

（三）重度精神发育迟滞

重度精神发育迟滞智商在 20～34，成年以后可达到 3～6 岁的心理年龄，占精神发育迟滞总病例的 3%～4%。重度精神发育迟滞患者在语言和运动方面的能力很差，经过训练最终能学会简单语句，但不能进行有效语言交流。患者生活不能自理，需要在监护下生活。运动功能很差，无社会行为能力，常伴有各种畸形和神经系统异常体征。

（四）极重度精神发育迟滞

极重度精神发育迟滞智商在 20 以下，成年以后的心理年龄在 3 岁以下，占精神发育迟滞总病例的 1%～2%。极重度精神发育迟滞患者在出生时就有明显的先天畸形和神经系统异常，患者没有语言能力，不会讲话也不理解别人的言语，仅以尖叫、哭闹等来表示需求。患者生活不能自理，完全依靠他人照料生活。大多数患者因生存能力薄弱及严重疾病而早年夭折。

三、诊断要点

精神发育迟滞要结合病史、全面的体格检查、神经系统检查、实验室检查、精神检查和心理测验等多方面的材料进行诊断。诊断要点包括：①起病于 18 岁以前。②智商低于 70。③存在不同程度的社会适应困难。

临床分级通常根据智力低下和社会适应能力的水平进行，以智商和适应商为分级标准，当然还要结合患者的临床表现。鉴别诊断主要是与暂时性发育迟缓、特定性发育障碍、儿童精神分裂症、儿童孤独症和注意缺陷及多动障碍等进行鉴别。

四、治疗要点

精神发育迟滞的病因复杂，且发育与病程并存，对患者心理活动的各过程和社会功能影响颇大，预后往往欠佳。因此，必须积极进行预防。监测遗传性疾病、做好围产期保健、避免围产期并发症、防止和尽早治疗中枢神经系统疾病是预防的重要措施。

精神发育迟滞的治疗原则是早期发现、早期诊断、查明原因、尽早干预，以教育训练为主，药物治疗为辅。对少数病因明确者，及早进行病因治疗可阻止或减轻对智力的损害。

1. 教育和训练　由学校教师、家长、临床心理治疗师及职业治疗师相互配合进行，教师和家长的任务是使患者能够掌握与其智力水平相当的文化知识、日常生活技能和社会适应技能。临床心理治疗师针对患者的异常情绪和行为采用相应的心理治疗，常用的方法是采用行为治疗来矫正患者的异常行为。目前国内还缺乏专业康复训练师为精神发育迟滞患者提供服务。在对患者进行教育训练时，要根据患者的智力水平因材施教。对各种程度的精神发育迟滞患者的教育和康复训练内容如下所述。

（1）轻度精神发育迟滞患者：一般能够接受小学低年级到中年级的文化教育，最好在普通小学接受教育，但如果患者不能适应普通小学的学习也可以到特殊教育学校就读。目前国内绝大多数城市已开设了特殊教育学校，或者在普通小学设立了特殊教育班。教师和家长在教育过程中应采用形象、生动、直观的方法，将同一内容反复强化。日常生活能力和社会适应能力的培养和训练包括辨认钱币、购物、打电话、到医院就诊、乘坐公共交通工具、基本劳动技能、回避危险和处理紧急事件的方法等。当患者成长到少年期以后开始对他们进行职业训练，使其成年后具有独立生活、自食其力的能力。

（2）中度精神发育迟滞患者：着重康复训练的主要内容是生活自理能力和社会适应能力。如洗漱、换衣，人际交往中的行为举止和礼貌，正确表达自己的要求和愿望等内容，同时进行人际交流中需要的语言训练。

（3）重度精神发育迟滞患者：主要康复训练内容是患者与照料者之间的协调配合能力、简单生活能力和自卫能力。如进餐、如厕、简单语言交流以表达饥饱、冷暖、避免受外伤等。可采用将每一种技能分解成几个步骤，再逐步反复强化训练的方法。

（4）极重度精神发育迟滞患者：几乎无法实施任何教育和康复训练。

2. 心理治疗　患者随着年龄增长可以出现很多心理问题，如孤僻、退缩、自尊心差、容易自卑、对立、攻击性行为等，所以心理治疗也十分必要。行为治疗能够使患者建立和巩固正常的行为模式，减少攻击行为或自伤行为。心理教育和家庭治疗可使患者的父母了解疾病的相关知识，减轻焦虑情绪，有助于实施对患者的教育和康复训练。

3. 药物治疗

（1）病因治疗：适合于病因明确者。例如，对半乳糖血症和苯丙酮尿症给予相应饮食治疗，对先天性甲状腺功能低下给予甲状腺激素替代治疗，对先天性脑积水、神经管闭合不全等颅脑畸形可考虑相应外科治疗。对一些单基因遗传性疾病，国外已开展基因治疗。

（2）对症治疗：精神发育迟滞患者30%～60%伴有精神症状，导致接受教育和康复训练的困难。因此，可根据患者不同的精神症状选用相应药物治疗。若患者伴有精神运动性兴奋、攻击行为或自伤行为，可选用氟哌啶醇、奋乃静、利培酮。药物的治疗剂量依据患者的年龄和精神症状的严重程度而定。对于合并明显注意缺陷与多动障碍症状，并且这些症状已严重干扰了患者接受教育和康复训练，可选用哌甲酯和托莫西汀等药物治疗。另外可给予改善脑细胞功能的药物如吡拉西坦、吡硫醇、叶酸、脑活素等进行治疗。

五、护理评估

（一）病史

病史包括母孕期情况、出生时状况、患者既往的健康状况（特别是有无中枢神经系统疾病和遗传病史）、家族史（父母是否近亲婚配、有无遗传疾病者、有无智力低下者）等。

（二）生理功能

与同龄儿童比较，患者的躯体各项发育指标如身高、体重是否达标；有无躯体畸形、饮食障碍、营养失调及睡眠障碍等。

（三）心理功能

1. 感知觉 是否存在感觉过敏和减退、错觉、幻觉及感知觉综合障碍等。

2. 思维 是否存在思维联想、连贯性、逻辑和内容等方面的思维障碍。

3. 情感 是否存在焦虑、抑郁、情绪不稳、易激惹、情感淡漠和迟钝等异常情绪。

4. 意志和行为 是否存在意志减退和增强、冲动行为、多动行为，有无刻板、仪式化或强迫行为，有无暴力行为和自伤自杀行为等。

（四）家庭社会

1. 生活自理能力 患者能否独立进食、穿衣、洗漱、料理大小便，能否独立外出等。

2. 环境适应能力

（1）学习能力：是否存在学习困难。

（2）语言交流能力：患者的语言发育情况、表达能力如何，有无言语障碍，能否使用日常的社交性语言，以及是否能用语言较好地表达自己的感受与意愿。

（3）自我控制与自我保护能力：有无现存或潜在的自我控制力、自我防卫能力下降而出现伤害别人或被别人伤害的危险。

（4）社交活动能力：有无人际交往障碍，能否主动与人交往和参与游戏活动等。

3. 家庭方面 家庭对疾病的认知与态度，有无不当家庭养育方式、有无现存的或潜在的家庭矛盾和危机、有无家庭无法实施治疗方案的可能性等。

六、护理诊断/问题

1. 营养失调 与智力水平低下所致暴饮暴食、偏食、挑食、食欲减退及消化不良等有关。

2. 卫生/穿着/进食/如厕自理缺陷　与智力水平低下、认知功能障碍有关。

3. 有受伤害的危险　与认知功能障碍有关。

4. 语言沟通障碍　与神经发育障碍和智力低下有关。

5. 社会交往障碍　与智力低下、言语障碍及社会行为能力缺乏等有关。

6. 父母角色冲突　与神经发育障碍、需要照顾增多有关。

七、护理目标

1. 患者能维持正常的营养状态，体重维持在正常范围。
2. 患者的生活自理能力改善。
3. 患者避免发生受伤现象。
4. 患者的语言沟通能力改善。
5. 患者的社交能力、学习能力改善。
6. 患者父母的角色冲突减轻或消除。

八、护理措施

（一）生活护理

患者因智力低下缺乏自我照顾、自我保护的意识和能力，生活需要照顾。护士要保证患者正常的生活需求，如睡眠、饮食及活动环境等。根据患者精神发育迟滞的严重程度不同，采取不同的护理方法进行护理，如督促、协助、替代等。轻度患者具有一定的生活自理能力，护士要督促患者养成良好的生活习惯；中度患者的生活自理能力较差，护士要协助患者料理个人生活；重度和极重度的患者生活不能自理，护士要帮助料理个人生活。

对某些遗传性代谢性疾病，可通过严格控制饮食防止或减轻症状。如苯丙酮酸尿症的患者采用低苯丙氨酸饮食（如大米、玉米、淀粉、蔬菜、水果等），限制含丰富苯丙氨酸饮食摄入（如小麦、蛋类、肉、鱼、虾、乳品等）。早期进行合理饮食治疗，可使患者生长发育较正常，并可使已有的病理变化消失。为了保证患者从饮食中得到足够营养，应为患者创造良好的饮食环境，餐前应使患者情绪稳定。对生活自理差者要加强训练，必要时协助进餐，以保证进食量的充分，防止发生营养不良。对不能控制食量的患者要防止暴食，以免发生消化不良，还要纠正个别患者偏食行为。

此外，要保证患者有一个良好的个人卫生状况，做好晨晚间护理。定期给患者洗澡、更衣、理发、修剪指（趾）甲，保持患者的清洁卫生。

（二）安全护理

为患者提供安全的生活环境，居住的环境应安全、整洁、简单、实用，随时检查有危险隐患的物品和设施，如锐器、火柴、药品等。房间窗户应有恰当的安全措施，禁止患者从事攀爬、打闹等危险活动，防止出现危险。有的患者有自伤或冲动、伤人、毁物行为，更需要护士严加防范和处理。

（三）心理护理

精神发育迟滞患者的心理年龄远远落后于实际年龄，心理发育落后，在日常生活中容易遇到一些不良的生活事件，如被歧视、被拒绝、失败、无助感等，从而产生内心冲突和心理问题，出现焦虑、愤怒等不良情绪，所以心理护理非常重要。

1. 建立良好的护患关系　精神发育迟滞患者的语言表达能力差，与人交流困难，护士要对其具有强烈的爱心、同情心和耐心，充分了解患者的喜好，取得患者的信任和对治疗的配合，才能取得良好的护理效果。

2. 了解患者各方面的情况　护士要充分了解患者生长发育情况、家庭情况、父母的教育方式、躯体情况、精神症状和教育训练情况等并给予合理指导，与医生和家长密切配合，以保证治疗方案的顺利实施。

（四）教育训练

教育训练对精神发育迟滞的患者来说具有很大的实际意义。这项工作不仅涉及家庭和医疗部门，还涉及教育及社会福利部门，是一项社会性的问题。应设立专门机构和学校，在专业人员指导下对患者进行专门训练和教育。

1. 生活自理能力训练 患者的生长发育期，他们的智力及其他精神活动还在逐渐发展。因此，对精神发育迟滞患者尽早进行教育、训练是非常重要的。医护人员及父母对患者要有耐心，应坚持不懈地教育和训练，使他们逐渐适应周围环境，安排好自己的日常生活。训练培养患者平时生活中的一些必要的技能，如洗脸，洗澡，如厕，穿衣服、鞋袜，整理床褥，吃饭，收拾餐具，扫地等。此外，应注意对患者做生活中的安全训练，告知不喝生水，不吃生食，不随意食用或玩弄药品等；教会患者正确放置和使用日常电器；告知如何自我保护，如何躲避危险、如何求助等；告知交通安全知识及简单的救护常识等。

2. 语言功能训练 语言障碍和缺陷常常成为精神发育迟滞患者思维和智力发展的桎梏，因此，要重视对语言障碍和缺陷的矫正，使患者能够较好地掌握语言沟通能力。通过反复教学、模仿、强化训练等方式使患者尽可能多地掌握日常生活需要的词汇和句子，语言能力的训练尽量融入日常生活中，这样能收到更好的效果。要注意机构教育和家庭教育密切配合，协同进行。

3. 劳动技能训练 通过劳动技能训练使患者能自食其力，以减轻社会和家庭的负担。劳动技能训练必须结合患者的实际情况如智力水平、动作发展水平和病情严重程度进行，注重现实性和适应性，重视安全教育及个别差异性。可从自我生活服务劳动培养开始，如洗脸、穿衣、吃饭、扫地等，然后根据患者的生理、心理的差异和个体实际的工作需求，进行定向职业技能培训。

4. 道德品质教育 患者由于心理发育落后，其认知水平低、对事物的分析能力差，常常不能预见自己的行为后果，往往会做出一些不符合社会规范和要求的行为和活动，甚至是犯罪行为。道德品质教育可以和其他教育训练相结合，贯穿于教育训练过程之中，注重提高患者明辨是非的能力，培养患者遵纪守法、懂礼貌、勤劳善良的品质。道德品质教育时还要注意患者的生理、心理特点，充分了解每位患者的缺陷，爱护和保护患者的自尊心，把缺陷行为和不道德行为严格区别开来，对患者少批评，少惩罚，多给予表扬和鼓励。

（五）药物治疗的护理

患者对症状及药物不良反应引起不适的表达较差，因此在药物治疗的过程中，护士应严密观察患者病情变化及用药情况，及时处理药物的不良反应。

九、护理评价

1. 患者的营养状态是否改善。
2. 患者的生活自理能力是否改善。
3. 患者是否发生受伤的情况。
4. 患者的语言能力是否改善。
5. 患者的社交能力，学习能力是否改善。
6. 患者父母的角色冲突是否减轻或消除。

十、健康指导

重点是针对家长和教师进行，主要从以下三方面进行。

1. 疾病知识教育　首先要让家长和教师了解精神发育迟滞的基本知识，如临床表现、治疗方法、病程、护理和预后等，使其能够正确认识疾病，从而根据患者的实际情况进行教育，也能对其将来的发展寄予恰当的希望。

2. 教育训练知识教育　要让家长和教师充分认识教育训练对精神发育迟滞患者的重要性，最好让家长和教师能够学会一些必要的、能在家庭和学校开展的教育训练技能。鼓励患者多与外界接触，多说话，多练习，及时表扬和强化，提高患者的学习兴趣和信心，避免操之过急和歧视打骂。

3. 预防知识教育　要向家长和教师宣传预防精神发育迟滞发生的预防知识，如优生优育、孕期保健、做好产前检查和围产期保健、遗传咨询等。

（李红丽）

第二节　儿童孤独症

案例 13-2

患儿，男，3 岁 2 个月，17 个月开始说话，至今不会说完整句子，表达能力差，你我他不分，甚至患儿不会用点头、摇头及各种手势来表达自己的想法。偶尔叫“妈妈”、“爸爸”等人，有时重复别人的话，常常自言自语，但家长听不懂其说话的内容。在幼儿园里不听从指令，集体活动时常一个人跑来跑去，不主动与周围的小朋友交往。在家里常独自发呆或独自微笑，与父母不亲，见到或离开父母均无任何反应。平时手中常握着进食用的勺子，见不到或被强行夺走，就会大声哭闹。患儿生活自理能力差，进食、穿衣、排便等均需他人协助。医生问诊时，患儿对医生的问话置若罔闻，并且与医生无目光的对视和交流。体格检查：排除听力障碍；智商：62。

问题：

1. 该患儿存在哪些护理问题？
2. 应采取哪些护理措施？

儿童期孤独症（childhood autism）是一种广泛性发育障碍的疾病，常起病于 3 岁以前，主要症状为 Kanner 三联征，即社会交往障碍、语言交流能力障碍、兴趣狭窄和刻板重复的行为方式。多数患者伴有智力低下，预后较差。

一、临 床 表 现

（一）社会交往障碍

交往障碍是儿童孤独症的核心症状。患儿不同程度地缺乏与人交往的兴趣，同时也缺乏正常的交往方式和技巧。大部分患儿在婴幼儿时期就表现出对人缺乏兴趣，回避目光接触，缺乏面部表情，不期待甚至是回避父母或亲人的亲近。分不清亲疏关系，对父母没有任何依恋、对陌生人缺少应有的恐惧。当遇到问题或不适时，不会以言语、目光、手势等来表达或者是主动向父母寻求帮助。患儿不喜欢与同伴一起玩耍，漠视周围环境，对父母或同伴的呼唤通常没有反应，常独自沉浸于自己感兴趣的事物，自娱自乐。当被迫与同伴在一起时，交往方式和技巧存在障碍，不懂得分享，不能理解他人的想法和情感，不会玩想象性和角色扮演性游戏。

（二）语言交流能力障碍

言语交流困难是儿童孤独症的典型表现。多数患者来就诊的主要原因是听力正常但语言发育明显落后于同龄儿童。孤独症患儿在言语交流和非言语交流方面均存在障碍，其中以言语交流障碍最为突出。

1. 言语交流障碍

（1）言语发育迟缓或缺如：患儿说话常常较晚，会说话后言语进步也很慢。多数患者 3 岁时还不能说出有意义的单词和最简单句子，不能用语言进行人际交流。4、5 岁开始说单词，简单句子，但不会使用代词，尤其是你、我、他等人称代词。起病较晚的患儿可有相对正常的言语发育阶段，但起病后言语逐渐减少甚至完全消失。部分患儿终生无言语。

（2）言语理解能力受损：患儿言语理解能力不同程度受损，病情轻者也多无法理解幽默、成语、隐喻等。

（3）言语形式及内容异常：患儿多存在即刻模仿言语，即重复说他人方才说过的话；延迟模仿言语，即重复说既往听到的言语或广告语；刻板重复言语，即反复重复一些词句、述说一件事情或询问一个问题。患儿在反复纠缠着一个话题的同时对别人的反应却毫不在意。患儿可能用特殊、固定的言语形式与他人交流，并存在答非所问、语句缺乏联系、语法结构错误、人称代词分辨不清等表现。

（4）语调、语速、节律、重音等异常：患儿语调常比较平淡，缺少抑扬顿挫，从话中听不出喜恶爱憎，不能运用语调、语气的变化来辅助交流，常存在语速和节律的问题。

（5）言语运用能力受损：患儿言语组织和运用能力明显受损。患儿主动言语少，多不会用已经学到的言语表达愿望或描述事件，不会主动提出话题、维持话题，或仅靠其感兴趣的刻板言语进行交流，反复诉说同一件事或纠缠于同一话题。

2. 非言语交流障碍　患儿感到不舒适或某种需求得不到满足时，多以尖叫或哭闹来表达，年龄稍大的患儿会拉着别人的手伸向他想要的物品或使用极有限的语言，但是其他用于沟通和交流的表情、动作及姿势却很少。他们多不会用点头、摇头，以及手势、动作表达想法，与人交往时表情常呆板。

（三）兴趣狭窄和刻板重复的行为方式

患儿倾向于使用僵化刻板、墨守成规的方式应付日常生活。具体表现如下：

1. 兴趣范围狭窄　患儿兴趣较少，感兴趣的事物常与众不同。迷恋于看电视广告、天气预报、旋转物品、排列物品或听某段音乐、某种单调重复的声音等。部分患儿可专注于文字、数字、日期、时间表的推算、地图、绘画、乐器演奏等，并可表现出独特的能力。

2. 行为方式刻板重复　常坚持用同一种方式做事，拒绝日常生活规律或环境的变化，否则会烦躁不安。患儿会反复用同一种方式玩玩具，反复画一幅画或写几个字，坚持走一条固定路线，坚持把物品放在固定位置，拒绝换其他衣服或只吃少数几种食物等。

3. 对非生命物体的特殊依恋　患儿对人或动物通常缺乏兴趣，但对某种少见的，通常是不柔软的物品可能产生强烈依恋，如瓶、盒、绳等都有可能让患儿爱不释手，随时携带。如果被拿走，则会烦躁哭闹、焦虑不安。

4. 刻板重复的怪异行为　如重复蹦跳、拍手、将手放在眼前扑动和凝视、用脚尖走路等，反复闻物品或摸光滑的表面等。

（四）感觉和动作障碍

有些孤独症患儿存在感觉过敏和感觉迟钝现象。例如，患儿对声、光刺激特别敏感，对疼痛刺激表现出麻木甚至毫无反应。

（五）认知和智能障碍

50%的孤独症患儿的智能处于中度和重度低下水平，约 25%为轻度低下水平，还有 25%可能在正常范围。近年来儿童孤独症的诊断较宽，智能正常的儿童孤独症诊断多了起来，故儿童孤独症患者约有一半是智能正常，而合并智能不足的略少于 50%。

（六）其他特征

孤独症儿童呈现情感平淡，或与境遇不相称的过分或不恰当的情感。他们常出现无理由的哭泣，难以通过安慰平息。但也有的是无故笑。对一般孩子害怕的东西而无畏惧感。患儿常出现旋转却不头晕现象，自伤行为多见。癫痫发作可出现在儿童早期或少年期。

二、诊断要点

（一）诊断要点

目前仍无可用于确诊的检查，儿童孤独症主要根据病史和临床表现进行诊断。患儿多数 3 岁前起病、有社会交往障碍、语言交流能力障碍、兴趣狭窄和刻板重复的行为方式等典型症状，排除儿童精神分裂症、精神发育迟滞和其他广泛性发育障碍以后，即可做出诊断。国际通用的儿童孤独症诊断标准是《国际疾病分类》第十版（ICD-10），我国还可采用《中国精神障碍分类与诊断标准》第三版（CCMD-3）。各项临床评定量表常用于辅助诊断、了解症状严重程度、评定治疗效果。

（二）鉴别诊断

1. Asperger 综合征　是一种广泛性发育障碍，社会交往障碍，重复、刻板的兴趣和活动方式等临床表现与孤独症相同。不同点在于 Asperger 综合征没有明显的语言和智能障碍。

2. Rett 综合征　Rett 综合征只发生于女孩，起病于 5～30 个月。患儿发病前发育正常，患病后智力减退，言语能力、社会技能等迅速丧失，出现手部刻板动作，常伴过度呼吸、步态不稳、躯干运动共济失调等。常常伴有癫痫发作。

3. 儿童精神分裂症　儿童精神分裂症患者发病年龄在学龄期以后，发病前的语言和智力发育正常，主要表现幻觉、思维破裂、词杂拌、妄想等症状，抗精神病药物治疗有效。沟通技能一般无异常。儿童孤独症患儿 3 岁前起病，有的出生后心理发育迟滞，主要临床表现是社会交往障碍、语言发育迟滞，药物治疗效果不明显。

4. 精神发育迟滞（MR）　两者均表现出智力较同龄儿童明显低下，鉴别要点为：孤独症患儿智力各方面发展不平衡，而且语言交流和社会交往障碍与智力发育水平不相称；精神发育迟滞的患儿智能全面发育低下，语言和社会交往能力与智力水平相称。此外，两者都存在社会适应能力缺陷，但 MR 无社会交往障碍、兴趣狭窄及刻板重复动作等。

5. 选择性缄默症（SM）　选择性缄默症患儿说话有明显的选择性，在社交场合拒绝讲话，以手势、点头、摇头及发单音节词与人交往，能理解别人的话。在家与家人可正常交谈，常伴有社交焦虑、退缩、敏感或抵抗。孤独症儿童在所有场合均有语言异常特征，在行为形式上与选择性缄默症明显不同。

三、治疗要点

目前尚未发现治疗儿童孤独症的有效药物，临床治疗倾向于综合干预。干预的基本目标是改善核心症状，即促进患者的语言发育，提高社会交往能力，矫正影响日常生活、学习和人际交往中出现的刻板行为和不良行为，让患儿掌握生活技能和学习技能。此外，减轻和消除伴随的神经、精神症状。患者接受干预越早越好，至少应在学龄前开始。当患者到学龄期时语言交流能力和社交能力有所提高以后，部分患者可以入读普通小学，与同龄儿童一起接受教育，部分患者仍需要继续接受训练和干预，主要包括康复训练和教育、心理治疗、药物治疗。

（一）康复训练和教育

康复训练和教育是至今国内外公认的改善儿童孤独症核心症状、提高患者生活质量的最有效方法。目前主要康复训练和教育方法有：应用行为分析法（ABA）、结构化教学法（TEACCH）、人际关系发展干预法（RDI）。干预关键在于早期诊断、早期干预、因地制宜、循序渐进、全面训练、长期治疗。对可疑的患儿也及早进行干预。训练应遵从个别化的原则，根据患儿的表现、智力发展水平、行为特征等在评估的基础上开展有计划、有系统的康复训练，包括针对孤独症核心症状的干预，也包括促进患儿智力发展、身体发育、生活自理能力和社会适应能力提高等方面的训练。干预者还应重视孤独症患儿家庭在治疗干预过程中的重要性，帮助家庭评估教育干预的可行性，指导家庭选择科学的训练方法，提高家庭的参与性和作用。

（二）心理治疗

1. 行为治疗 主要目的在于减少问题行为，增加社会性行为。主要利用正性强化法、负性强化法、惩罚法、消退法、塑形法、链锁法等，矫正问题行为，如刻板行为、攻击性行为、自伤或自残行为等。在行为矫治的开始阶段，让家长理解行为治疗的原则，掌握行为矫正的方法十分必要，家长的配合是治疗成功的关键。

2. 认知治疗 用于智力正常，学龄期、青春期的孤独症患者。目的是帮助患者认识自己与同龄人的差异，自身存在的问题，激发自身的潜力，发展有效的社会交往技能。家庭治疗和咨询能使孤独症患者的父母了解患者存在的问题，掌握恰当的技巧。

（三）药物治疗

目前未发现治疗儿童孤独症核心症状的药物，常见的药物治疗多为辅助性的对症治疗。6 岁以下患儿以康复训练为主，不推荐使用药物治疗。6 岁以上患儿可根据症状，或者合并症影响患儿生活或康复训练的程度给予对症药物辅助治疗，在用药时遵循单一用药、逐渐减量的原则，密切观察患儿的不良反应。

1. 抗精神病药 氯丙嗪、舒必利、氟哌啶醇、利培酮等，通常可以减轻多动、冲动、哭闹及攻击行为，发挥改善行为、稳定情绪等作用。

2. 抗抑郁药 氯米帕明、丙米嗪、氟西汀、舍曲林等，可以减少刻板行为、自伤行为、攻击行为和改善社会交往异常的症状。

3. 中枢兴奋剂 哌甲酯、匹莫林等，主要应用于患儿表现有严重的过分多动及注意力不集中者，谨慎选用，有癫痫发作及脑电图有异常者不宜服用。这类药物的目的为改善活动过度、注意力涣散等症状。

4. 促进大脑功能药物 脑复康（吡拉西坦）、中药益智丹等，以促进中枢神经系统功能的发展，增加认知功能，提高智力水平。

四、护理评估

（一）躯体评估

1. 评估患儿的进食、卫生、大小便、睡眠、自我安全保护及自理的程度。

2. 评估患儿的营养状况、皮肤弹性，以及有无外伤及感染等情况。

3. 评估患儿以往的健康状况，有无患过其他躯体疾病，有无过敏史和家族史。

（二）症状评估

1. 评估患儿与他人接触时的目光交流情况、是否能够适应周围的环境并与他人建立良好的关系、对亲人的依赖性。

2. 评估患儿言语发育情况，言语理解能力和言语运用能力受损程度，患儿是否存在言语形式、内容、语调、语速、节律及重音等方面的异常。

3. 评估患儿沟通交流时运用表情、动作及姿势的情况。

4. 评估患儿专注的物品和事物，是否在某一方面表现出独特的能力，如文字、数字、绘画、乐器等方面。

5. 评估患儿是否存在刻板重复的行为方式，评估患儿一直坚持的行为方式、喜欢的物品、饮食特点、特殊的怪异行为和环境的适应能力等。

6. 评估患儿是否对某些非生命物体有特殊的依恋。

7. 评估患儿有无感觉过敏或感觉迟钝现象。

8. 评估患儿的智能发育水平。

9. 评估患儿的情感活动情况，有无情绪不稳定现象。

10. 评估患儿有无自伤或他伤行为，有无癫痫发作。

（三）社会评估

评估患儿家庭经济情况、父母文化层次、对疾病知识的掌握情况和重视程度，疾病治疗的配合情况。

五、护理诊断/问题

1. 社交障碍　与语言发育障碍、理解语言能力低下和兴趣范围狭窄有关。

2. 语言沟通障碍　与语言发育障碍和智力低下有关。

3. 生活自理能力缺陷　与智力发展水平低下、认知障碍有关。

4. 有受伤的可能　与认知障碍、感觉异常有关。

5. 有暴力行为的危险　与情绪不稳有关。

6. 营养失调　与智力水平低下所致贪食、食欲减退或消化不良等有关。

7. 社交孤立　与社交功能缺陷有关。

8. 执行治疗无效（家庭）　与疾病知识缺乏有关。

9. 焦虑　与周围环境和日常生活规律的改变有关。

六、护理目标

1. 逐渐使患儿能主动注意周围的人或事。

2. 患儿与父母及周围人的交往得到改善。

3. 能理解并运用体态语言和表情表达自己的意愿。

4. 能够逐渐提高语言交往能力。

5. 患儿饮食摄入均衡，营养状态正常。

6. 患儿未出现对他人的伤害。

7. 患儿未出现对自己的伤害。

8. 患儿家长掌握基本的训练技巧。

9. 患儿的生理需求得到满足。

10. 患儿的焦虑症状有改善。

七、护理措施

1. 强化训练效果　为了提高儿童孤独症的治疗效果，应将孤独症患儿的康复训练和教育融入患儿的护理和日常生活当中，在训练之后的某一恰当时间内要给予强化。例如，患儿的训练项目为洗手，护士可以在饭前或者便后鼓励患儿自己洗手。在与患儿接触时鼓励患儿多说话、多进行目光的接触。当患儿表现很好时要及时地给予言语、行动、表情及物质上的奖励。

2. 满足生理需求　由于多数患儿年龄较小且存在认知功能障碍和语言发育障碍，应根据个体情况给予饮食、卫生、睡眠、排便等方面的护理干预。

3. 做好安全护理　由于患儿的认知障碍、感觉异常及情绪不稳，极有可能出现自伤或他伤的危险。因此，在护理过程中应及时了解引起兴奋冲动的原因，并尽量减少对患儿的不良刺激，若患儿的情绪处于激动、兴奋、烦躁不安、吵闹时，要将其安置在安静的环境中，或者拥抱患儿并拍其背或肩部，使其安静下来。如出现不可避免的暴力行为和自伤的情况，要及时制止并对患儿给予保护，必要时报告医师给予药物治疗，避免伤害自身及他人。此外，护士还应根据患儿的情况找出不安全的隐患，减少不必要的伤害。

4. 用药护理

（1）协助患儿按时服药，避免错服、漏服的情况发生。

（2）做好药物监督和管理工作，将药物放置在患儿拿不到的地方，以免发生意外。

（3）儿童孤独症患儿的辅助治疗用药多具有不良反应，在用药过程中应密切观察患儿的进食、皮肤、行为和心血管系统变化，若发现药物不良反应及时停药，并上报医生。

5. 心理护理

（1）密切观察患儿情绪变化的诱发因素，在护理过程中尽量减少对患儿的不良刺激，同时，根据患儿的爱好和症状的特点，给予恰当的舒缓，转移其注意力，缓解情绪。

（2）对于患儿的进步应采取物质奖励、言语表扬、行为鼓励等方法，促进与患儿的沟通，提高患儿配合治疗的积极性。

（3）对患儿家属进行知识宣教，告知疾病的特点、治疗要点等，使其消除紧张、忧虑的情绪，以积极的心态配合患儿的治疗。

八、护理评价

1. 患儿能否主动注意周围人或事。

2. 患儿与父母及周围人的交往技能是否提高。

3. 患儿是否能理解和运用姿势性语言和表情性动作表达自己的意愿。

4. 患儿语言交往能力是否提高。

5. 患儿的营养状况是否得到改善，体重是否达到目标。

6. 是否发生对他人的伤害。

7. 是否出现对自身的伤害，是否有躯体的损伤。

8. 患儿家长是否已掌握基本的训练技巧。

9. 患儿的生理需求是否得到满足。

10. 患儿的焦虑症状是否有改善。

九、健康指导

1. 生活指导　指导患儿家属掌握基本的生活护理知识，满足患儿的基本生活需求。根据患儿的个体特点使家属掌握患儿情绪不稳定的诱发因素，从而避免激惹患儿，防止自伤或他伤的行为。同时，指导患儿家属掌握相应突发事件的处理方法。告知患儿家属其病情特点，指导患儿家属为患儿创造和谐的成长环境和与外界充分接触的空间。

2. 治疗指导　儿童孤独症的康复训练和教育需要家属的密切配合，家属在与患儿接触的日常生活中是否能够长期的、正确的引导患儿进而巩固训练效果是治疗的关键。因此，护士应指导患儿家属掌握训练的基本方法、内容要点、注意事项等，使其能够独立、正确的操作。

3. 用药指导　告知家属药物的服用方法、注意事项、不良反应的观察方法，以便能够及时地发现问题。

（张丽娜）

第三节　注意缺陷与多动障碍患者的护理

案例 13-3

吴某，男，9 岁。因自幼好动，上课不认真，管教困难，家长陪同来儿童精神卫生专科门诊求治，病史由母亲代诉。

患儿自幼顽皮多动，1 岁多能走之后，喜欢到处攀爬，不怕危险，经常摔得皮破血流。任何一件玩具到手之后就要拆开弄坏。到亲友家做客，随便开别人的抽屉、柜子，到处乱翻。7 岁入学，上课、做作业从不专心，总是不停地做小动作，撩逗同学，搞恶作剧，经常与同学发生冲突。上课嘴里常发出怪声，扰乱课堂秩序。做作业很不专心，边做边玩，外面一点小动静就要跑去看一看，作业脏、乱、潦草，粗心大意，经常做错或不能按时完成。自己的东西杂乱无章，经常丢失文具、雨伞等用品，或上学忘了要带的东西。家长想培养他一些业余爱好，但不论学什么都是有始无终，缺乏耐心。脾气急躁，有什么要求马上就要满足，否则纠缠不休。学习成绩中上，近一年来有下降趋势，无说谎、偷窃等不良行为。自幼睡眠较少，精力过剩。

精神检查：衣饰齐整，检查合作，主动交谈，言语流畅。入室后多动，不停抓摸桌子上的东西，无法禁止。在医生与家长交谈时经常插嘴。未发现妄想或其他思维联想障碍，未获幻觉。承认坐不住，上课喜欢搞小动作，爱开小差。智力检查未见异常，自知力存在。

心理测查：WISC-CR 示 VIQ 100，PIQ 97，FIQ 99。

注意检测示失误率 14.05%

问题：该患者的护理要点有哪些？

注意缺陷与多动障碍（attention deficit and hyperactive disorder，ADHD），又称多动症，主要发生于儿童时期，患者表现为明显的注意力不集中和注意持续时间短暂，活动过度和冲动，常伴有学习困难或品行障碍。国内调查本病的患病率为 1.5%～10%，国外报道学龄儿童中患病率为 3%～5%，男性多于女性，性别比为（4～9）：1。

一、病　　因

注意缺陷与多动障碍的病因未明，可能与生物、心理和社会学因素有关。多项研究表明遗传因素在本病的发生中起了重要的作用。双生子研究表明注意缺陷与多动障碍的遗传度为 0.8 或更高，单卵双生子的同病率为 65%，异卵双生子的同病率为 30%，且症状越严重，遗传的概率越大。患者脑内多巴胺和去甲肾上腺素功能低下，5-羟色胺功能亢进，三种递质系统失衡可导致注意缺陷与多动障碍。不良的家庭环境、心理社会因素如家庭破裂、教养方式不当、童年期与父母分离、受虐待等均可成为本病发病的诱因。还有研究显示本病可能与铁、锌缺乏、血铅增高有关。

二、临 床 表 现

注意缺陷与多动障碍的主要临床表现包括注意障碍、活动过多和冲动症状，并可伴有学习困难、神经和精神的发育异常、品行障碍等多方面的问题。

（一）注意障碍

注意障碍是本病最主要的症状，患者表现为在听课、做作业或其他活动时注意力难以持久，容易受外界环境变化的影响而分心，或不断从一种活动转向另一种活动。患儿在活动中不注意规矩和细节，与别人交谈时心不在焉，做事时丢三落四，经常遗失玩具或学习用品等。

（二）活动过多和冲动

患者表现为明显的活动增多，不能安静，来回奔跑或小动作不断，在教室里不能静坐，常在座位上扭来扭去，有时离开座位走动，或擅自离开教室。话多，好插嘴，别人问话未完就抢着回答。患者的自我控制能力差，遇到事情时行为不考虑后果，容易出现危险或破坏性行为。情绪不稳，容易过度兴奋，也容易受挫而出现情绪低沉或反抗和攻击性行为。患者的要求须立即满足，否则就哭闹、发脾气。

（三）学习困难

患者的智力虽然正常或接近正常，但因为注意障碍和多动致使学习困难，学业成绩低于患儿的智力水平所应达到的成绩。

（四）神经和精神的发育异常

患者的精细动作、协调运动、空间位置觉等发育较差，如翻手、对指运动不灵活，系鞋带和扣纽扣等精细协调动作笨拙，左右分辨困难等。少数患者可伴有语言发育延迟、语言表达能力差、智力低下等问题。

（五）品行障碍

有的患者可伴有品行障碍，表现为攻击性行为如辱骂、打人、伤人、性攻击、破坏物品等，或一些不符合道德规范及社会准则的行为如说谎、逃学、偷盗及对异性的猥琐行为等。

三、诊断要点

正确的诊断有赖于全面的病史、详细的体格检查、辅助检查、精神检查等方面，而结合临床评定量表来进行诊断，可了解病情严重程度以及评估治疗效果。常用的量表有 Conners 儿童行为量表（包括父母问卷和教师评定表）、 Achenbach 儿童行为量表和 Achenbach 教师报告表。注意测验最常用的是持续性操作测验（continuous performance task，CPT）。诊断要点包括：①起病于 7 岁以前（多在 3 岁左右），症状持续 6 个月以上；②在多个场合（如学校、家庭）出现明显的注意力障碍、活动过度或冲动行为；③对患者的社会功能如学业成绩、人际关系等产生不良影响。鉴别诊断主要是和正常儿童活动过多、学习障碍、精神发育迟滞、品行障碍、情绪障碍和抽动障碍等进行鉴别。

四、治疗要点

根据患者及其家庭的特点制订综合性治疗方案。药物治疗能够短期缓解部分症状，对于疾病给患者及其家庭带来的一系列不良影响则更多地依靠教育训练、心理与行为治疗方法。

（一）心理治疗

心理治疗主要有行为治疗和认知行为治疗两种方式。行为治疗利用操作性条件反射的原理，及时对患者的行为予以正性或负性强化，使患者学会适当的社交技能，用新的有效的行为来替代不适当的行为。认知行为治疗主要解决患者的冲动性问题，让患者学习如何去解决问题，预先估计自己的行为所带来的后果，克制自己的冲动行为，识别自己的行为是否恰当，选择适当的行为方式。

（二）特殊教育

患者应当被列入特殊教育的对象。教师需要针对患者的特点进行教育，避免歧视、体罚或其他粗暴的教育方法，恰当运用表扬和鼓励的方式提高患者的自信心和自觉性，通过语言或中断活动等方式否定患者的不良行为，课程安排时应考虑给予患者充分的活动时间。

（三）药物治疗

药物治疗的目的是改善患者的注意障碍、减少多动、增强对冲动的控制、提高社交技能等。常用药物为中枢神经兴奋剂如哌甲酯或苯异妥因，也可小剂量使用抗抑郁剂、α受体拮抗剂等。药物能改善注意缺陷，降低活动水平，在一定程度上提高学习成绩，短期内还能改善患者与家庭成员的关系。

（四）针对家长的教育和训练

针对家长的教育和训练主要是对家长的心理教育和教养技巧训练，可采取单个家庭或小组的形式。内容主要有：给家长提供良好的支持性环境，让他们学会解决家庭问题的技巧，学会与孩子共同制订明确的奖惩协定，有效地避免与孩子之间的矛盾和冲突，掌握和正确使用正性强化方式鼓励孩子的良好行为，使用惩罚方式消除孩子的不良行为。

多数患者到少年期后症状会逐渐缓解，少数持续至成人。部分患者成人后仍有人格障碍、反社会行为、物质成瘾、容易冲动等行为问题。社会心理因素对预后影响甚大，家庭破裂、父母离婚、父母有精神障碍者和反社会行为等的患者预后差，且易于伴发品行障碍。

五、护理评估

（一）病史

病史包括母孕期情况、出生时状况、发育情况、既往的健康状况、家族史等。

（二）生理功能

生理功能包括患者的身体发育情况，营养状况，饮食、睡眠情况，有无躯体疾病等。

（三）心理功能

1. 认知功能　患者在上课或写作业时能否集中注意力，是否容易受外界干扰；有无记忆力和智能障碍。

2. 情绪状态　患者有无焦虑、抑郁、恐惧、情绪不稳、易激惹或情感淡漠等异常情绪。

3. 意志行为活动　与同龄儿童相比活动量是否明显增多；在应该安静的场合能否安静下来；是否有过分不安宁或小动作多，喜欢招惹别人；是否容易受外界刺激而兴奋，行为是否具有冲动性，有无做事不顾后果，喜欢冒险等行为；有无撒谎、偷窃、逃学等品行方面的问题；患者的伙伴关系是否良好；有无低自尊、自卑心理等。

（四）家庭社会功能

1. 生活自理能力　有无穿衣、吃饭、洗澡、大小便不能自理等。

2. 环境适应能力

（1）学习能力：有无学习困难，学习成绩如何、完成作业的质量如何。

（2）人际交往能力：患者能否与其他同龄人正常交往和相处，能否有耐心和同伴做游戏，并遵守游戏规则。

（3）自我控制与自我保护能力：是否能在应该安静的场合保持安静，是否容易因外界刺激而出现冲动行为，是否做事不顾后果。

3. 家庭功能方面　有无家庭教养方式不当；家长对疾病是否存在正确的认知和偏见；有无家庭无法实施治疗方案的可能性存在等。

六、护理诊断/问题

1. 营养失调：低于机体需要量　与活动过度、偏食有关。

2. 有受伤的危险 与情绪不稳、冲动、活动过多有关。

3. 有对自己、他人施行暴力行为的危险 与情绪不稳、冲动有关。

4. 社会交往障碍 与注意缺陷、多动有关。

5. 学习障碍 与注意缺陷、多动有关。

6. 卫生/穿着/进食/如厕自理缺陷 与活动过度、注意缺陷有关。

七、护理目标

1. 患者的饮食摄入均衡，营养状态正常。
2. 患者没有发生躯体损伤。
3. 患者未出现对他人及自身的伤害。
4. 患者的社交能力改善。
5. 患者的学习能力提高。
6. 患者的生活自理能力改善。

八、护理措施

（一）生活护理

密切观察患者的进食、睡眠、大小便的自理情况，根据存在的问题进行护理干预。保证患者每日水的摄入量，培养患者按时进餐的习惯；对于年龄较小或生活自理能力较差的患者，做好日常生活护理，如定期洗澡、修剪指（趾）甲等；安排合理的作息时间，保证患者充足的睡眠，培养良好的生活习惯及规律。

（二）安全护理

密切观察病情，注意防范患者的冲动行为，保证患者和他人的安全。密切观察情绪的变化，患者情绪激动时，不要激惹患者，应耐心说服，及时给予引导，使患者的愤怒与不满以恰当的方式去宣泄，但要保证患者的安全。避免患者从事竞争性较强或冒险的活动。同时注意患者房间的物品安置应简单，不要放置危险品。

（三）心理护理

与患者建立良好的护患关系，以取得患者的信任和对治疗的配合。对患者出现的注意力不集中、多动、易激惹等行为不能讥笑，不要歧视，要有耐心，避免粗暴惩罚，发现其优点及时加以表扬。此外，要了解家长对患者的态度、教育方式和训练情况并给予合理指导，与家长密切配合，以保证治疗方案的顺利实施。

（四）教育训练

1. 生活自理能力的训练 护士除了协助和督促患者做好晨晚间护理外，还应在生活自理能力方面给予指导和训练，如使患者严格遵守作息时间，保持个人卫生，培养饭前、便后洗手，晨晚间洗漱的良好习惯等。

2. 注意力的训练 对患者进行注意力训练时，应根据患者的年龄和病情制订合适的计划，目标不要太高，一般设定集中注意力的时间比患者能保持的最长时间长几分钟，患者通过努力就能达到目标，以后逐渐延长集中注意的时间，使注意障碍逐渐改善。例如，儿童不到 6 岁，注意力最多能维持 5 分钟，父母不妨给他拟定一个“10 分钟计划”，让孩子做一件事如玩玩具、画画和看书，都必须坚持 10 分钟；如果孩子能坚持 10 分钟，父母就给他拟定一个“15 分钟计划”，这样患者稍稍努力就能达到目标，如果目标太高，会让患者看不到希望，对训练不利。

3. 人际交往能力训练 教会患者如何与其他同龄人相处、相处时需要遵守的规则、如何用恰当的语言或肢体沟通、学会遵守游戏规则等，可以通过示范和角色扮演等方式进行训练，增强人际交往能力。

4. 行为训练　需要医护人员、家长、教师的配合共同完成，要注意对患者的行为进行正性或负性强化，逐步改善不良行为，形成新的有效行为。组织患者参加一些需要精力的活动，如登山、打球、跑步等，以发泄患者旺盛精力。

（五）药物治疗的护理

对需要用药物治疗的患者，要让患者和家属了解服药的必要性、可能出现的不良反应等，提高患者的依从性。在服药过程中要督促患者按时服药，密切观察药物疗效与不良反应，及时向医生汇报。

九、护理评价

1. 患者的饮食摄入是否均衡，营养状况是否得到改善。
2. 患者有无出现躯体损伤。
3. 患者有无出现对他人及自身的伤害。
4. 患者的社交能力是否改善。
5. 患者的学习能力是否提高。
6. 患者的生活自理能力是否改善。

十、健康指导

健康指导重点是针对家长和教师进行，主要从以下三方面进行。

1. 疾病知识教育　使家长和教师明确患者所患疾病的性质，患者出现的注意力不集中和多动不是孩子的故意行为，而是疾病的症状，不要歧视、粗暴对待和打骂患者。家长要面对现实，在培养、教育孩子方面要花更多精力和时间，从实际出发，对孩子不要有过高要求。

2. 教育训练指导　对注意缺陷与多动障碍患者的教育训练是一个长期的过程，需要家长和教师在家庭和学校生活中积极配合医护人员进行干预。指导家长和教师在教育患者时多使用正性强化的方式以代替惩罚教育，可利用代币机制鼓励患者的恰当行为，如患者有进步的表现时，可以给予贴纸如小红花、大拇指等奖励当作代币进行鼓励，当患者出现不恰当的行为时可以将获得的代币收回，患者积累一定的贴纸奖励时可以兑换奖品，这样可以增强患者的自信心和自觉性。同时对患者的教育训练要严格管理，建立规矩，培养患者良好的行为习惯，如一心不能二用，吃饭时不能做其他的事情，写作业时不能玩耍等。在教育训练中要有耐心，不断给予强化鼓励。

3. 用药指导　药物治疗对注意缺陷与多动障碍非常重要，中枢兴奋剂是一线用药。要使家长了解此类药物的作用、用法、常见的和长期服用可能出现的不良反应及处理办法，并且要定期和医护人员联系。药物一般每日服用两次，于每日早晨上学前和中午口服，下午4时以后禁止使用。常见的不良反应有食欲下降、失眠、头痛、易怒、口干、腹痛、心跳加快、失眠等；长期服用的不良反应是可能影响生长发育，因此一般每周六、日和节假日停止服用。另外使用中枢兴奋剂治疗注意缺陷与多动障碍时可能诱发或加重抽动症状，如果出现应及时和医护人员联系。

（李红丽）

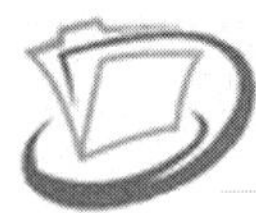

第十四章　精神障碍的预防与社区护理

学习目标

掌握： 社区慢性精神障碍患者的护理特点；精神障碍社区康复的工作体系。

熟悉： 精神障碍社区康复的护理原则；精神障碍社区康复的基本内容；社区精神卫生护理工作的范围。

了解： 护理程序在精神障碍患者社区护理及家庭护理中的应用。

在精神障碍患者由医院向社会过渡的重要“缓冲期”中，社区精神康复在整个康复服务体系中扮演着越来越重要的角色。许多国内、外研究证明，社区康复可在更为自由的环境和更少代价的情况下，减轻患者症状，减少复发和痛苦，提高生存质量，增强社会功能。而且，就国内外发展趋势而言，精神障碍康复也像各类疾病和残疾康复一样，正逐渐由医院康复向社区防治康复转移，已成为卫生保健事业的一个重要改革方向。

第一节　精神障碍的社区护理

一、相 关 概 念

1. 社区　是指一定的地理区域如城市的街道、居委会，农村的乡、镇、村，有一定的地域界限，是一个基层行政单位，是该区域居民政治、经济、文化生活的中心，并有其特定的行为规范和生活方式。

2. 社区卫生服务　是以社区为基础，以居民健康为主导的综合性服务，把预防、保健、诊疗、护理、康复、健康教育等融为一体，将居民的常见病、多发病放在社区内解决。

3. 社区精神卫生护理　是精神科护理学的一项重要内容，是应用精神病学、护理学和其他行为科学的理论、技术和方法，在一定地域内开展精神疾病的预防与护理，促进患者的康复，提高他们的社会适应能力，并维护该地区正常人群的精神健康的精神卫生服务工作。精神障碍患者，除了重度患者在疾病的早期或急性期应住院治疗外，在其症状得到控制或诊断及治疗方案明确并缓解后，均应到社区精神卫生服务中心接受治疗，不宜长期住在精神病专科医院或反复到专科医院门诊就诊。

二、社区中精神障碍患者的特点及护理特点

（一）社区中精神障碍患者的特点

1. 轻症的精神障碍患者多，如神经症、人格障碍、适应障碍及发育障碍。

2. 慢性精神障碍患者、精神残疾和智力残疾的患者较多，这些患者日常生活不能自理，人际关系交往障碍，心理应变能力低等，最重要的问题是患者的社会功能障碍或缺陷，不能担任应有的社会角色。

（二）社区慢性精神障碍患者的护理特点

1. 康复护理贯穿于护理的全过程　社区中慢性精神障碍患者有人格、适应及发育方面的精神障碍，以精神分裂症患者为多，是社区精神卫生服务的重点对象。所以其护理的特点之一就是对

患者进行康复护理，促进患者生活功能和社会功能水平的提高，这将贯穿于护理的整个过程。

2. 系统的、持续的、全方位的护理过程　护士与精神科医生、心理医生、社会工作者等共同合作完成社区门诊、医院、日间医院、夜间医院、家庭病床、工娱治疗站的患者及家庭访问患者的护理工作。

3. 防治结合与健康教育为一体的护理服务　社区精神卫生工作应调动患者及其家庭成员积极参与，他们既是护理服务的对象，又是护理计划的制订者和执行者，给他们提供咨询和指导，对精神障碍的康复和预防复发起着重要的作用。社区精神卫生服务应重视社会心理因素的收集和处理，通过防治疾病和健康教育来完成护理工作。

4. 调动和利用各种资源于护理活动中　社区基层保健机构、学校团体、患者单位及亲友家属等现有力量和条件，均可参与护理服务，应积极取得他们的支持，妥善利用人力和物力作为护理服务中重要的资源。

三、社区精神卫生护理工作的范围

精神疾病的防治分为三个层次：一级预防，即预防精神障碍的发生；二级预防，即及时发现与治疗已发病者，争取良好预后，预防复发；三级预防，即促进慢性患者的康复，减少、减轻功能残疾的发生。不同层次的预防，护理工作的范围不同。

（一）一级预防中的护理工作范围

1. 健康教育　面向广大群众，宣传精神卫生促进与保健知识，包括不同生理阶段的精神卫生，培养健康的人格，应付应激技巧的培养等。

2. 咨询　接受各种健康咨询，如婚姻咨询、优生优育咨询、高危儿童咨询、精神卫生知识咨询、为某些健康政策制订者提供信息咨询等。

3. 促进精神健康　对社区的服务对象做各种能促进精神健康的工作，如普通人群的精神卫生保健，特殊应激事件后的心理干预，社会及环境精神卫生（良好的个人生活方式、良好的居住和工作场所等）。

4. 特殊预防　消除或减少致病因素，提高人群的抗病能力，保护高危人群等。

（二）二级预防中护理工作的范围

1. 早期发现精神障碍患者　通过定期的精神健康筛查、社区居民的自我评估与报告、家访巡视及咨询等方式及早发现和识别。

2. 及时帮助和护理患者　如及时进行危机干预、及时督促患者就医、及时提供必要的医学干预、防止各种可能的意外事件的发生。对部分患者帮助家属联系会诊、转诊。

3. 确认与精神健康有关的因素　收集影响精神健康并造成精神障碍的危险因素，及时报告有关人员。

（三）三级预防中护理工作的范围

1. 防止病残　尽可能使患者恢复心理和社会功能；预防疾病复发；减少功能残疾和并发症。

2. 做好康复护理　使患者早日回归社会。康复护理工作的主要内容包括：功能性或调整性的心理康复；各种康复场所患者的护理与训练；健康教育与咨询等。

3. 日常生活指导与协助　协助家属调整患者的生活环境，指导和协助家属为患者安排合适的日常生活内容，及时解答患者和家属碰到的问题等。

4. 督促、巩固和维持治疗　定期家访，指导和督促患者的药物治疗和其他非药物治疗的执行，解答问题和帮助解决某些实际问题。

5. 做好管理　对康复机构，如康复之家、庇护工厂、各种职业与技能训练场所进行管理，如制订各种制度、布置环境、安装设施等，使机构正常运行，减轻国家和家庭负担。

四、护理程序在精神障碍患者社区护理中的应用

（一）护理评估

评估对象包括患者、患者家属及社区环境，可通过访谈、观察等方法来进行。

1. 患者评估 评估患者的生理功能状况、心理（精神）状况、治疗状况、求医过程、社会功能状况（个人生活能力、人际交往能力、职业能力、学习能力、应激能力等）、文化背景，以及对由于疾病所导致的角色改变后的适应情况等。对疾病严重和有潜在危险者，应动员送医院住院治疗。

2. 家属评估 评估家庭资源、家庭结构、家庭内部情感的交流方式（是否为高情感表达家庭）、家庭气氛、家庭成员对疾病的观点和态度、家庭成员的精神卫生状况（有无负性情绪和精神异常）、家庭的社会支持如何、家庭经济状况等。

3. 社区评估 评估内容包括社区的人口学资料、经济水平、科技发展水平、总体医疗水平、宗教信仰、政府对精神卫生的重视情况、社区内的文化背景、社区内现有精神卫生资源的运作情况、社区内居民对精神障碍患者的普遍态度、目前社区内精神卫生护理的基础。

对某一具体患者则应重点评估患者与社区的接触情况，群众对患者的接纳情况。如患者的社交活动、休闲活动情况，患者与社区精神卫生及非精神卫生机构的接触情况，是否持续主动接受治疗。是否安排了工作，是否参加团体活动，是否对家庭护理情况进行了追踪和评估等。

（二）护理诊断

护理诊断方面包括个体、家庭及社区互动中的潜能和问题。通过评估，可以发现个体的许多潜能，包括教育基础、工作技能、特殊才华、维持和形成人际关系的能力等。帮助患者正确认识自我，有利于调动其潜能，发挥患者所长，增强其自信，有益于疾病康复。同时，通过评估，也能发现患者所存在的心理、生理、社会功能等方面的问题，从而采取相应的处理措施。

（三）护理措施

1. 对患者的护理措施 为了使精神障碍患者能在社区内正常生活，需要医护人员、患者及患者家属共同努力。护理人员应做好以下几方面：

（1）日常生活护理：指导患者合理安排患者的日常生活、护理患者的躯体与精神科问题。对社区中的患者进行评估后，要根据患者的实际情况，与医生、患者及患者家属一起制订一个个体化的治疗康复计划，定期家访，督导执行，评估疗效，适时进行调整改进。内容包括饮食、睡眠、居住环境、药物维持治疗、娱乐活动的安排、每日作息安排等。

（2）安排康复场所：经过医院住院治疗和门诊治疗后的精神障碍患者多数仍存在一些问题，仍然需要接受护理与治疗，以避免疾病复发。因此，应安排患者进入中途宿舍、康复之家或庇护工厂之类的康复场所接受康复治疗，使其平稳过渡到正常的社区生活。

（3）指导社会功能康复：包括生活技能训练、职业技能训练、人际交往训练、应激技能训练、认知技能训练等。

（4）对特殊精神症状的护理：特殊精神症状主要包括幻觉、妄想、兴奋躁动、自杀等可能危害社会治安及社区居民安全的症状。基层医疗卫生机构要按照国家基本公共卫生服务规范要求，为辖区内严重精神障碍患者建立健康档案，提供随访管理、危险性评估、服药指导等服务。对于急性期和病情不稳定的患者，基层医疗卫生机构要及时转诊到专业精神卫生机构进行规范治疗，病情稳定后回到村（社区）接受精神科基本药物维持治疗。基层医务人员、民警、民政干事、综治干部、网格员、残疾人专职委员等要协同随访病情不稳定患者，迅速应对突发事件苗头，协助患者及其家属解决治疗及生活中的难题。各级政府及相关部门要研究建立肇事肇祸精神障碍患者收治管理机制，畅通有肇事肇祸行为或危险的严重精神障碍患者收治渠道，设立应急医疗处置“绿色通道”。

（5）健康教育：对社区内的患者定期进行集体心理辅导，鼓励患者之间交流康复成功的经验。

也可以进行个别辅导，发放健康教育宣传材料，介绍精神卫生知识。

2. 对家庭的护理措施

（1）对家属的健康教育：了解家属的精神状况及对疾病的态度，纠正家属对疾病的不良认知和对患者的不良态度，协助处理家属的心理问题，教会家属对一些常见问题的识别与处理。维持家庭原有的支持系统，强化家庭内部正性的互动关系。

（2）定期家访：通过家访，及时发现问题并予以处理。同时根据患者的情况，及时调整治疗康复计划，指导下一步的行动。

（3）亲友团体：对患者的一些问题，有时需要亲友的帮助，如经济问题、工作安排问题、入学问题等。护士可以组织相关亲友、老师或同学就某一问题进行讨论，达成共识，形成一个支持网络。

（4）社区支持系统：通过协调、联络，帮助患者充分利用社区中已有的支持系统，如患者和家属的工作单位、医院、社会福利机构、学校等。

3. 协助社区制订政策和服务计划　根据自己的专业知识，协助社区领导制订社区卫生政策和工作计划。社区服务计划的制订原则是：

（1）详细、实际、可操作性强，避免过于笼统或理想化。

（2）针对不同时期、不同病种、不同病情的患者，工作计划应有所不同。

（3）对服务计划的实施要定期评估、合理调整。

（4）计划要适合当地的文化背景。

（5）制订计划前要仔细论证，要以循证医学为指导，做成本-效益分析。

（6）政府要重视、相关部门要支持并协调工作，保证有效的计划能持续执行，确保长期效果。

第二节　国内外社区精神卫生服务与护理的发展趋势

社区精神卫生服务是20世纪50年代后期逐渐兴起的，核心思想是将服务重点从传统的精神病院内治疗转向以社区为基础的康复治疗，具体来说就是以社区全体居民为对象，在社区开展精神障碍的预防、治疗、护理、康复等工作，并为社区精神障碍患者提供就近治疗、居家康复指导等一系列连续性的服务。精神障碍患者如果长期住院治疗而缺少回归社会的环节，必然导致其社会功能衰退等不良后果。发展社区精神卫生服务与护理，不仅能够满足精神障碍患者出院后长期医药监护的需要，而且有利于患者恢复其社会功能、改善生活质量及减少疾病复发率。

一、国外社区精神卫生服务与护理的发展趋势

国外的社区精神卫生服务与护理发展始于20世纪50年代后期，其发展较迅速且逐渐完善，以美国、英国、澳大利亚为代表的西方发达国家尤为突出。

现代社区精神医学的形成，有人提出主要源于美国，同时美国也是最早对社区精神卫生中心进行立法保障的国家。1946年，美国国会通过了国家精神卫生法案，即着手在全美各州建立精神病诊治的社区基地，宣传并培训精神卫生社区服务人员。随着1950年抗精神病药物的发现及精神科非住院化运动的兴起，使众多的精神病患者从封闭式病房走进了社区，就近接受各种医疗照顾，对院外精神疾病诊疗服务模式的开展起到了巨大的作用。20世纪60年代的美国，从总统到民众，对精神卫生的重要性均已有深刻的认识。1963年，肯尼迪总统签署《社区精神卫生中心法案》，法案中提到在全美范围内遍设精神卫生服务网点，开展社区精神疾病的预防诊治工作，美国的社区精神卫生服务得到了蓬勃发展。从此，这一新兴的院外精神科工作逐渐被人们称之为“社区精神卫生服务”或“社区精神医学”。经过几十年的发展，已经取得了明显的功效。大的精神病院的床位数从1955年的50多万张降到1980年的13.8万张，10年间有超过40万患者出院，各州立精神病院的

住院患者数量下降了80%之多，院外的精神科服务成为主要的服务方式。至1985年，全美已有社区精神卫生中心750个。

英国也是社区精神卫生工作开展最早的国家之一。20世纪20年代，英国已经发展了社区精神卫生服务，很早就主张在社区中照顾精神病患者而不是将他们隔离，主张在综合医院建立精神科，而不主张开设大的精神病专科医院。英国于1975年制定的"为精神病患者提供更好的服务"的政策文件，促使社区精神卫生团队迅速发展起来。随后1981年的《社区保健》与1985年的《针对心理疾病和智障人群的社区保健》等政策的出台，促成了日间服务、社区精神卫生服务护士及社会工作者等以社区为基础的精神卫生服务的发展。20世纪90年代，英国政府开始重视社区卫生服务的发展，并将其纳入国家保健体系，通过具有全科和专科社区服务功能的综合网络来提供社区精神卫生服务。由于社区精神卫生的开展，英国的精神科床位数从1964年的15.2万张降低到1981年的7.6万张，患者住院时间大大缩短，并建立了大量的康复服务机构，使众多的精神病患者重新整合于社会之中。

澳大利亚在社区精神卫生运动方面起步较晚，但目前已位于领先行列。澳大利亚的234个社区精神卫生服务中心直接由政府进行直接管理，多达98%的精神障碍患者在社区接受治疗。该国于1992年颁布了《国家精神卫生政策》，决定将精神卫生服务从精神病院分离出来，整合到基层医疗中去，目的是为了保护精神病患者的人身权利和公民自由。1999年澳大利亚政府关闭老人所有大型精神病专科医院，将医疗资源重心转至社区，原有的主模式由住院服务改为社区服务。澳大利亚的社区精神卫生服务特色还在于特别注重老年人的精神及躯体健康。服务的承担者仍然主要是全科医生，并由护士协助，老年精神科专家支持。全科医生、护士及老年精神科专家共同管理病例，为老年精神病患者提供连续性照顾。老年精神科护士通过家访或者电话随访规律监测患者的精神与躯体健康状况，陪同老年人去全科诊室接受治疗和参加康复活动。精神科专家经常通过电话与全科医生就个案进行交流，最终为患者制订详细可行的康复计划。

综上所述，国外的社区精神卫生服务起步较早，并且受到了政府相关部门的重视，并在人力、物力、财力方面进行支持，探索并形成了较为成熟的社区精神卫生服务体系，取得了很多的宝贵经验。

二、中国社区精神卫生服务与护理的发展趋势

社区精神卫生服务作为中国公共卫生的重要组成部分，在应对日益严峻的精神卫生问题方面发挥着其重要的作用。

中国社区精神卫生服务起步于1958年在南京召开的全国第一次精神卫生工作会议，此次会议提出了"积极防治，就地管理，重点收治，开放治疗"的工作方针，把社区精神卫生服务列为了工作重点之一。至20世纪70年代，部分地区建起了三级精神病防治网，成立了一些社区精神病防治机构。1986年WHO为我国人员在香港、广州举办各国首期社区康复讲习班，国家决定在吉林、山东、广东和内蒙古自治区试行之后，推广各地，因此社区精神卫生工作取得了进一步发展。1992年，国家卫生、民政、公安部及中国残联联合颁布了全国精神病社区防治康复工作"八五"实施方案，首先在64个市县试点区开展，覆盖近7000万人口，取得显著效果。试点区内的45万名重性精神病患者的监护率达到90%，显好率达60%，肇事率下降8%，社会参与率达到5%。

2001年，第三次全国精神卫生工作会议的召开预示着中国精神卫生工作的加速，会议指出：精神卫生工作要推行有利于精神障碍患者参与到社会生活中的开放式管理，促进精神障碍患者的康复并回归社会。2004年9月30日，精神卫生作为唯一的非传染病项目正式进入国家公共卫生行列。同年12月，获得中央财政专项经费686万元的培训经费（因此称为686项目）。该项目由中国疾病预防控制中心（CDC）精神卫生中心具体负责，成立了国家级专家工作组和澳方专家（主要由墨尔本大学专家担任）顾问组。经过在全国建立示范区，形成了精神卫生服务"686"模式，即以专

科医院为主体，以综合医院/CDC为辅助，以社区精神卫生服务机构为依托，形成社区与医院在精神卫生服务上的链接，为患者提供"无缝化"的精神卫生服务。2008年卫生部等17个部门印发的《全国精神卫生工作体系发展指导纲要（2008—2015年）》，再次强调精神患者社区康复工作将是我国精神康复重点发展方向。2009年，国家将重性精神疾病管理治疗正式纳入国家基本公共卫生服务项目。经过几年的探索，逐步明确了精神卫生的公共卫生特性，也明确了精神卫生工作的改革方向。

2012年10月出台的《中华人民共和国精神卫生法》弥补了我国多年来精神卫生立法的空白，也为我国进一步深化开展精神卫生服务提供了法律支持。

2015年6月4日，由中华人民共和国国家卫生和计划生育委员会联合多部门出台的《全国精神卫生工作规划（2015—2020年）》指出，到2020年，要探索建立精神卫生专业机构、社区康复机构及社会组织、家庭相互支持的精神障碍社区康复服务体系。

社区精神卫生护理作为精神障碍防治体系的重要组成部分，在国内虽然有了一定的发展，但是与国外还有很大的差距。目前我国精神障碍的康复很大一部分在医院内进行，医院不仅承担了大量的急性期患者的治疗与护理，同时承担了大量慢性期患者的康复治疗和护理，这就使得精神障碍患者住院时间长、经济负担重。如何促进社区化精神卫生服务，将工作的重心从医院向社区转移，使精神卫生服务能更及时、经济、有效地进行是下一步的工作重点。但目前我国社区护士定位不清，岗位职责和分工不明确，这些因素影响了社区护理的发展。因此明确社区护士的工作内容和岗位职责，确定社区精神卫生工作服务范围和分工是精神科护理进一步发展的前提和趋势。

知识拓展

香港地区社区精神卫生服务模式

香港地区社区卫生服务是一个全方位、多机构共同提供精神卫生服务的体系，其社区精神卫生服务模式以点带面，逐渐形成一个整体，全面地为精神障碍患者提供相关服务，下面将进行详细的介绍。

香港精神卫生服务体系主要由医管局（HA）、社会福利机构（SWD）、非政府机构（NGO）组成，三者各司其职并形成有效的链接，为精神障碍患者提供服务。服务理念主要是"以病人为中心"，将"轻症状"、"重全人"的理念深入到服务精神障碍患者的每一个细节中，对患者的病情、身体状况、经济能力、劳动能力、人际关系、犯罪记录等进行综合评估，再结合患者意愿将其转介到合适的机构进行进一步的治疗和康复，最终回归社会。个体服务计划（ISP）是其护理服务的核心，即每个社区护士负责80～120例个案的跟踪随访，以个案管理的形式为每个需要服务的患者制订个性化的服务计划，有清晰的目标及不同目标的重要性。治疗服务会采取细致的分工，照顾到不同年龄段患者的需求，考虑到患者病情不同阶段的需求，对应一套特定的解决措施，其中特色的治疗服务包括思觉失调服务、毅置安居服务、有限随访及有条件出院等。在社区康复方面，由非政府组织提供众多有针对性的职业训练、人际关系训练、理财训练、居住申请等服务。另外，在开展精神心理卫生相关知识的宣传与教育方面，其态度开放、专业、严谨，宣传形式多样，例如，创造性地以"情绪病"、"思觉失调"等名称取代精神专科名词，消除市民对"精神病"的神秘感和负面观念，提高了市民对精神疾病的接纳程度。

第三节　精神障碍的社区康复及护理

在社区的层面上实施和研究精神障碍的预防、治疗及康复是社区精神医学（community psychiatry）的重要任务之一。社区精神医学的兴起，是生物医学模式向生物-心理-社会医学模式转变的必然产物。

一、精神障碍的社区康复

（一）概述

康复（rehabilitation）在现代医学的概念中，是指躯体功能、心理功能、社会功能和职业能力的恢复。世界卫生组织于 1981 年提出了“以社区为基地的康复”（Community Based Rehablitation，CBR）的方针，将社区康复定义为：在社区的层面上采取的康复措施，这些措施是利用和依靠社区的人力、物力和技术资料来进行的。精神康复（psychiatric rehabilitation）也是康复医学的一个学科分支。精神障碍康复的三项基本原则是：功能训练、全面康复、回归社会。功能训练是指利用各种康复的方法和手段，对精神障碍患者进行各种功能活动，包括心理活动、躯体活动、语言交流、日常生活、职业活动和社会活动等方面能力的训练；全面康复是康复的准则和方针，使患者在生理上、心理上、社会活动上和职业上实现全面的、整体的康复；而回归社会则为康复的目标和方向。精神康复的主要任务有生活技能训练和社会心理功能康复，药物自我管理能力训练，学习求助医生的技能等。

社区精神康复是社区卫生工作的重点之一，要对本社区精神障碍患者提供终生服务。因此，社区精神卫生服务工作要做到“个体化、整体化、长期化”。也就是说，社区精神障碍的康复工作应结合每个患者的特点，制订合适的康复计划和措施；而对整个社区的精神障碍患者，应有整体的管理规划，组织和协调相关部门的力量，进行宏观调控；无论是针对个人的服务措施，还是整个社区的康复规划，都应该是长期的、可持续发展的，而不应该是短期行为，但工作可以是阶段性的。

（二）精神障碍社区康复的工作体系

精神障碍的康复和防治工作，不仅涉及医学、护理学、心理学、流行病学和社会学等科学领域，同时必须有政府和社会有关部门的密切配合。目前，我国精神障碍社区防治与康复工作的工作体系和职能有：

1. 精神卫生工作联席会议 根据国家精神卫生工作“七五”规划，各级政府自 20 世纪 80 年代以来，实施了由卫生、残联、民政、公安、教育等部门参加的各级精神卫生工作联席会议制度，定期召开会议，负责规划、协调和推动社区防治管理和康复工作的开展。

2. 单位或社区保健机构 一般是在单位或社区精神卫生工作领导小组的领导下，依靠社区医院（医疗站）、社区卫生服务中心（站）及城乡行政机构，对所辖范围人群提供精神卫生服务。具体由基层人员，尤其是初级医疗保健人员在经过短期的专业知识培训后，成为专职或兼职的精神科医务工作者，开展精神障碍的康复工作。他们的工作不仅能为精神障碍患者提供持续性的综合性康复服务，也对精神障碍的早期发现、早期诊断、早期治疗及就近治疗提供了较好的保证。

其工作内容一般包括①设立专科门诊；②开设家庭病床，对病情不稳定或欠稳定及无条件住院者，由社区服务机构的医护人员提供连续性服务，指导家庭康复和维持治疗；③负责本社区中康复期精神障碍患者的普通诊疗、病情变化记录及商讨制订相应的干预对策；④对本社区的重点看护对象定期随访，记录相关情况；⑤具体指导家庭及志愿者；⑥进行精神障碍防治康复知识的宣教工作；⑦收集与汇总本社区的精神障碍流行病学资料及防治康复资料；⑧与相应的指导性医疗机构及有关人员制订因人而异的康复方案。

3. 工疗站和福利工场 是由民政部门和卫生部门或社会非政府组织共同协作建立的、专门安置无职业或暂时不能回归社会的患者的机构。在工疗站和福利工厂，患者边治疗边从事力所能及的生产劳动、生产自救，减轻家庭和社会负担，同时解决社区管理中的难题。经过多年的实践，这是行之有效的精神康复措施。

4. 精神病专科医院 除了实施精神障碍的医院康复外，精神病专科医院在社区康复中也扮演重要角色。专科医院可以提供门诊、急诊、咨询和会诊服务，并且承担对下级精神卫生服务机构的指导和人员培训工作。

5. 综合医院精神卫生相关科室　主要作用在于提供门诊、急诊、住院、会诊、联络、心理咨询与治疗、患者家属教育及对下级医院的人员培训等。

6. 其他精神康复机构　是指职能和工作范围介于上述专业机构之间，是上述专业机构的补充。主要有下列单位和服务方式：

（1）群众性看护小组：是一种自助性的社会支持系统。主要由社区委员会干部、基层医务人员、邻居和家属等组成，其职能包括①定期访视、观察和记录病情；②督促患者按时、按量服药；③关心患者的思想、生活，帮助他们解决实际困难；④帮助患者提高自我解决问题的能力；⑤指导家属对患者进行护理和照顾；⑥及时发现病情变化的苗头，及时与医务人员联系；⑦对周围群众进行宣传教育，使患者能得到社会的理解和帮助；⑧监护发病期间的患者，防止和减少患者可能产生的自我伤害和对社会的危害。

（2）日间医院和夜间医院：是回归社会的“过渡站”，即在专业治疗机构设立日间病房和夜间病房。主要服务对象是那些无家可归、家庭无条件或不愿接受的病情稳定的患者，使这些患者在保证接受正规治疗和康复训练的前提下又不脱离社会。具体来说：在日间医院，患者夜间返回家里，白天则继续接受治疗和康复训练，并对遇到的社会问题进行积极的心理治疗和讨论，及时进行针对性辅导；而在夜间医院，患者白天进行正常的工作，晚上回到医院，既可以接受正规的治疗，也可以及时解决遇到的一些社会心理问题。

（3）长期看护所：即国内的“精神病康复站”。对象为慢性、社会功能明显衰退，或可能对社会造成危害，但病情无法得到控制的患者。

（4）中途宿舍：是设在社区中的康复居所，对象是社会功能康复较好的患者，他们完全自我管理、自我约束，来去自由，但有一套完善的登记和管理制度，要求人人遵守。其是回归社会、走向就业前的一种过渡形式。

（5）家庭联谊会（家属资源中心）：是社区患者家属自发组织的团体。其活动的形式是邀请专业人员定期为患者及家属讲授精神障碍的相关知识。精神障碍患者家属是一个特殊的群体，他们要照顾和监护患者，这不仅花费他们大量的时间和精力，而且会给他们带来较重的心理压力，家庭联谊会能使不同的家属有机会交流护理和康复训练方面的心得，或获得家庭之间的互助并减轻其心理负担。

（6）家庭教育：是一种有效的精神障碍防治康复手段，通过有效的家庭教育可以达到以下目标：①传授相关的疾病知识，使家庭能更好地帮助患者；②降低家属成员中因缺乏疾病知识而导致的高情感表达水平；③介绍有关精神障碍药物的治疗的知识，提高患者对药物治疗的依从性；④减轻家庭成员的内疚负罪感，减少他们的心理负担；⑤提供对患者病态行为和非适应性行为的应对技巧，提高患者家属照料患者的能力。

（7）家庭教育的方法，主要采取集体讲课及讨论的形式，提供系统的、有计划的教育和训练，可参照下述要点：①从实际出发，有选择地提供知识；②重点内容反复讲；③提倡听课者的主动参与，鼓励提问、讨论和发表意见；④要求讲解内容深入浅出，通俗易懂；⑤采用视听结合的形式增进效果。

二、精神障碍患者的社区康复护理

精神障碍患者的社区康复护理是以社区为单位，以精神医学的理论和技术为支持，运用社区康复护理的方法，为精神障碍患者提供护理，最大限度地使其适应社会的心理功能恢复。

（一）精神障碍患者社区康复的目的

通过各项康复护理措施，使精神障碍患者因患病而丧失的家庭社会功能得到最大限度的恢复，使精神障碍患者的残疾程度降至最低，使其剩余能力得到最大的发挥。康复的目的主要有：

1. 预防精神残疾的发生 早期发现患者并及时充分的治疗，结合全面康复措施，达到最好的治疗效果，使患者达到治愈和缓解，巩固疗效，防止复发，防止精神残疾的发生。

2. 尽量减轻精神残疾程度 对难治愈的患者，要尽可能防止精神衰退。对已出现精神残疾的患者，应设法逐步恢复患者的生活自理能力，减轻精神残疾程度。

3. 提高精神残疾患者的社会适应能力，恢复劳动能力 通过康复训练改变患者的精神活动，最大限度地恢复其社会适应能力，使患者具有代偿性生活和工作技能，使其尚存的能力得以充分发挥。

（二）精神障碍患者社区康复的护理原则

1. 早期性、连续性和终身性 早期性指从服务对象患病开始或在判定精神残疾或智力残疾出现时即进行康复护理。连续性是因社会功能和智力水平提高显效缓慢，治疗护理时间长，而需要连续地坚持康复护理，还包括对患者从医院转回社区后的康复护理衔接性。终身性康复护理主要对一些不能恢复到病前社会功能及智力水平的患者，需要给予终身的补偿性护理。

2. 渐进性、全面性、综合性 渐进性康复护理指先易后难，先少后多和急需先行的、有计划的循序渐进性护理。全面性康复护理则指康复护理内容包含服务对象心身健康和心身疾病的需求。综合性康复护理为综合多学科理论知识与护理技能设计和实施医学的、心理的、教育的、家庭的康复护理。

3. 主动性 由替代护理-促进护理-自我护理，激发患者逐渐独立完成活动。

4. 多种角色融于一体 融教育者角色、照顾者角色、治疗者角色于康复护理活动中，对社区服务对象个体及其照顾者进行康复健康教育、康复训练指导和康复咨询等护理服务。

（三）精神障碍患者社区康复护理的基本内容

1. 普查社区内精神障碍患者的基本情况 包括精神障碍患者的一般资料、残疾史、康复需求、家庭支持及在社区中分布情况，并进行汇总分析，确定个体和整体的康复护理计划。

2. 指导和实施各种康复训练 为了延缓精神障碍患者的人格衰退，促进健康恢复，必须对其进行康复训练。如生活自理能力训练、社会交往技能训练、学习行为训练、职业技能训练、工娱活动训练等。有效的康复训练可以为患者提供所需的支持，提高其社会与家庭的适应能力，改善生活质量。

3. 给予精神障碍患者良好的心理支持 心理护理在精神障碍患者的社区康复过程中尤为重要，主要通过心理咨询和心理治疗实施，要求实施者经过正规训练，坦诚、有耐心、有良好的理解沟通能力，尊重患者。加强患者心理护理能够帮助患者正确认识和对待精神疾病，帮助患者树立战胜疾病的信心，鼓励患者把握主动权。

4. 开展家庭康复 通过患者及其家庭情况评估，与家属一同制订和实施康复计划。主要有帮助家属认识患者目前存在的问题和解决问题的方法，传授相关的疾病知识，在家庭中为患者康复创造条件。

5. 精神障碍患者的用药指导 精神障碍患者复发最常见的原因之一就是未坚持服药，因此应根据患者实际情况采取不同方法提高其遵医行为，如对无自知力者，可找患者最信任或最有权威性的人来劝说；对恢复期患者需不断对其加强坚持服药重要性的认识，为避免患者藏药、扔药现象发生，应看着患者把药服下，方可离开。此外，需正确评估患者服药情况、病情变化和药物不良反应，并介绍和强调按时坚持服药的重要性，以及服药后可能出现的反应及处理方法等。

（四）精神障碍患者社区康复护理的注意事项

1. 精神障碍患者康复过程中的四大禁忌 ①忌盲目停药；②忌生活无序；③忌情绪波动；④忌孤独离群。

2. 评定贯穿于康复护理的全过程 在精神障碍患者的康复期，护士需定期评定患者的康复程度，主要从以下三个方面进行判断：一是精神症状是否已经消失；二是自知力是否全部恢复；三是工作与生活能力是否恢复。如患者精神症状已全部消失，自知力已完全恢复，工作与生活能力已恢复如初，则可认为是真正的康复（临床上称痊愈）；假如以上三方面都有明显恢复，但均不彻底，或某一个方面恢复得不彻底，应判定为显著康复（或称显著好转）；若以上三方面或其中某一两个方面只是有所改善，而改善得不很理想，只能判定为部分康复（或称好转）；倘若三个方面均无改善，或某方面还趋于恶化，即判定为未康复（或称无效）。

第四节　精神障碍患者的家庭护理

家庭是个体接触最密切、最长久的群体，是个体心理发展的摇篮，是患者支持系统最主要的来源之一，稳定和睦的家庭气氛是患者康复的基础，而作为患者照料者的家庭成员的心理素质状况、护理技巧的好坏是提供良好支持的重要条件。家庭护理是以家庭系统为单位，把家庭看成一个整体，并在特殊环境中进行心理治疗、康复治疗及护理的过程。其具体做法是借助家庭内沟通与互动方式的改变，以护理人员为主体，直接实施和指导，协助患者家属实施对患者的护理，以帮助患者能更好地适应其生存空间。

一、护理评估

护理评估包括对患者和其家庭两方面的评估。

（一）对患者的评估

1. 一般资料与健康史　患者的一般人口学资料、文化背景、工作经历、个人爱好、宗教信仰等；曾患有哪些急性或慢性躯体疾病；精神疾病病史等。

2. 生理功能　包括生命体征、营养状况、排泄情况、饮食睡眠情况、日常活动状况、意识状况、躯体功能状况、服药情况等。

3. 心理功能

（1）感知觉：有无感觉过敏和减退，错觉、幻觉及感知综合障碍等。

（2）思维：有无思维联想、连贯性、逻辑和思维内容等方面的障碍。

（3）情感：有无焦虑、抑郁、恐惧、喜怒无常、情绪不稳、易激惹或淡漠迟钝等异常情绪。

（4）认知功能：有无主、被动注意障碍，有无记忆和智能损害。

（5）意志和行为：有无病理性意志增强与减退，有无怪异行为，有无刻板、仪式化或强迫行为，有无攻击冲动、自杀自伤行为，有无对立违拗或品行问题等。

（6）自知力：对自身疾病有无认识能力，是否愿意接受治疗。

4. 社会功能

（1）生活自理能力：有无穿衣、吃饭、洗澡能力障碍，大小便能否自理等。

（2）环境的适应能力：①学习、工作能力：有无现存和潜在的学习或工作困难。②语言能力：有无语言交流和表达障碍，如有，程度如何。③自我控制与自我保护能力：有无现存或潜在的自我控制力、自我防卫能力下降而出现伤害别人或被别人伤害的危险，对压力的应对能力如何。④社交活动：有无人际交往障碍，是否合群，是否主动与人交往，有无社会退缩行为等。

（二）对家庭的评估

1. 家庭结构　家庭结构是否健全，每一个家庭成员在家庭中的位置、角色、承担的责任与拥有的权力，家庭系统运转的规则和价值观等。

2. 家庭功能　家庭功能是否健全，能否满足患者生存、成长等生理、心理、社会方面的基本需要。

3. 家庭环境　家庭的情感气氛如何，是否属于高情感表达家庭；家属对疾病的态度如何，有无不良认知；家属对疾病的治疗、护理计划的态度如何，有无无法实施既定治疗方案的可能性存在；是否有不恰当的家庭养育方式；有无现存的或潜在的家庭矛盾和危机；家庭是否具有观察病情及预测病态行为的能力。

4. 家庭成员的精神健康水平如何。

二、护理目标

1. 家庭能够提供适合患者病情需要的生活环境。

2. 家庭成员了解疾病性质，能配合医护人员共同制订治疗康复计划，并能督促实施。

3. 家庭成员掌握疾病的有关知识，能识别疾病复发的先兆症状。

4. 家庭成员掌握药物治疗的相关知识，掌握药物治疗过程中的注意事项，能及时识别药物治疗过程中的不良反应并给予相应的处理。

5. 家庭成员能在医护人员的指导下，为患者安排合理的作息时间。

6. 患者的精神症状逐渐好转或维持稳定。

7. 患者的家庭和社会功能逐渐恢复，包括日常生活能力、学习工作能力、人际交往能力、对空闲时间的利用，承担必要的家庭角色。

三、护理措施

（一）一般原则

1. 定期随访和护理原则 护理人员、患者和家庭照料者要保持密切联系并建立起良好的护患关系，定期家访和护理，观测患者病情变化，解答并帮助解决患者的问题。

2. 随时指导原则 对家属随时进行指导，可以通过电话、家访的形式进行。

3. 定期评估原则 定期评估家庭护理的效果，根据结果，与患者及家属一起制订或修改治疗康复计划，使之更适合患者。

4. 监督原则 督促治疗康复计划的实施。

5. 实施健康教育原则 进行针对患者及其家属的健康教育，可以用个别讲解、集体授课、宣传材料（阅读材料、音像制品）等方式传播有关精神疾病的防治知识。

（二）主要的护理内容与措施

1. 日常生活的护理

（1）个人卫生：督促或协助患者作好个人卫生，家属不能一手包办，要让患者自己完成，康复期患者应尽快摆脱“患者角色”，调整心态。可采用一些简单的行为强化手段，如奖励、适当的惩罚、代币疗法等来培养患者健康的生活习惯。

（2）饮食：要保证进食量，注意营养搭配。不暴饮暴食，不随意进补，不饮浓茶，不饮酒，不吸烟。对年老体弱者要注意饮食的软硬程度，对有便秘者可进食香蕉和蜂蜜，对吞咽困难者，要劝慰缓慢进食，谨防窒息。

（3）睡眠：创造良好的睡眠环境，避免强光和噪音刺激；合理安排患者的休息时间，按时起床；睡前不饮茶和咖啡等兴奋性饮料，不观看能引起情绪剧烈变化的电影电视或参加一些能引起情绪剧变的活动。入睡困难的患者可做松弛训练或听一些催眠曲，必要时可服用安眠药。

（4）居室布置：患者的居室布置要力求安全、安静、简洁、大方。病情稳定，无攻击行为的患者，最好同亲人住在一起，不要独居或关锁，因为独居和关锁会增加患者的精神压力，易使患者产生猜疑、嫉妒，甚至被害妄想和关系妄想。患者居室电灯应安在顶棚，最好用插线或开关，室内不放可能造成自伤或伤人的危险品，诸如热水瓶、钳子、绳索、刀剪、铁锤、农药等，也最好不放已损坏的家具。

（5）安全防范：患者的行为受精神症状影响，所以必须注意安全防范，时刻警惕，不能疏忽，既要防患者自杀又要防其伤人，特别对有自杀自伤、伤人毁物倾向者应进行24小时监护。

2. 用药的护理　药物维持治疗是预防某些重性精神疾病，如精神分裂症、情感障碍等复发的主要措施之一。因此维持用药护理是家庭护理中的一个重要内容。

长期的服药会给生活带来诸多不便：每天都要记着，外出要带着，又担心被别人发现，药物又有各种各样的不良反应等。基于上述原因，患者大多不愿意服药。因此，要教会家属有关药物治疗的知识，做好解释教育规劝工作，提高患者服药的依从性。遇到不能处理的情况，应及时寻求医生的帮助。注意防止患者把药扔掉或压在舌下又吐出，还要防患者积攒药物自杀。要注意观察药物毒副作用。药物的更换和药量的增减，一定要按照医嘱执行。

3. 特殊症状的护理　对部分精神障碍患者而言，带症状生活可能是常态，对于患者的异常行为，护理人员和家属千万不能以讽刺、讥笑和歧视的态度对待，否则，患者会产生伤感甚至厌世的念头和行为。虽然居家生活的精神障碍患者精神症状比较轻，但是依然会对患者的生活造成显著影响，并且如果病情波动，甚至可能会出现严重的危害自身及他人安全的行为。社区护理人员必须对居家照顾者就某些特殊精神症状如兴奋躁动、幻觉、妄想、自杀、自知力缺乏等提供相关的健康教育及指导。

4. 心理护理　由于患者自身对疾病的认识及社会对疾病的偏见，不少患者会感到巨大的心理压力，甚至无法面对现实，这对患者的康复非常不利。因此，医护人员及家属要掌握一些基本的心理疏导方法，帮助患者克服心理障碍。

（1）尊重、关心患者：由于疾病的原因，患者可能会有一些令人感到尴尬的言行，对此，家属切记不要一味指责，要从患者的角度去感受他们的心情，加以援助和关爱，但也不要对患者一味迁就，这也不利于患者的康复。家庭和睦的气氛，家人与患者之间良好的关系，有利于缓解患者内心的痛苦。过度的指责和过分的包庇都不利于疾病的康复。

（2）给予表达情感的机会：经常与患者谈心，让患者有一个表达内心情感的机会。家属要及时发现患者可能存在的心理问题并加以疏导，合理的交流不仅能给患者以情感上的满足与支持，而且，通过信息的传递，可强化患者的思维活动，减少思维的退化。

（3）教会一些应对应激的技巧：学会自我解脱，正确处理负面情绪，树立正确的人生观和生活态度。具体的方法有：培养患者的兴趣爱好；帮助患者分析产生压力的原因（如是工作太难、还是自己期望值太高等）；教会一些应对技巧（如倾诉、升华、自我安慰等）；改变患者一些不正确的认知思维模式（如以偏概全、走极端）。

（4）鼓励参加社交活动：家属要鼓励并创造条件让患者多参加社交活动，要求患者能正视社会上对精神障碍患者的歧视性言行，正确应对学习、工作所带来的压力，帮助患者克服各种困难，重建社交能力，让亲友一同为患者分忧解愁。

5. 观察病情　是家庭监护的重要内容。注意以下几点，有助于正确判断病情。

（1）了解患者对疾病的认识情况：完整的自知力（对自身疾病有认识）是疾病治愈的一个重要标志，知道自己有病的患者，治疗依从性好。对突然不承认有病，不愿坚持门诊随访和服药的患者应考虑复发的可能。

（2）睡眠的情况：睡眠与病情有密切的关系，常对病情的好转或恶化有提示作用。因此，如患者一改往日习惯，睡眠过多或过少，或睡眠节律颠倒，可能是复发的早期表现。

（3）情绪状况：如患者变得比平日烦躁、焦虑、好发脾气；或情绪又表现紧张不安，好像有什么重要的事即将发生等时，要分析原因。如无明显原因的情绪变化，可能是复发的迹象。

（4）生活、工作、学习情况：如原来生活、工作由主动而变得被动，做事有始无终、效率下降，懒散、独处、不讲个人卫生，不守纪律，疏远亲人，社交兴趣减少等可能是疾病复发的先兆。

（5）精神症状复现：如患者又表现敏感多疑；或又重提过去病中所说的事情；或出现一过性的

幻觉、妄想；或偶尔表现自语、自笑；或言谈举止异常等情况时应立即到精神病专科就诊。

（6）躯体不适：如患者诉说头晕、头痛、注意力不集中、记忆力减退或其他躯体不适，应判断究竟是真正的躯体疾病，还是药物不良反应，还是疾病复发的先兆。

当患者出现上述某一症状和某些症状时，即应提高警惕，判断是否旧病复发并提出相应的处理措施。此时家属应给予患者更多的关怀和安抚，主动与他交谈以进一步了解患者正在想些什么，有什么异常感觉，从中去发现是否有更严重的症状。关键是及时陪伴患者去专科医院就诊，以明确诊断，早期得到治疗。如患者表示对看病反感或否认自己有病，可以适当的方式说明道理，指出看病就诊的必要性，或请专科医生上门出诊。

6. 意外事件的紧急处理 大多数患者的消极、冲动行为可以防范。但部分患者的冲动、消极意念和行动是突如其来的，使人防不胜防。还有的患者则企图隐瞒，采取周密的、有计划的行动，加之方法众多，意外事件的发生就难以避免。因此，家人还应了解意外事件的急救和处理技术。遇有意外事件时，切勿慌乱，要大胆冷静，一边请人通知急救站或附近医院，一边迅速进行现场抢救。

（1）自缢：是较为常见的意外事件。一旦发现，应立即抱住患者的身体向上托举，迅速解脱绳套，顺势将患者轻轻放下（防止猛力摔下），平卧于地，解开领扣和裤带，立即检查脉搏和呼吸情况。若呼吸、心跳微弱或已停止，应立即就地抢救，进行人工呼吸和心脏外按压。不要轻易放弃抢救，直到患者恢复呼吸或医生前来检查确认已经死亡为止。

（2）外伤：当发现患者外伤出血时，要检查出血的部位和种类，迅速采取止血措施后送医院进一步处理。头部、上肢、下肢等较小的动脉出血，可采用指压止血法，即按受伤动脉的近心端，阻止血流。如前额及头皮出血，可在耳前下颌关节处压迫颞动脉。上肢出血可压迫锁骨下动脉（在锁骨上凹内 1/3 处）或压迫肱动脉，下肢出血可压股动脉（腹股沟中点触及搏动处压迫）。对四肢较大的动、静脉出血，在紧急情况可采用止血带止血，垫以毛巾后用橡皮带或带子扎在受伤肢体，作好明显标记，记录时间，每半小时放松一次，防止肢体缺血坏死。

（3）吞食异物：发现此种情况时，不要按摩腹部，要安慰患者，了解异物的种类，检查口腔和咽部有否外伤，异物是否卡在咽喉部。如卡在咽喉处，要设法取出。若吞下的异物较光滑，一般可随粪便排出体外，家人可让其吞食大量纤维素类的食物，如韭菜、芹菜等（切成寸长，不要烧得过熟），以防异物对胃壁的损伤刺激，并促进排出。患者每次大便后，要仔细检查便中有无异物。若为金属类，可到医院进行 X 线检查，寻找异物所在的部位，并观察患者有无内出血症状，如腹胀、腹痛、四肢发冷、出汗、解柏油样的大便等。发现这类情况应立即进行外科手术等处理。

（4）服毒：精神病患者服毒多为蓄意自杀。积藏大量药物一次吞服或服农药造成。清醒的患者可进行催吐（让患者喝水后，抠咽喉处，使其呕吐），并立即送患者到就近医院抢救，进行洗胃、解毒等处理。

7. 健康教育 通过多种方式，向患者及其家属提供一些有利于疾病康复的知识，消除他们对疾病的某些偏见与误解，使他们对治疗的态度从单纯的被动变为主动参与。

（杨 敏）

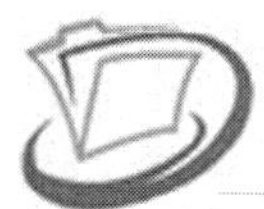

参 考 文 献

奥尔森. 2008. 四国精神卫生服务体系比较. 北京：人民卫生出版社.
鲍淑兰. 2015. 精神科护理学. 北京：科学出版社.
曹新妹. 2009. 精神科护理学. 北京：人民卫生出版社.
陈晓燕，黄兰芳. 2008. 浅谈精神障碍的社区康复// 第 10 次全国精神病学术交流会暨中国民康医学创刊 20 周年庆典论文汇编.
杜召云. 2009. 精神科护理学. 北京：人民卫生出版社.
范晓倩，栗克清. 2015. 社区精神卫生服务研究进展. 中国健康心理学杂志，（8）：1268～1273.
方崇芳，华洁，苏冬彩. 2013. 精神科患者噎食发生原因及预防和应急处理. 中华护理教育，10（5）：217～218.
冯怡. 2013. 精神科护理学. 2 版. 杭州：浙江大学出版社.
冯怡. 2013. 精神障碍护理学. 杭州：浙江大学出版社.
高国丽. 2014. 精神科护理学. 2 版. 西安：第四军医大学出版社.
顾瑜琦. 2016. 变态心理学. 2 版. 北京：人民卫生出版社.
郭争鸣. 2008. 精神科护理学. 郑州：河南科学技术出版社.
郝伟. 2011. 精神病学. 6 版. 北京：人民卫生出版社.
郝伟，于欣. 2013. 精神病学. 7 版. 北京：人民卫生出版社.
胡玉梅，龚坚，刘诏薄. 2011. 住院精神患者吞食异物的分析及对策. 中外医学研究，9（13）：88.
季建林. 2007. 自杀预防与危机干预. 上海：华东师范大学出版社.
江开达. 2000. 精神医学. 郑州：河南科学技术出版社.
江开达. 2016. 精神病学. 北京：人民卫生出版社.
蒋春雷，王云霞. 2015. 应激与疾病. 上海：第二军医大学.
景骏蕾，郭清，许亮文. 2007. 精神障碍患者社区精神卫生服务的现状与对策. 医学与社会，20（11）：10～11.
阚瑞云. 2014. 精神科护理学. 郑州：郑州大学出版社.
雷慧. 2014. 精神科护理学. 北京：人民卫生出版社.
李春艳. 2013. 精神疾病患者社区康复护理体会. 临床心身疾病杂志，19（2）：190～191.
李乐之. 2003. 精神科护理. 北京：人民卫生出版社.
李凌江. 2007. 精神科护理学. 2 版. 北京：人民卫生出版社.
李凌江. 2015. 精神病学. 3 版. 北京：人民卫生出版社.
李凌江，陆林. 2015. 精神病学. 3 版. 北京：人民卫生出版社.
李峥，王志英. 2010. 精神科护理学. 北京：中国协和医科大学出版社.
梁龙腾，张宗顺，巩存奇，等. 2015. 常见精神疾病的诊疗和护理. 上海：上海交通大学出版社.
刘小勤，孙锐，邵维庆. 2014. 突发公共事件应急处置理论与实践解析. 北京：经济日报出版社.
刘新民. 2013. 变态心理学. 北京：人民卫生出版社.
鹿瑞云. 2013. 精神科护理学. 北京：北京大学医学出版社.
吕春明. 2014. 精神科护理学. 2 版. 北京：人民卫生出版社.
马凤杰. 2006. 精神科护理学. 2 版. 北京：人民卫生出版社.
马克·杜兰德，戴维·巴洛. 2009. 变态心理学纲要. 4 版. 北京：中国人民大学出版社.
毛富强. 2007. 精神科护理学，北京：人民军医出版社.
钱铭怡. 2012. 心理咨询与心理治疗，北京：北京大学出版社.
沈渔邨. 2009. 精神病学. 5 版. 北京：人民卫生出版社.
宋修珍，孔临萍，燕炯，等. 2004. 国外社区精神医学的发展及现状. 卫生软科学，18（3）：134～136
孙学礼. 2003. 精神病学. 北京：高等教育出版社.
汪际. 2011. 创伤后成长评定量表及其意外创伤者常模的研制. 上海：第二军医大学.
王建平. 2011. 变态心理学. 北京：高等教育出版社.
王祖承. 2002. 精神病学. 北京：人民卫生出版社.
肖水源，王小平. 2009. 灾后社区社会心理支持与心理卫生手册. 长沙：中南大学出版社.
徐文炜. 2012. 脑器质性精神障碍. 北京：人民卫生出版社.

许冬梅. 2015. 精神科护理学. 北京：北京大学医学出版社.
许冬梅，杨芳宇. 2015. 精神科护理学. 2 版. 北京：北京大学医学出版社.
许冬梅，杨立群. 2014. 精神科护理学. 2 版. 北京：清华大学出版社.
许毅. 2013. 精神病学. 北京：科学出版社.
许又新. 2008. 神经症. 2 版. 北京：北京大学医学出版社.
晏志勇，王国标. 2014. 精神科护理. 北京：科学出版社.
杨敏. 2014. 精神科护理学. 2 版. 北京：人民卫生出版社.
杨艳杰. 2012. 护理心理学. 北京：人民卫生出版社.
余雨枫. 2016. 精神科护理学. 2 版. 北京：人民卫生出版社.
苑杰. 2013. 医学心理学. 北京：清华大学出版社.
曾慧. 2010. 精神科护理学. 北京：高等教育出版社.
曾慧. 2013. 精神科护理学. 2 版. 北京：高等教育出版社.
张聪沛. 2009. 临床精神病学. 2 版. 北京：人民卫生出版社.
张瑞星. 2013. 精神科护理学. 郑州：郑州大学出版社.
张学峰. 2010. 精神科护理. 北京：高等教育出版社.
张学峰. 2013. 精神障碍护理学. 2 版. 北京：高等教育出版社.
章会云. 2015. 精神疾病患者社区康复护理体会. 医学信息，（10）：91.
周意丹. 2011. 精神科护理学. 2 版. 北京：人民卫生出版社.
周玉珍，宋玉成，姜雪梅. 2013. 希望护理对癫痫患者心理的影响. 中国实用护理杂志，29（33）：50～52.
中华医学会精神科分会. 2001. 中国精神障碍分类方案与诊断标准第 3 版（CCMD-3）. 济南：山东科学技术出版社.
Lynda Juall Carpenito-Moyet. 2012. 护理诊断手册. 11 版. 景曜，译. 北京：世界图书出版公司.
Killaspy H. 2006. From the asylum to community care：learning from experience. British Medical Bulletin，79～80（1）：245
Lebensohn Z M. 1980. General hospital psychiatry U. S. A. ：retrospect and prospect. Comprehensive Psychiatry，21（6）：500～509.